全国高等医药院校医学检验技术专业第五轮规划教材

临床微生物学检验实验指导

第 4 版

（供医学检验技术专业用）

主　编　谢　轶　费　樱

副主编　宋　珍　曹　越　洪　亮　康海全

编　者　（以姓氏笔画为序）

王　贺［丹娜（天津）生物科技股份有限公司］

王伟毅（中元汇吉生物技术股份有限公司）

刘　婧（上海健康医学院）

孙桂芹（浙江中医药大学）

李　璐（广东医科大学）

李伟霞（济宁医学院）

谷俊莹（贵州医科大学）

宋　珍（上海交通大学医学院）

张　玉（石河子大学医学院）

陈　鑫（佛山大学医学部）

陈栎江（温州医科大学）

周　妍（上海伯杰医疗科技股份有限公司）

郑业焕（郑州安图生物工程股份有限公司）

洪　亮（皖南医学院）

费　樱（贵州医科大学）

黄曦悦（四川大学华西临床医学院）

曹　越（韶关学院医学院）

康海全（徐州医科大学）

谢　轶（四川大学华西临床医学院）

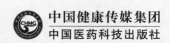

中国健康传媒集团

中国医药科技出版社

内 容 提 要

　　本教材为"全国高等医药院校医学检验技术专业第五轮规划教材"之一，系根据全国高等医药院校医学检验技术专业最新教学大纲要求，结合编者的教学与临床经验编写而成。本教材共 35 个实验，在强调对学生基本理论知识和技能训练的同时，也引入了综合性实验、验证性实验、设计性实验和标准化考核实验，以此扩展学生视野、培养创新思维。此外，本教材在附录中列举了常用培养基、常用染液与试剂的配方和用途，以及临床标本检验试验记录表和常用仪器设备等。

　　本教材主要供高等医药院校医学检验技术专业师生教学使用，也可作为临床检验人员日常工作、继续教育和职称考试的工具书。

图书在版编目（CIP）数据

临床微生物学检验实验指导／谢轶，费樱主编.

4 版. -- 北京：中国医药科技出版社，2024. 12.

（全国高等医药院校医学检验技术专业第五轮规划教材）.

ISBN 978-7-5214-4845-0

Ⅰ. R446.5

美术编辑 陈君杞

版式设计 友全图文

出版　**中国健康传媒集团**｜中国医药科技出版社

地址　北京市海淀区文慧园北路甲 22 号

邮编　100082

电话　发行：010 – 62227427　　邮购：010 – 62236938

网址　www. cmstp. com

规格　889mm × 1194mm $^1/_{16}$

印张　12

字数　337 千字

初版　2010 年 2 月第 1 版

版次　2025 年 1 月第 4 版

印次　2025 年 1 月第 1 次印刷

印刷　天津市银博印刷集团有限公司

经销　全国各地新华书店

书号　ISBN 978 – 7 – 5214 – 4845 – 0

定价　**42.00 元**

版权所有　盗版必究

举报电话：010 – 62228771

本社图书如存在印装质量问题请与本社联系调换

获取新书信息、投稿、为图书纠错，请扫码联系我们。

出版说明

全国高等医药院校医学检验技术专业本科规划教材自2004年出版至今已有20多年的历史。国内众多知名的有丰富临床和教学经验、有高度责任感和敬业精神的专家、学者参与了本套教材的创建和历轮教材的修订工作，使教材不断丰富、完善与创新，形成了课程门类齐全、学科系统优化、内容衔接合理、结构体系科学的格局。因课程引领性强、教学适用性好、应用范围广泛、读者认可度高，本套教材深受各高校师生、同行及业界专家的高度好评。

为深入贯彻落实党的二十大精神和全国教育大会精神，中国医药科技出版社通过走访院校，在对前几轮教材特别是第四轮教材进行广泛调研和充分论证基础上，组织全国20多所高等医药院校及部分医疗单位领导和专家成立了全国高等医药院校医学检验技术专业第五轮规划教材编审委员会，共同规划，正式启动了第五轮教材修订。

第五轮教材共18个品种，主要供全国高等医药院校医学检验技术专业用。本轮规划教材具有以下特点。

1.立德树人，融入课程思政　深度挖掘提炼医学检验技术专业知识体系中所蕴含的思想价值和精神内涵，把立德树人贯穿、落实到教材建设全过程的各方面、各环节。

2.适应发展，培养应用人才　教材内容构建以医疗卫生事业需求为导向，以岗位胜任力为核心，注重吸收行业发展的新知识、新技术、新方法，以培养基础医学、临床医学、医学检验交叉融合的高素质、强能力、精专业、重实践的应用型医学检验人才。

3.遵循规律，坚持"三基""五性"　进一步优化、精炼和充实教材内容，坚持"三基""五性"，教材内容成熟、术语规范、文字精炼、逻辑清晰、图文并茂、易教易学、适用性强，可满足多数院校的教学需要。

4.创新模式，便于学生学习　在不影响教材主体内容的基础上设置"学习目标""知识拓展""重点小结""思考题"模块，培养学生理论联系实践的实际操作能力、创新思维能力和综合分析能力，同时增强教材的可读性及学生学习的主动性，提升学习效率。

5.丰富资源，优化增值服务　建设与教材配套的中国医药科技出版社在线学习平台"医药大学堂"教学资源（数字教材、教学课件、图片、微课/视频及练习题等），邀请多家医学检验相关机构丰富优化教学视频，使教学资源更加多样化、立体化，满足信息化教学需求，丰富学生学习体验。

本轮教材的修订工作得到了全国高等医药院校、部分医院科研机构以及部分医药企业的领导、专家与教师们的积极参与和支持，谨此表示衷心的感谢！希望本教材对创新型、应用型、技能型医学人才培养和教育教学改革产生积极的推动作用。同时，精品教材的建设工作漫长而艰巨，希望广大读者在使用过程中，及时提出宝贵意见，以便不断修订完善。

中国医药科技出版社

2025年1月

全国高等医药院校医学检验技术专业第五轮规划教材

◆━━━ 编审委员会 ◆━━━

主 任 委 员　鄢盛恺（遵义医科大学）

副主任委员　（以姓氏笔画为序）

王学锋（上海交通大学医学院）　　　吕志跃（中山大学中山医学院）

江　虹（四川大学华西临床医学院）　孙晓春（江苏大学医学院）

李　伟（温州医科大学）　　　　　　李会强（天津医科大学）

邱　玲（北京协和医学院）　　　　　郑　磊（南方医科大学）

赵建宏（河北医科大学）　　　　　　胥文春（重庆医科大学）

倪培华（上海交通大学医学院）　　　崔丽艳（北京大学第三临床医学院）

蒋红梅（贵州医科大学）

委　　　员　（以姓氏笔画为序）

马　洁（江苏大学医学院）　　　　　王小中（南昌大学医学部）

王剑飚（上海交通大学医学院）　　　许　健（浙江中医药大学）

孙　希（中山大学中山医学院）　　　李　敏（上海交通大学医学院）

李士军（大连医科大学）　　　　　　李忠俊（陆军军医大学）

吴新忠（广州中医药大学）　　　　　闵　迅（遵义医科大学）

陈　茶（广州中医药大学）　　　　　金　晶（温州医科大学）

胡　波（中山大学）　　　　　　　　费　樱（贵州医科大学）

夏超明（苏州大学苏州医学院）　　　梁韶晖（温州医科大学）

葛晓军（遵义医科大学）　　　　　　谢　轶（四川大学华西临床医学院）

谢国明（重庆医科大学）　　　　　　鄢仁晴（遵义医科大学）

戴　菁（上海交通大学医学院）

数字化教材编委会

主　　编　谢　轶　李擎天
副 主 编　马秀敏　刘双全　王月华　原素梅　李冬冬
编　　者　（以姓氏笔画为序）

马秀敏（新疆医科大学第三临床医学院）

王　贺［丹娜（天津）生物科技股份有限公司］

王月华（吉林医药学院）

王伟毅（中元汇吉生物技术股份有限公司）

向　阳（陆军军医大学）

刘双全（南华大学第一临床学院）

江玉凤（山东第一医科大学）

李　敏（上海交通大学医学院）

李小俊（河北北方学院）

李冬冬（四川大学华西临床医学院）

李擎天（上海交通大学医学院）

杨启文（北京协和医学院）

陆书华（济宁医学院）

周　妍（上海伯杰医疗科技股份有限公司）

周铁丽（温州医科大学）

郑业焕（郑州安图生物工程股份有限公司）

赵建宏（河北医科大学）

原素梅（山西医科大学汾阳学院）

郭　鹰（重庆医科大学）

谢　轶（四川大学华西临床医学院）

编写秘书　黄曦悦（四川大学华西临床医学院）
编写人员　（以姓氏笔画为序）

王豫萍　李　静　宋　珍　张　楚　张　鹏　陈　艳

陈怡丽　郑碧英　聂志妍　黄　健　黄连江　程东庆

前言 *PREFACE*

医学技术不断进步，对医学检验人员的理论知识和操作技能提出了更高的要求。作为医学检验技术专业的重要课程之一，临床微生物学检验课程不仅涵盖基础理论和实验技术的教学，还特别强调实验技能的培养，为学生未来从事检验领域的工作奠定坚实的基础。本教材编委会根据"全国高等医药院校医学检验技术专业第五轮规划教材"《临床微生物学检验》（第5版）教学大纲的要求，结合自身的教学和临床实践经验，编写了《临床微生物学检验实验指导》（第4版），旨在提升学生在临床微生物学实验中的操作技能和实际问题的分析解决能力。

本教材基本结构在《临床微生物学检验实验指导》（第3版）的基础上有所改变，共分为7章，35个实验，包括细菌检验基本技术、常见细菌检验、常见真菌检验、常见病毒检验、抗微生物药物敏感性试验与耐药性检测、临床标本的常见病原学检验以及验证性、设计性和标准化考核实验等内容。其中，每个实验的编写体例包括实验目的、实验原理、实验仪器和材料、实验步骤、实验结果、注意事项、思考题等部分。

随着技术的进步，临床检验实验室装备了越来越多的先进仪器设备和检测试剂，部分先进装备尚未进入教学实验室，加之某些实验条件要求高，造成学生实验与临床检验工作之间的脱节。因此本实验指导特别设置了数字视频教材内容，利用数字视频展现临床实验室"高精尖"的检测工作，通过数字视频学生可以学习先进技术和设备在临床检验中的实际应用场景。

本教材在强调对学生基本理论知识和技能训练的同时，也引入了综合性实验、验证性实验、设计性实验和标准化考核实验来扩展学生视野、培养创新思维。其中，验证性实验、设计性实验和标准化考核实验内容为第4版编撰加入。验证性实验体现了当前医学实验室标准化建设的需求，让学生能够通过该实验学习对临床实验室认可中的内容有更深入的理解与掌握。设计性实验为开放实验，要求学生根据科学原则，按照实验方法，对某一临床问题进行实验设计并取得初步结果。该实验锻炼了学生的科研思维，为今后从事相关科学研究打下基础。标准化考核实验将临床微生物检验实验考核内容进行标化，形成统一标化考核方案以供各院校参考。此外，为方便读者，本教材在附录中列举了常用培养基、常用染液与试剂的配方和用途，以及临床标本检验实验记录表和常用仪器设备等。

教材的编写得到了各参与单位的热心支持，特别是上海交通大学医学院洪秀华教授的细致指导，对此我们深表感谢。尽管编委们尽全力完成了教材的编写，但由于能力的局限，教材中仍可能存在一些不足之处，恳请广大读者给予批评和建议，以便修订时完善。

编　者
2024年8月

临床微生物实验室守则与生物安全防护

一、临床微生物实验室守则

临床微生物实验室是师生进行微生物学教学和科研的重要场所，为了确保实验室的正常运行和人员的安全，特制订以下守则，请各位师生认真阅读并严格执行。

1. 首次进入临床微生物实验室的学生应进行必要的安全教育和培训，并经考核合格后才能进入实验室。

2. 进入实验室时，必须穿实验服，佩戴实验帽、口罩、手套等个人防护用品。不得戴戒指、手镯等妨碍实验操作的物件，女生长发必须束在脑后。进入实验室不得穿短裤、拖鞋等。

3. 携带必要的实验指导、书籍和文具等物品，应按要求整齐放在指定的清洁区。严禁带入与实验内容无关的物品；严禁在实验室内吸烟、进食、饮水，保持实验室清洁卫生。

4. 实验操作应严格按照实验规程进行，避免意外事故的发生。严格遵循实验室安全操作规程，防止微生物泄漏、感染等事故。

5. 严格树立无菌观念和坚持无菌操作原则，防止标本及纯培养物被污染；使用接种环或接种针处理琼脂平板上菌落、吸取带菌液体及制作细菌涂片等操作都应在生物安全柜内进行。感染性材料的离心操作应使用安全的离心杯或密封的离心机转子，并在生物安全柜中开启、装载或关闭感染性材料。

6. 爱惜公共财产，按需按量使用实验材料。不可擅自搬动或调整示教物、实验器材或室内设施；如有人为故意损坏，应按规定赔偿和处理。

7. 实验完毕后要按规定清洁整理台面。把用过的物品放回原处（如显微镜、接种环、染液、擦镜纸、香柏油、火柴等），需培养的物品做好标记后按要求放入培养箱。用过的吸管、滴管、试管及玻片等带菌器材，应放在指定的地方或含消毒液的容器内，禁止放在桌面上或水池内，禁止将菌液、化学试剂、培养基等物品倾入水槽和下水道。

8. 离开实验室前，脱下实验服，清洗干净双手，关好水、电、门、窗后方可离室；每次需安排值日生进行打扫和整理。穿过的实验服应定期清洗消毒，被污染的实验服应立即更换，先消毒灭菌后再洗涤；实验服不应与生活用品放在一起。

9. 实验室内的仪器设备应定期检查、维护，确保其正常安全运行。如发现实验室设备运行不正常时，需及时向实验室负责人汇报。

二、临床微生物实验室生物安全防护

实验室生物安全防护是指在实验室环境下处理和保存感染性物质的过程中采取的一系列防护措施，其主要内容包括实验室特殊设计和建设要求、实验室安全设备、个人防护装置和措施，以及标准化的操作技术和流程。

微课/视频

临床微生物实验的对象为病原微生物，对实验室内工作人员和周围环境具有一定的潜在生物危害性，操作不慎有可能造成感染，因此做好临床微生物实验室的生物安全防护对保护实验室工作人员及实验室内外的环境非常重要。为确保实验室人员的安全和防止微生物扩散，需严格执行以下措施。

1. **实验室的设计建设和改造标准**　依据我国《生物安全实验室建筑技术规范》（GB 50346—2011）进行实验室的设计建设和改造。实验室设计建设和改造必须符合相关生物安全实验室的分级、分类和技术指标；建筑、装修和结构；空调、通风和净化；给水排水与气体供应；电气；消防；施工要求；检测和验收等有关规定。

2. 实验室生物安全防护水平分级　根据所操作的生物因子的危害程度和采取的防护措施，将生物安全防护水平（biosafety level，BSL）分为 4 级，一级防护水平最低，四级防护水平最高。以 BSL－1、BSL－2、BSL－3、BSL－4 表示实验室的相应生物安全防护水平；一级生物安全防护实验室，即 BSL－1 或 P1；二级生物安全防护实验室，即 BSL－2 或 P2；三级生物安全防护实验室，即 BSL－3 或 P3；四级生物安全防护实验室，即 BSL－4 或 P4。一般教学用的普通微生物实验室属于 BSL－1，其实验室设计和结构、安全防护设备及安全操作规程等适用于对健康成年人已知无致病作用的微生物。而临床微生物实验室属于 BSL－2，其实验室设计和结构、安全防护设备、个人防护及安全操作规程等适用于对人和环境具有中等潜在危害的微生物。不同等级的生物安全防护水平，对实验室的设计和结构、安全防护设备、个人防护及安全操作规程等均有具体而详细的要求和规定。

3. 对二级及以上实验室要求按实验室生物安全分区，其他实验室参照执行　临床微生物实验室一般分为三个区域。①清洁区：正常情况下没有生物危险因子污染的区域，此区可存放个人物品，一般位于实验室外。②半污染区：正常情况下有轻微污染的区域。此区放置低温冰箱，主要进行准备工作，如培养基、细胞、制剂的配制等。在此区操作应做好个人防护，穿工作服或防护服，戴口罩和手套等，禁止带入个人物品。③污染区：操作实验区，穿工作服或防护服，戴口罩和手套等，严格无菌操作，禁止带入个人物品。

4. 实验室内必须配备的安全设备　临床微生物实验室常见的安全防护设备包括并不限于：生物安全柜、高压蒸汽灭菌器、微型加热灭菌器、超声清洗器、护目镜、面（眼）罩、应急喷淋装置、洗眼装置、灭火器、酒精灯、紫外灯等。这些设备对防止实验室获得性感染，保护环境免受污染具有至关重要的作用，应了解仪器的位置，并严格按规定操作方法和正确步骤使用及维护。

5. 建立健全实验室生物安全管理体系　定期对实验室进行生物安全评估。微生物检验过程中，严格遵循无菌操作原则，防止微生物污染。实验室废弃物应进行规范化处理，防止微生物污染环境。

三、实验室一般安全规则和应急处理措施

（一）一般安全规则

临床微生物学检验实验内容涉及的微生物大多具有感染性，实验室管理人员和使用人员必须学习并掌握生物安全基本知识，加强防范意识，遵守实验室有关规定，其一般安全规则如下。

1. 实验室内严禁存放易燃、易爆、腐蚀性物品，禁止私拉电线、使用过期老化的电器，确保实验室消防安全；实验室应配备必要的消防设施，如灭火器、消防栓等，相关管理者应定期进行消防演练。

2. 实验室应配备必要的消毒灭菌设施，如消毒液、紫外线灯、高压蒸汽灭菌器、生物安全柜等，应定期进行培训和使用。

3. 实验室人员应掌握基本的急救知识和技能，遇到紧急情况时能够及时进行自救和互救。

4. 实验室应制定应急预案，明确应急处理流程和责任人。确保发生火灾、泄漏等突发事故时，能做到保持冷静，迅速启动应急预案，确保人员安全和实验室财产安全。

5. 应定期对实验室安全工作进行监督和指导，并对不符合实验室安全的内容进行整改。

6. 管理部门应及时对实验室发生的事故进行调查分析，总结经验教训，加强实验室安全管理。

（二）应急处理措施

如果实验室发生安全问题，一定要在确保人员生命安全的前提下，迅速启动紧急预案，把伤亡和

损失减小到最低程度，具体的应急措施包括不限于以下内容。

1. 菌（毒）液外溢或污染的处理包括以下几种情况：①菌液污染实验台面、地面或其他物体表面，可倾倒适量消毒液于污染面，浸泡半小时后抹去。②菌液污染皮肤黏膜及时停止实验，能用消毒液的部位可直接进行消毒，然后用流动水冲洗15～20分钟。③菌液污染衣服时应尽快脱掉实验服，洗手并更换实验服；将已污染的实验服进行高压蒸汽灭菌。④非封闭离心桶的离心机内盛有潜在感染性物质的离心管发生破裂，如果机器正在运行，应关闭机器电源，停止后密闭离心筒至少30分钟，使气溶胶沉积；如果机器停止后发现破裂，应立即将盖子盖上，并密闭至少30分钟。实验人员应佩戴呼吸面罩并戴厚橡胶手套进行处理，所有破碎的离心管、玻璃碎片、离心桶、十字轴和转子都应放在无腐蚀性、已知对相关病原微生物具有杀灭活性的消毒剂内。未破损的带盖离心管应放在另一个有消毒剂的容器中，然后回收。离心机内腔应用适当浓度的同种消毒剂反复擦拭，然后用水冲洗并干燥。清理时所使用的全部材料都应按感染性废弃物处理。⑤在封闭离心桶内离心管发生破裂所有密封离心桶都应在生物安全柜内装卸。如果怀疑在安全杯内发生破损，应该松开安全杯盖子并将离心桶高压灭菌，还可以采用化学方法消毒安全杯。

2. 皮肤被带有血液或体液污染的针头或其他锐器刺伤后，应立即用力捏住受伤部位，由近心端轻轻挤出伤口的血液，同时用流动水冲洗伤口，再用75%乙醇或碘伏消毒伤口，并用防水敷料覆盖。如果黏膜破损，应用生理盐水（或清水）反复冲洗，伤口应使用适当的皮肤消毒剂（如75%乙醇、0.2%次氯酸钠、0.2%～0.5%过氧乙酸、0.5%聚维酮碘等）浸泡或涂抹消毒，必要时进行医学处理。

3. 眼睛不慎溅入液体时，应立即用生理盐水连续冲洗至少10分钟，避免揉擦眼睛，然后再进行相应的医学处理。

4. 误吸病原菌菌液后立即将口腔中的菌液吐入容器内消毒，并用大量清水漱口；根据菌种不同，再进行相应的医学处理。

5. 实验室发生有危害性的气溶胶释放，所有人员必须立即撤离相关区域，并通知实验室负责人，任何暴露人员都应该接受医学处理。在一定时间内（如24小时）应在实验室门上张贴"禁止进入"的标识。24小时后在相关人员的指导下清除污染。

6. 被感染的实验动物如果逃跑，应立即在做好防护措施的情况下抓回，并对污染区进行处理。

7. 如意外发生火灾应沉着处理，切勿慌张，在确保人员安全的情况下迅速灭火，如火势不可控应立即撤离并报警。如因电源起火，立即关闭总电源，再行灭火；如乙醇、二甲苯、乙醚等起火，应迅速用沾水的布类和沙土覆盖扑灭。

第一章　细菌检验基本技术

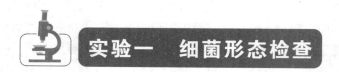

实验一　细菌形态检查

一、不染色标本细菌检查

【实验目的】

1. 熟悉　细菌不染色标本片的制备及检查。

2. 了解　不染色标本细菌检查的临床意义。

【实验原理】

不染色标本一般用于观察细菌动力及运动情况，细菌未染色时无色透明，在显微镜下主要靠细菌的折射率与周围环境不同进行观察。有鞭毛的细菌动力阳性，在液体中能自主运动，在镜下呈活泼有方向的运动；无鞭毛的细菌则无动力，在液体中只受到液体分子布朗运动的冲击，只在原地颤动而无位置改变。

【实验仪器和材料】

1. 仪器　普通光学显微镜。

2. 菌种　变形杆菌、金黄色葡萄球菌 8~12 小时肉汤培养物。

3. 试剂、材料　酒精灯、接种环、记号笔、载玻片、凹玻片、盖玻片、凡士林、擦镜纸等。

【实验步骤】

1. 悬滴法

（1）取 1 张洁净凹玻片，在凹窝四周涂少许的凡士林。

（2）用灭菌后的接种环取 1 环金黄色葡萄球菌或变形杆菌菌悬液置于盖玻片中央。

（3）将凹玻片凹孔对准盖玻片中央并接触液滴。

（4）迅速翻转凹玻片，用小镊子轻压盖玻片，封闭后显微镜观察，先用低倍镜找到合适视野，再换高倍镜观察。

2. 压滴法

（1）用灭菌后的接种环取 1 环金黄色葡萄球菌或变形杆菌菌悬液，置于洁净载玻片中央。

（2）用镊子夹住盖玻片覆盖于菌液上，先将盖玻片一端接触菌液边缘缓缓放下，使玻片之间不产生气泡，防止菌液外溢。

（3）标本立即置显微镜下观察，先用低倍镜找到合适视野，再换高倍镜观察。

【实验结果】

无论是悬滴法还是压滴法，有鞭毛的变形杆菌可观察到运动活泼，动力阳性；而无鞭毛的金黄色葡萄球菌呈现布朗运动，动力阴性。

【注意事项】

1. 不能使用陈旧的细菌培养物，以对数生长期的培养物最佳。

2. 压滴法观察时玻片间不能产生气泡，以免影响观察。

3. 制片完成后要及时观察，以免水分蒸干或细菌动力减弱。

4. 实验过程中要严格无菌操作，接触过菌种的实验材料需灭菌后清洗或处理。

【思考题】

1. 不染色标本细菌检查主要用于检测哪些生物特性？

2. 如何观察厌氧菌的动力？

二、细菌涂片制作和革兰染色

【实验目的】

1. 掌握　革兰染色技术。

2. 熟悉　细菌涂片的制作。

3. 了解　革兰染色在细菌分类和鉴定中的意义。

【实验原理】

革兰染色法将细菌分为革兰阳性菌和革兰阴性菌两大类，革兰染色原理主要有以下 3 种学说。

1. 通透性学说　革兰阳性菌细胞壁结构较致密，肽聚糖层厚并且具有三维结构，脂质含量少，且 95% 乙醇能使细胞壁脱水，细胞壁间隙缩小、通透性降低，阻碍结晶紫与碘的复合物渗出；而革兰阴性菌细胞壁结构疏松，肽聚糖层薄且无三维结构，脂质含量多，易被乙醇溶解，细胞内的结晶紫与碘复合物被溶出而脱色。

2. 等电点学说　革兰阴性菌等电点（pI 4～5）较革兰阳性菌等电点（pI 2～3）高，一般染料酸碱度在 pH 7.0 左右，电离后革兰阳性菌所带的负电荷比革兰阴性菌多，与带正电荷的结晶紫染料结合较牢固不易脱色。

3. 化学学说　革兰阳性菌菌体含大量核糖核酸镁盐，可与进入细胞内的结晶紫和碘牢固地结合成大分子复合物，不易被 95% 乙醇脱色；革兰阴性菌菌体含核糖核酸镁盐很少，吸附染料量少，形成的复合物分子也较小，故易被乙醇脱色。

【实验仪器和材料】

1. 仪器　普通光学显微镜。

2. 菌种　金黄色葡萄球菌、大肠埃希菌 18～24 小时固体平板培养物。

3. 试剂、材料　结晶紫染液、卢戈氏碘液、95% 乙醇、稀释苯酚品红染液、玻片、生理盐水、酒精灯、接种环、镜油、蜡笔、擦镜纸等。

【实验步骤】

1. 细菌涂片标本的制备

（1）涂片　取洁净载玻片 1 张，用蜡笔在玻片上划 2 个直径 1.5cm 左右的圆圈，用接种环按无菌操作取 1～2 环生理盐水在玻片上，取少许细菌培养物与各自生理盐水磨匀，涂成直径约 1cm×1cm 大小的均匀乳浊、半透明的菌膜。

（2）干燥　涂片一般在室温下自然干燥，或将涂片菌膜面朝上，在火焰上方的热空气中加温干燥，切勿在火焰上烤干。

（3）固定　将干燥的载玻片在酒精灯火焰上迅速来回通过 3 次，注意温度不能太高，以玻片反面触及皮肤热而不烫为度。固定的目的在于杀死细菌，并使菌体与玻片黏附牢固，染色时不被染液和水冲掉，同时可凝固细菌蛋白和其他结构，使染料易于着色。

2. 革兰染色步骤

（1）初染　滴加结晶紫染液 1~2 滴于涂片上，使其完全覆盖菌膜，室温静置 1 分钟后用细水流轻轻冲洗。

（2）媒染　滴加卢戈碘液 1~2 滴，室温静置 1 分钟后用细水流轻轻冲洗。

（3）脱色　滴加 95% 乙醇数滴，轻轻晃动玻片，约 30 秒后用细水流轻轻冲洗。

（4）复染　滴加稀释苯酚品红染液 1~2 滴，30 秒后用细水流轻轻冲洗。用吸水纸吸干玻片水分后滴加香柏油，置油镜下观察。

【实验结果】

葡萄球菌是革兰阳性球菌，被染成紫色，呈葡萄串状排列；大肠埃希菌是革兰阴性杆菌，被染成红色，呈散在的排列。

【注意事项】

1. 涂片时菌膜应以薄且保持菌体均匀分散无重叠为好。

2. 所有染液应防止染液蒸发而浓度改变。

3. 水洗时水流不宜过大，避免水流直接对准菌膜冲洗。

4. 脱色是染色中的关键步骤，脱色过度可使革兰阳性菌染为革兰阴性菌；脱色不够，则革兰阴性菌可被染为革兰阳性。

5. 菌种应选用对数期的菌种，菌龄过长影响细菌染色性。

【思考题】

1. 细菌涂片固定的目的是什么？

2. 革兰染色结果的影响因素有哪些？

三、细菌特殊染色

【实验目的】

1. 掌握　细菌鞭毛、芽胞、荚膜染色方法的基本原理和操作方法。

2. 熟悉　细菌鞭毛、芽胞、荚膜观察的临床意义。

【实验原理】

1. 鞭毛染色法　一般细菌的鞭毛都非常纤细，直径为 $0.01~0.02\mu m$，只有用电子显微镜才能观察到。鞭毛染色法是借媒染剂和染色剂的沉淀作用，使染料堆积在鞭毛，鞭毛直径增粗并着色，使其在普通光学显微镜下能够观察。常用的媒染剂由丹宁酸和氯化高铁或钾明矾等配制而成。

2. 芽胞染色法　芽胞染色法是利用细菌细胞不同部分与染料的亲和力不同，用不同染料进行着色，使芽胞和菌体呈不同的颜色而便于区别。芽胞壁厚、透性低，着色、脱色均较困难。因此，当先用苯酚品红在加热条件下进行染色，此染料不仅可以进入菌体，还可以进入芽胞。进入菌体的染料可经 95% 乙醇脱色，而进入芽胞的染料则难以透出，再用碱性亚甲蓝液进行复染，此时菌体即被染成蓝色，而芽胞难着色，仍呈红色，进而更明显地衬托出芽胞，便于观察。

3. 荚膜染色法　由于荚膜与染料的亲和力弱，不容易着色，且可溶于水，易在用水冲洗时被除去。通常采用负染色法，使菌体和背景着色而荚膜不着色，从而在菌体周围呈一透明圈。由于荚膜的含水量在 90% 以上，故染色时一般不加热固定，以免荚膜皱缩变形。

【实验仪器和材料】

1. 仪器　普通光学显微镜。

2. 菌种　变形杆菌、枯草芽胞杆菌、肺炎链球菌。

3. 试剂、材料

（1）培养基　牛肉膏蛋白胨斜面、普通琼脂斜面。

（2）染色液　魏曦鞭毛染色液、芽胞染液（苯酚品红、95% 乙醇、碱性亚甲蓝液）、荚膜染液（1% 结晶紫溶液、20% 硫酸铜溶液）。

（3）其他　载玻片、擦镜纸、吸水纸、记号笔、镊子、接种环等。

【实验步骤】

1. 鞭毛染色法

（1）载玻片的准备　将载玻片置于含适量洗衣粉的水中煮沸 20 分钟，取出稍冷后用自来水冲洗、沥干，放入 95% 乙醇中脱水，用时在火焰上去除乙醇。

（2）菌液的制备与制片　菌龄较老的细菌容易丢失鞭毛，为了增强细菌的动力，将变形杆菌在新鲜配制的牛肉膏蛋白胨培养基斜面上连续培养 3 ~ 5 代。最后一代菌种培养 12 ~ 16 小时后，用接种环挑取斜面与冷凝水交接处的菌液数环，移至装有 3 ~ 5ml 无菌水的试管中，并放入 35℃ 恒温箱中静置 10 分钟，让幼龄菌的鞭毛松展开。用记号笔在洁净的玻片上划分 3 ~ 4 个相等的区域，吸取少量菌液滴在载玻片第一个区域的一端，将载玻片稍倾斜，使菌液缓慢流向另一端，平放自然干燥。

（3）染色　加染液于第一区，使染液覆盖涂片，隔数分钟后再将染液加入第二区，依此类推。

（4）水洗　用蒸馏水轻轻地冲去染液。

（5）干燥　自然干燥。

（6）镜检　先低倍观察，再高倍观察，最后再用油镜观察，显微镜下从涂片的边缘开始，寻找有单个细菌分布的视野，观察鞭毛位置及数量。

2. 芽胞染色法（苯酚品红染色法）

（1）制片　取枯草芽胞杆菌斜面培养物涂片，自然干燥后固定。

（2）加染液　滴加 3 ~ 5 滴苯酚品红液于涂片上。

（3）加热　用木夹夹住载玻片在火焰上加热，使染液冒蒸汽但勿沸腾，切忌使染液蒸干，必要时可添加少许染液。加热时间从染液冒蒸汽时开始计算 4 ~ 5 分钟，冷却后细流水冲洗。

（4）脱色　用 95% 乙醇脱色 2 分钟，细流水冲洗。

（5）复染　碱性亚甲蓝液复染 30 秒，细流水冲洗，干燥后镜检。

3. 荚膜染色法（Hiss 硫酸铜法）

（1）制片　取肺炎链球菌斜面培养物涂片，自然干燥，无须加热固定。

（2）染色　滴加 1% 结晶紫溶液于玻片上 5 ~ 7 分钟。

（3）脱色　用 20% 硫酸铜溶液冲洗去染液，倾去硫酸铜溶液，勿水洗，直接用吸水纸吸干后镜检。

【实验结果】

变形杆菌菌体和鞭毛均染成红色；枯草芽胞杆菌芽胞被染成红色，菌体为蓝色；肺炎链球菌菌体呈紫色，荚膜呈淡蓝色或无色。

【注意事项】

1. 玻片干净无油污决定鞭毛染色是否成功。

2. 细菌鞭毛极细，容易脱落，所以操作中必须小心仔细，以防鞭毛脱落。

3. 芽胞染色用的菌种应控制菌龄，幼龄菌尚未形成芽胞，而老龄菌芽胞已经破裂。

4. 芽胞染色过程中勿使染液干涸。

5. 由于荚膜含水量在 90% 以上，薄、易变形及易脱落，在染色时一般不加热固定，以免荚膜皱缩变形，每步染色后均不能用水洗。

【思考题】

1. 哪些染色方法不能使用加热方法固定涂片上的细菌，为什么？

2. 鞭毛染色的影响因素有哪些？

3. 芽胞染色的影响因素有哪些？

4. 荚膜染色的影响因素有哪些？

实验二　细菌分离培养和保存技术

一、培养基制备

【实验目的】

1. **掌握**　基础培养基的制备过程。

2. **熟悉**　常用培养基的种类及其用途。

微课/视频 1

【实验原理】

培养基是用人工方法将多种营养物质根据细菌的需要组合而成的混合营养基质，是供微生物培养、分离、鉴别、研究和保存用的混合营养制品。适宜的培养基应具备：细菌所需的营养物质、合适的酸碱度、合适的碳氮比、澄清且无菌。根据微生物的种类和实验目的的不同，培养基的种类很多，无论何种培养基，最终大多要制成琼脂平板。配制供应标准化、高灵敏度、高质量的培养基，是微生物学检验的重要保证。

【实验仪器和材料】

1. **仪器**　天平、灭菌器、pH 计、水浴锅。

2. **试剂、材料**　牛肉膏/牛肉浸液、蛋白胨、酵母浸粉、$K_2HPO_4 \cdot 3H_2O$、KH_2PO_4、葡萄糖、乳糖、NaCl、琼脂粉、胰酶、三氯甲烷、5% Na_2CO_3、1mol/L NaOH、1mol/L HCl、蒸馏水、精密 pH 试纸、pH 计校准液、量筒、试管、吸管、锥形瓶、烧杯、玻棒、硅胶塞、无菌空平皿、牛角匙、漏斗、牛皮纸、脱脂棉、滤纸、棉线、纱布、尼龙网。

【实验步骤】

1. **培养基制备的基本过程**　包括调配成分、溶解、校正 pH、过滤澄清、分装、灭菌、质量控制和保存。

（1）调配成分　按培养基配方准确称取各种成分，倒入加有定量蒸馏水或纯化水的锥形瓶中，充分混合。

（2）溶解　将调配好的混合物加热至完全溶解。

（3）校正 pH　因培养基高压灭菌后，pH 会发生 0.1~0.2 变动（若用 NaOH 校正，pH 下降 0.1~0.2），一般培养基的 pH 应为 7.2~7.6。调节 pH 时逐滴加入 1mol/L NaOH 或 1mol/L HCl，边滴边搅动。

（4）过滤澄清　自配的培养基一般都有一些沉渣或浑浊，需过滤澄清后方可使用，液体或半固体培养基用滤纸过滤，固体培养基用清洁纱布加脱脂棉趁热过滤。

（5）分装 根据需要将培养基分装于不同容量的锥形瓶、试管中。分装的量不宜超过容器的2/3，以免灭菌时外溢。基础培养基一般分装于容量为500ml的锥形瓶中，待灭菌后可倾注平板或配制营养培养基等；琼脂斜面分装量为试管容量的1/4～1/3，灭菌后须趁热摆成斜面，斜面长约为试管长的2/3，半固体培养基分装量为试管长的1/4～1/3，灭菌后直立凝固待用；高层培养基分装量约为试管的2/3，灭菌后趁热直立，冷后凝固待用；液体培养基分装于试管中，约为试管长度的1/3。

（6）灭菌 由耐热物质配制的培养基（如普通营养琼脂等）常用高压蒸汽灭菌法，条件为103.43kPa压力、维持15～20分钟。含糖的培养基经68.95kPa灭菌10～15分钟为宜，以免糖类被破坏。其他含不耐热或蛋白质丰富的培养基，应按其要求所需条件灭菌或0.22μm无菌滤膜过滤除菌。

（7）质量控制 培养基制成后需做无菌试验和效果试验。将灭菌后培养基置35℃温箱内孵育24小时，无任何细菌生长为合格，同时将已知标准菌种接种于培养基上，检查细菌生长繁殖和生化反应是否与预期结果符合。

（8）保存 每批制备好的培养基要注明名称、日期等，琼脂平板应将底朝上，盖在下，装于保鲜袋内减少水分蒸发；液体培养基应直立放置。培养基应储存在4℃冰箱内，放置时间不宜超过1周，倾注的平板培养基不宜超过3天且应密封保存。

2. 常用培养基的配制

（1）肉汤培养基 称取蛋白胨10g、酵母浸粉3g、牛肉浸粉3g、氯化钠5g溶解于1000ml水里，测定酸碱度并用NaOH校正至pH 7.6。分装于试管或烧瓶内，加塞，121.3℃ 20分钟灭菌器灭菌，待冷却备用。

（2）普通琼脂培养基 取肉汤培养基1000ml，加入15g琼脂，调pH为7.6，加热融化，必要时过滤。趁热分装于试管或锥形瓶内，加棉塞。置灭菌器内，经121.3℃ 20分钟灭菌。取出趁热将试管倾斜一定角度，待琼脂凝固后即成普通琼脂斜面。锥形瓶中琼脂冷至50～60℃时，以无菌操作注入无菌平皿内，凝固后即成普通琼脂平板。

（3）半固体培养基 取肉汤培养基1000ml，加入5g琼脂，调节pH为7.6，加热融化，分装于小试管中，每管约2ml。121.3℃ 20分钟灭菌器灭菌，取出直立，待凝固后即成半固体培养基。

（4）血液和巧克力琼脂培养基 取肉汤培养基1000ml，加入15g琼脂，调pH为7.6，加热融化，必要时过滤。趁热分装于试管或锥形瓶内，加棉塞。置灭菌器内，经121.3℃ 20分钟灭菌，待冷至50℃左右时，以无菌操作加入5%～10%无菌动物血，轻轻摇匀（避免产生泡沫），分装于灭菌试管或平皿中，制成血液琼脂斜面或血液琼脂平板。若在琼脂温度70～80℃时加入血液，80℃水浴摇匀15～20分钟，待冷至50℃左右时，倾注平板后即成巧克力平板。

【注意事项】

1. 培养基调配溶解时，先在锥形瓶中加少量蒸馏水，再加入各种固体成分，以免加热时粘瓶底烧结；制备培养基不可用铁、铜等材质的器皿，防止铁、铜离子进入培养基中影响细菌的生长或细菌毒素的产生。

2. 倾注平板时勿将平皿盖全部打开，避免空气中灰尘及细菌落入。倾注平板时注意温度，若温度过高，冷凝水过多，易造成污染；若温度过低，则倾注的平板会出现琼脂块或表面高低不平。

【思考题】

1. 制备培养基的一般程序是什么？

2. 培养基配制过程中应注意哪些问题？

二、细菌接种与分离

【实验目的】

掌握 细菌的接种方法及无菌操作技术。

【实验原理】

由于临床标本中往往有多种细菌存在，包括有正常菌群细菌，需要通过分离接种技术使混杂的细菌在平板上分散生长，获得单个纯培养菌落，进一步进行生化鉴定和抗菌药物敏感试验；同时观察单个菌落特性有助于细菌菌种鉴定。

【实验仪器和材料】

1. 仪器 培养箱。

2. 菌种 大肠埃希菌、金黄色葡萄球菌。

3. 试剂、材料 普通琼脂平板、琼脂斜面培养基、肉汤培养基、半固体培养基、接种环、接种针、酒精灯、记号笔。

【实验步骤】

平板划线分离法，根据标本性质、培养目的和培养基性质的不同采用不同的接种方法。

1. 平板连续划线分离法 主要用于杂菌不多的标本。右手持接种环于酒精灯上烧灼灭菌，待冷却；左手持平皿，用拇指、食指及中指将平皿边缘稍微提高呈30°~45°角，并靠近火焰左前方5~6cm处；用接种环取标本少许，先在平板一端涂布，然后来回作曲线连续划线接种，线与线间有一定距离，划满平板为止（图2-1）。划线时以腕力和指力在平板表面进行划线，注意勿使培养基划破。划线结束，烧灼接种环，盖好平皿，用记号笔在平皿底部注明日期和标本，倒置35℃温箱培养。

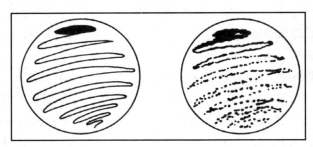

图2-1 连续划线分离法（左）及培养后菌落分布（右）

2. 平板分区划线分离法 适用于杂菌量较多的标本。先将标本均匀涂布于平板表面并在第一区内做连续数次划线，约占平板1/5面积，再在二、三、四区依次连续划线（图2-2）。每划完一个区是否需要烧灼接种环视标本中含菌量而定。每一区的划线与上一区的接种线交叉2~3次，使菌量逐渐减少，以获得单个菌落。图2-2右图为三区分区划线，左图为四区分区划线。

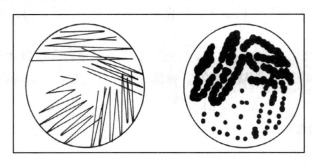

图2-2 平板分区划线分离法（左）及培养后菌落分布示意图（右）

3. 斜面接种法 主要用于纯菌的移种，进一步鉴定和保存菌种。左手持菌种管，略倾斜，琼脂的斜面部向上。以右手掌与小指拨取并挟持盖塞，将管口迅速通过火焰灭菌；右手持接种环烧灼后，插入菌种管，待冷却后，刮取菌苔少许；立即移入待接种管，自斜面底部向上先划一条直线，然后再由底部向上来回划线，直到斜面顶部（图2-3）。取出接种环灼烧，管口通过火焰灭菌，塞回盖塞。

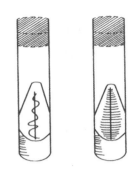

4. 液体培养基接种法 用于肉汤、蛋白胨水和糖发酵管等液体培养基的接种。左手持细菌斜面菌种和肉汤培养基两支试管，右手持接种环，按无菌操作取菌苔少许，在接近液面的试管壁上轻轻地研磨，并蘸取少许液体培养基与之调和，使细菌均匀分布于液体培养基中。管口火焰灭菌，塞上试管塞（图2-4）。

图2-3 斜面培养基接种法

5. 半固体穿刺接种法 用于半固体培养基和克氏双糖铁培养基的接种，保存菌种或观察细菌的动力和生化反应。接种针经火焰烧灼灭菌冷却后，从斜面培养物上蘸取少许细菌，从半固体培养基的正中央垂直刺入，直至距管底0.5cm处为止，然后接种针沿穿刺线快速退出（图2-5）；或从克氏双糖铁培养基中心穿刺进入，沿穿刺线快速退出，并在斜面做蛇形划线。管口经火焰灭菌后，塞回盖塞，接种针经火焰灭菌后放回原处。

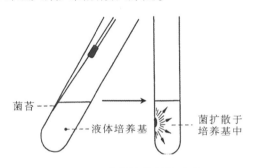

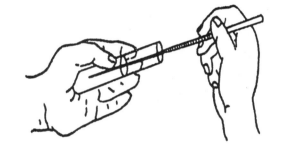

图2-4 液体培养基接种法　　　　　图2-5 半固体培养基穿刺接种法

6. 涂布接种法 用于标本中的细菌计数和纸片法药物敏感性测定。细菌计数时，取一定稀释度的菌液0.1ml滴于平板上，然后用灭菌的L形玻璃棒反复涂布，使被检物均匀分布在琼脂表面，35℃培养18~24小时后，计数菌落，再乘以稀释倍数，即为每毫升含活菌数。纸片法药敏试验时，用无菌棉签蘸取已校正浓度菌液，在管壁上挤去多余液体，在MH平板上按三个方向均匀涂布，最后沿着平板边缘环涂一周。待干后，贴上药敏纸片，经过35℃培养18~24小时后观察结果。

【注意事项】

1. 严格无菌操作，防止杂菌污染。

2. 接种时，刚灼烧灭菌的接种环温度高，不能直接挑取菌种，应在没有长菌的培养基部分接触一下，使快速冷却后，挑取细菌少许，以避免高温使细菌死亡。分区划线时，所划直线应尽量直、密，但不重复，接种环环面不能与培养基角度过大，否则容易划破培养基。

3. 穿刺法接种时应注意不能穿至管底，并应沿原路退出。

【思考题】

1. 标本接种时，防止杂菌污染的注意事项有哪些？

2. 平板分区划线接种应注意哪些事项？

三、细菌培养

【实验目的】

1. 掌握 细菌需氧和 CO_2 培养方法。

2. 熟悉 常用的厌氧培养技术。

【实验原理】

不同的细菌生长对气体要求不同，需要人工设置气体微环境以满足细菌生长要求。根据不同的标本及不同的培养目的，可选用不同的培养方法，一般把细菌的培养方法分为需氧培养、CO_2 培养、微需氧培养和厌氧培养四种。

【实验仪器和材料】

1. 仪器 普通培养箱，CO_2 培养箱，厌氧培养箱，厌氧罐。

2. 菌种 金黄色葡萄球菌、淋病奈瑟菌、产气荚膜梭菌。

3. 试剂、材料 普通琼脂平板、巧克力琼脂平板、卵黄琼脂平板、产气袋、接种环、接种针、酒精灯。

【实验步骤】

1. 需氧培养 是指需氧菌或兼性厌氧菌等在普通大气条件下的培养方法，将已接种好细菌的平板置35℃普通培养箱内孵育18~24小时，观察结果。

2. CO_2 培养 某些细菌如淋病奈瑟菌、布鲁菌属等在初分离时需在5%~10% CO_2 环境中才能良好生长。CO_2 培养方法有 CO_2 培养箱法、烛缸法和化学法。①CO_2 培养箱法：CO_2 孵箱能自动调节 CO_2 的含量、温度，使用方便。②烛缸法：取有盖磨口的玻璃干燥器，缸盖和缸口均涂上凡士林，将接种好的培养基放入缸内，点燃蜡烛后加盖密封。因缸内蜡烛燃烧消耗氧气，产生的 CO_2 浓度增加，数分钟后蜡烛自行熄灭，此时容器内 CO_2 含量5%~10%，将缸置于35℃普通培养箱内孵育。③化学法：常用碳酸氢钠-盐酸法。按每升容积称取碳酸氢钠0.4g与浓盐酸0.35ml，分别置容器内，放置于玻璃缸内，盖紧密封，倾斜后使盐酸与碳酸氢钠接触而生成 CO_2，于35℃普通培养箱内孵育。

3. 微需氧培养 微需氧菌（如空肠弯曲菌、幽门螺杆菌等）在大气中及绝对无氧环境中均不能生长，在含有5%~6% O_2、5%~10% CO_2 和85% N_2 左右的气体环境中才可生长，可用抽气换气法充5% O_2、10% CO_2、85% N_2 的混合气体于放有培养物的厌氧罐中，35℃培养。

4. 厌氧培养 ①厌氧罐培养法：常用的方法有抽气换气法和气体发生袋法。厌氧罐内放入接种好的标本，放入催化剂钯粒和亚甲蓝指示剂。抽气换气法即先用真空泵抽成负压99.99kPa，然后充入 N_2，反复3次，最后充入80% N_2、10% H_2 和10% CO_2 的混合气体。气体发生袋法即铝箔制成可密封的口袋，装有硼氢化钾-氯化钴合剂和碳酸氢钠-柠檬酸合剂，使用时剪去指定部位，注入10ml水，发生化学反应产生 H_2 和 CO_2，紧闭厌氧罐盖子。如厌氧罐内达无氧状态，则指示剂亚甲蓝变为无色，即可放入普通培养箱中培养。催化剂钯粒可通过160℃干烤2小时反复使用。②厌氧箱培养法：为专门培养厌氧菌的培养箱，现多为全自动控制，当将培养物放入培养箱，关上封闭门后，其自动启动，通过多次抽掉空气，灌入80% N_2、10% H_2 和10% CO_2，形成厌氧环境。③疱肉培养基：将疱肉和肉汤装入大试管，液面封以凡士林，培养基中的肉渣可吸收氧气，凡士林可阻断空气中的氧气进入，造成无氧环境。

【注意事项】

1. 少数生长缓慢的细菌需要培养3~7天甚至1个月才能生长。为使孵育箱内保持一定的湿度，可在其内放置一杯水。对培养时间较长的培养基，接种后应将试管口塞好棉塞或硅胶塞后用石蜡-凡士林封固，以防培养基干裂。

2. 为了提高标本检验的正确率，同一标本常同时采用 2 种或 3 种不同的培养法。

【思考题】

厌氧培养的注意事项有哪些？

四、细菌生长现象观察

【实验目的】

1. 掌握 观察菌落的方法。

2. 熟悉 细菌在液体和半固体培养基的生长现象和意义。

【实验原理】

不同的细菌在固体培养基、半固体培养基和液体培养基中的生产现象各不相同，通过观察细菌的培养特征可以对细菌进行初步的分类和鉴定。

【实验仪器和材料】

1. 仪器 培养箱。

2. 菌种 金黄色葡萄球菌、大肠埃希菌、铜绿假单胞菌。

3. 试剂、材料 普通琼脂平板和斜面，半固体培养基，肉汤培养基，血琼脂平板，接种环，接种针，酒精灯。

【实验步骤】

1. 固体培养基中的生长现象 观察菌落和菌苔特征。特征观察包括大小、形状、凸起、边缘、颜色、表面、透明度、黏度、溶血现象、色素和气味等。描写菌落大小按直径以毫米（mm）计算；形状用点滴状、圆形、丝状、不规则、根状等，菌落表面用扁平、隆起、凸起、枕状、脐状等，颜色以白色、黄色、黑色、淡黄色等，透明度以不透明、半透明、透明等；黏度用奶油状、黏液状等描述。

2. 液体培养基中的生长现象 液体培养基中细菌生长有 3 种现象，分别为均匀浑浊、沉淀生长和表面生长（菌膜生长）。

3. 半固体培养基中的生长现象 应注意观察穿刺线是否清晰，周围培养基是否浑浊。如果在穿刺线的两侧均可见羽毛状或云雾状浑浊生长，表示细菌有动力，即有鞭毛。如果细菌沿穿刺线生长，培养基透明度无变化表示细菌无动力，即无鞭毛。

【注意事项】

观察固体培养基时，除菌落形态特征外，还要注意是否有特殊气味。

【思考题】

1. 固体培养基上细菌生长现象的观察主要有哪些方面？
2. 有鞭毛的细菌在半固体培养基上生长的特征是什么？

五、细菌菌种保藏

【实验目的】

熟悉 常用菌种保藏的方法。

【实验原理】

菌种保藏是一项重要的微生物学基础工作，为了保持菌种的生命活力，并在保存期间和菌种传代过程中不衰退、不变异，永远保持原种所有的生物学特性。微生物具有容易变异的特性，因此在保藏的过程中，必须使微生物的代谢处于最不活跃或相对静止的状态，才能在一定的时间内不发生变异而又保持生活能力。低温、干燥和隔绝空气是使微生物代谢能力降低的重要因素。

【实验仪器和材料】

1. 仪器 培养箱、普通冰箱、超低温冰箱、真空泵、灭菌器。

2. 菌种 大肠埃希菌、金黄色葡萄球菌。

3. 试剂、材料 固体斜面培养基、半固体培养基、酒精灯、接种针、接种环、记号笔、液氮罐、灭菌脱脂牛奶、滤纸。

【实验步骤】

菌种保藏方法大致可分为传代培养保藏法、液体石蜡覆盖保藏法、载体保藏法、冷冻保藏法、真空冷冻干燥保藏法。

1. 传代培养保藏法 将菌种接种于固体斜面培养基、半固体培养基、庖肉培养基培养等（后者作保存厌氧细菌用），35℃培养后于4℃冰箱内保存，这是实验室最常用的保藏方法，营养要求不高的细菌一般每2~3个月转种一次。

2. 液体石蜡覆盖保藏法 是传代培养的变相方法，能够适当延长保藏时间，在斜面培养物和穿刺培养物上面覆盖一层1cm厚度的灭菌液体石蜡，4℃冰箱内保存。一方面可防止因培养基水分蒸发而引起菌种死亡，另一方面可阻止氧气进入，以减弱代谢作用。

3. 载体保藏法（滤纸法） 每个微量离心管装入1~2张0.5cm×1.2cm大小的滤纸，灭菌器灭菌。将细菌悬液吸附在已灭菌的滤纸上，真空泵抽气至干燥，盖好管盖，4℃或室温保藏。

4. 冷冻保藏法 将数环新鲜菌液加入小牛血清，再放入无菌玻璃珠，冷冻保藏。可分低温冰箱（-20℃，-70℃）和液氮（-196℃）等保藏法。在液氮中，细菌等微生物的代谢处于停滞状态，可长期保持原种的生物学特性，因此液氮超低温保存法是目前保藏菌种的最理想方法。

5. 真空冷冻干燥保藏法 先使微生物在极低温度（-70℃左右）下快速冷冻，然后在减压下利用升华现象除去水分（真空干燥）。

【注意事项】

1. 有些方法如载体保藏法、液氮保藏法和真空冷冻干燥保藏法等均需使用保护剂来制备细胞悬液，以防止因冷冻或水分不断升华对细胞的损害。保护剂有牛乳、血清、糖类、甘油、二甲亚砜等。

2. 对温度变化敏感的细菌，如淋病奈瑟菌和脑膜炎奈瑟菌，不可放于冰箱短期保藏，可用真空冷冻干燥保藏法长期保藏。

【思考题】

常用的菌种保藏方法有哪些？

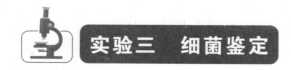

实验三　细菌鉴定

一、生物化学鉴定

【实验目的】

1. 掌握 常用细菌鉴定生化试验方法、结果判定及临床应用。

2. 熟悉　常用细菌鉴定生化试验原理、注意事项。

3. 了解　常用细菌鉴定生化试验主要实验器材。

（一）单糖发酵试验

【实验原理】

不同细菌含有不同的酶，分解糖的能力不同，产生的代谢产物及代谢现象各异，根据这些特征可以鉴别细菌。一般使用的单糖有葡萄糖、乳糖、麦芽糖、甘露糖、蔗糖、木胶糖、鼠李糖、阿拉伯糖等。

【实验仪器和材料】

1. 菌种　大肠埃希菌、伤寒沙门菌 18～24 小时培养物。

2. 试剂、材料　葡萄糖、乳糖发酵管（内置小倒管）、酒精灯、火柴、接种针、接种环、记号笔、培养箱等。

【实验步骤】

无菌操作，用接种环将大肠埃希氏菌和伤寒沙门菌分别接种于葡萄糖、乳糖发酵管内，35℃培养 18～24 小时，观察液体培养基颜色的变化，倒置小管内有无气泡产生；若为半固体培养基则利用穿刺针接种，观察穿刺线、管壁、管底有无微小气泡或培养基断裂等现象。空白对照管不接种细菌。

【实验结果】

观察结果时，先确定有无细菌生长，有细菌生长则液体培养基变浑浊，再确定细菌对糖类分解的结果。

1. 不分解糖　接种管与对照管颜色一致，指示剂不变色，表明该菌不利用该糖，记录用"－"表示。

2. 分解糖产酸　培养基呈黄色，液体培养基的倒管内没有气泡；半固体培养基内未见气泡或琼脂断裂，记录用"＋"表示；

3. 分解糖产酸产气　培养基呈黄色，液体培养基的倒管内出现气泡；半固体培养基内出现气泡或琼脂断裂，记录用"⊕"表示。

本试验大肠埃希菌分解葡萄糖和乳糖产酸产气"⊕"；伤寒沙门菌分解葡萄糖只产酸不产气"＋"，不分解乳糖"－"。

【注意事项】

1. 接种细菌前，检查糖发酵管小倒置管内应无气泡存在，否则不能使用。

2. 糖发酵试验培养基糖浓度为 1%，此浓度可减少逆反应。

【思考题】

1. 单糖发酵中影响细菌产酸产气的因素有哪些？

2. 简述单糖发酵试验的临床应用价值。

（二）氧化－发酵试验（O/F 试验）

【实验原理】

细菌对葡萄糖的分解过程，有三种不同类型。氧化型（O 型）：细菌仅在有氧环境中分解葡萄糖。发酵型（F 型）：有氧或无氧环境，细菌都能分解葡萄糖。产碱型（O/F 试验阴性）：有氧或无氧环境中细菌都不能分解葡萄糖。因此，利用该试验可检测细菌对葡萄糖的代谢类型，进而对细菌进行鉴定。

【实验仪器和材料】

1. 菌种　大肠埃希菌、铜绿假单胞菌、粪产碱杆菌 18～24 小时培养物。

2. 试剂、材料 Hugh – Leifson（HL）培养基、灭菌液体石蜡、酒精灯、火柴、接种针、接种环、记号笔、培养箱等。

【实验步骤】

每种纯化细菌穿刺接种 2 支 HL 培养基，其中一支滴加无菌液体石蜡隔绝氧气，高度约 1cm，称为闭管。另一只不加液体石蜡，暴露于空气中，为开管。两支 HL 培养基置 35℃培养 24～48 小时后观察结果。

【实验结果】

若两管均不变色，表明细菌不产酸，即为产碱型或不分解糖型；两管均变成黄色，表示细菌利用葡萄糖产酸，为 F 型；若仅开管产酸变黄，闭管不变色，则为 O 型。本试验大肠埃希菌为发酵型（F型），铜绿假单胞菌为氧化型（O 型），粪产碱杆菌为产碱型（O/F 试验阴性）（表 3－1）。

表 3－1　葡萄糖氧化－发酵试验结果

菌种	HL 培养基（开管）	HL 培养基（闭管）	代谢类型
大肠埃希菌	黄色	黄色	F 型
铜绿假单胞菌	黄色	不变色	O 型
粪产碱杆菌	不变色	不变色	产碱型

【注意事项】

1. 滴加液体石蜡的高度至少 1cm。

2. 个别菌株能分解乙醇产酸，因此指示剂溴甲酚紫溶液不能用乙醇配制，应该为水溶液。

【思考题】

氧化发酵试验与单糖发酵试验在细菌鉴定中各有什么用途？

（三）克氏双糖铁（Kligler Iron Agar，KIA）试验

【实验原理】

KIA 中乳糖与葡萄糖之比为 10∶1，指示剂酚红在酸性时呈黄色，碱性时呈红色。若细菌分解乳糖和葡萄糖产酸产气，则斜面与底层均呈黄色，且有气泡产生或培养基出现断层。如只分解葡萄糖不分解乳糖，因培养基中葡萄糖含量较少，产酸量少，可因接触空气被氧化挥发，同时斜面氨基酸被细菌降解产氨，中和斜面里少量的酸，因而斜面保持原来的红色。底层由于相对缺氧，细菌发酵葡萄糖所生成的酸类物质不易被氧化挥发且氨基酸的降解也不足以发挥中和作用，故呈黄色。如细菌分解蛋白质产生硫化氢，则与培养基硫酸亚铁中的 Fe^{2+} 作用生成黑色的沉淀物 FeS，培养基底层变黑，呈 H_2S 试验阳性。

【实验仪器和材料】

1. 菌种　大肠埃希菌、伤寒沙门菌、乙型副伤寒沙门菌 18～24 小时培养物。

2. 试剂、材料　克氏双糖铁斜面培养基、酒精灯、火柴、接种针、记号笔、恒温培养箱等。

【实验步骤】

将待检菌分别接种于 KIA（底层穿刺接种，斜面划线接种），35℃培养 18～24 小时，观察结果。

【实验结果】

斜面上层和底层均呈黄色且有气泡，或培养基因细菌产气而出现断裂现象，表明细菌既分解乳糖又分解葡萄糖，产酸产气。若斜面底层变黄，上层仍为红色，表明细菌只分解葡萄糖不分解乳糖。斜面底层若出现黑色，表明该菌能产生 H_2S（表 3 - 2）。

表 3 - 2　KIA 试验结果

菌名	斜面上层	斜面底层	产气	H_2S（黑色）
大肠埃希菌	A（黄色）	A（黄色）	+（有气泡）	-（无）
伤寒沙门菌	K（红色）	A（黄色）	-（无气泡）	-/+（无/有）
乙型副伤寒沙门菌	K（红色）	（A 黄色）	+（有气泡）	+（有）

注：A：产酸，K：产碱。

【注意事项】

穿刺接种 KIA 斜面培养基时，应注意不要因穿刺带入气泡。

【思考题】

试解释 KIA 试验中接种培养后的培养基出现断裂的原因？

（四）甲基红试验（Methyl red test，MR）

【实验原理】

某些细菌（如大肠埃希菌）分解葡萄糖产生丙酮酸，丙酮酸进一步分解为甲酸、乙酸、乳酸等酸性物质，使培养基 pH 下降至 4.5 以下。加入甲基红指示剂后培养基呈红色（阳性）。若细菌（如产气肠杆菌）产酸量少或将酸进一步分解为醇、酮等非酸性物质，则培养基的 pH 在 6.2 以上，加入甲基红试剂呈黄色（阴性）。本实验一般用于肠杆菌科各菌属的鉴别。

【实验仪器和材料】

1. 菌种　大肠埃希菌、产气肠杆菌 18 ~ 24 小时培养物。

2. 试剂、材料　甲基红试剂、葡萄糖蛋白胨水培养管、酒精灯、火柴、接种环、记号笔、培养箱等。

【实验步骤】

将纯化的菌株分别接种于葡萄糖蛋白胨水培养管 35℃ 培养 18 ~ 24 小时。加入甲基红指示剂 2 ~ 3 滴，混匀后立即观察。

【实验结果】

呈红色者为阳性，黄色为阴性。本试验大肠埃希菌为阳性，产气肠杆菌为阴性。

【注意事项】

加入指示剂后，培养物颜色应出现明显变化，方可判断试验阴阳性。

【思考题】

甲基红试验常应用于哪些细菌的鉴别？

（五）V - P 试验（Voges - Proskauer test）

【实验原理】

某些细菌（如产气肠杆菌）能分解葡萄糖发生如下反应：葡萄糖→丙酮酸→乙酰甲基甲醇→二乙酰。二乙酰与培养基内精氨酸所含胍基发生反应，生成红色化合物（阳性）。若培养基中胍基含量少，可加入少量含胍基的化合物如肌酸或肌酐等，以加速其反应。本实验一般用于肠杆菌科各菌属的鉴别。

【实验仪器和材料】

1. 菌种　大肠埃希菌、产气肠杆菌 18 ~ 24 小时培养物。

2. 试剂、材料 V-P试剂，包括甲液（6%α-萘酚乙醇溶液）和乙液（40% KOH溶液）、葡萄糖蛋白胨水培养管、酒精灯、火柴、接种环、记号笔、培养箱等。

【实验步骤】

将纯化菌株分别接种于葡萄糖蛋白胨水培养管中，35℃培养24~48小时。每毫升培养物中加入V-P甲液0.5ml和乙液0.2ml，充分摇动试管，室温下静置10分钟后，观察结果。

【实验结果】

出现红色反应者为阳性，无红色出现者为阴性。本试验大肠埃希菌为阴性，产气肠杆菌为阳性。

【注意事项】

若无红色出现，可置35℃孵育4小时。仍无红色出现者，最终判断为阴性。

【思考题】

试述V-P试验中甲液（6%α-萘酚乙醇溶液）和乙液（40% KOH溶液）的作用分别是什么？

（六）枸橼酸盐利用试验

【实验原理】

某些细菌（如产气肠杆菌）能利用铵盐和枸橼酸盐作为氮源和碳源，产生碳酸钠和氨，使培养基变为碱性，进而使指示剂（1%溴麝香草酚蓝）由绿色变为深蓝色（阳性）。若细菌不能利用枸橼酸盐作为碳源，则培养基仍为绿色（阴性）。

【实验仪器和材料】

1. 菌种 大肠埃希菌、产气肠杆菌18~24小时培养物。

2. 试剂、材料 枸橼酸盐琼脂斜面、酒精灯、火柴、接种环、接种针、记号笔、培养箱等。

【实验步骤】

将纯化菌株分别接种于枸橼酸盐琼脂培养管中，35℃培养24~48小时，观察结果。

【实验结果】

培养基呈深蓝色者为阳性，培养基不变色（绿色）为阴性。本试验大肠埃希菌为阴性，产气肠杆菌为阳性。

【注意事项】

1. 由于一些菌种的枸橼酸盐利用试验颜色变化不明显，因此观察结果时，可以一支未接种管做阴性对照观察颜色变化。

2. 有些细菌需在48小时以上才能使培养基变色。

3. 接种菌量要适宜，过少易造成假阴性，过多易造成假阳性。

【思考题】

枸橼酸盐利用试验常应用于哪些细菌的鉴别？

（七）硝酸盐还原试验

【实验原理】

某些细菌能还原硝酸盐生成亚硝酸盐、氨和氮。亚硝酸盐与醋酸作用生成亚硝酸，亚硝酸与对氨基苯磺酸作用生成偶氮苯磺酸，偶氮苯磺酸可与乙液中α-萘胺结合形成红色的N-α-萘胺偶氮苯磺酸。

【实验仪器和材料】

1. 菌种　大肠埃希菌、鲍曼不动杆菌、铜绿假单胞菌18~24小时培养物。

2. 试剂、材料　硝酸盐还原试剂（甲液：对氨基苯磺酸0.8g、5mol/L醋酸100ml；乙液：α - 萘胺0.5g、5mol/L醋酸100ml）、硝酸盐培养基、1ml吸管、酒精灯、火柴、接种环、记号笔、培养箱等。

【实验步骤】

将待检菌株分别接种硝酸盐培养基，35℃培养24~48小时，吸取培养液0.5~1ml加入等量甲、乙液，混合均匀，观察结果。

【实验结果】

加入硝酸盐还原试剂后10分钟内呈现红色为阳性，若加入试剂后无颜色反应，可能是：①硝酸盐没有被还原，试验为阴性；②硝酸盐被还原为氨和氮等其他产物致显色反应阴性，如果观察到倒管内有气体产生，则表明硝酸盐被还原并产生氮气。本实验大肠埃希菌阳性，鲍曼不动杆菌阴性，铜绿假单胞菌还原硝酸盐并产气。

【注意事项】

加入硝酸盐试剂不出现红色，并不代表阴性，需进一步检查硝酸盐是否被还原成氨和氮，方法：①在硝酸盐培养基试管内加入小倒管，如观察到倒管内有气体产生，表明硝酸盐被还原并产生氮气，硝酸盐还原实验阳性；②可于原试管内再加入少许锌粉，如出现红色，表示硝酸盐仍然存在，硝酸盐还原实验阴性；若不出现红色，表示硝酸盐已被还原为氨和氮，硝酸盐还原实验阳性。

【思考题】

加入硝酸盐还原试验甲液和乙液后，若不出现红色，是否可判断该试验为阴性？

（八）动力、吲哚及脲酶（Motility - Indol - Urea Medium，MIU）试验

【实验原理】

MIU培养基为含尿素、蛋白胨成分的半固体培养基，指示剂为酚红。细菌含有脲酶，能分解尿素产氨，培养基变碱性，培养基变红为脲酶试验阳性。具有色氨酸酶的细菌能分解蛋白胨中的色氨酸产生吲哚，吲哚与对二甲基氨基苯甲醛作用，生成玫瑰吲哚而呈红色。有鞭毛的细菌在半固体培养基中可沿穿刺线扩散生长，培养基呈模糊云雾状。

【实验仪器和材料】

1. 菌种　大肠埃希菌、宋内志贺菌、普通变形杆菌18~24小时培养物。

2. 试剂、材料　吲哚（靛基质）试剂、MIU半固体培养基、酒精灯、火柴、接种环/针、记号笔、培养箱等。

【实验步骤】

纯化菌株穿刺接种MIU培养基，35℃孵育18~24小时，观察结果。

【实验结果】

培养基变碱使酚红指示剂显红色，为脲酶阳性。加入吲哚试剂后，培养基界面变深红，为吲哚试验阳性。培养基呈模糊云雾状为动力试验阳性。本试验结果见表3-3。

表 3 – 3   MIU 试验结果

	动力	吲哚	脲酶
大肠埃希菌	+	+	−
宋内志贺菌	−	−	−
普通变形杆菌	+	+	+

【注意事项】

1. 本试验应观察动力和脲酶结果后再滴加吲哚试剂，进行观察。

2. 要沿着管壁徐徐滴加吲哚试剂，且于滴加吲哚试剂后稍待片刻立即观察结果。

【思考题】

MIU 培养基可用于观察哪几种生化鉴定试验？结果如何判断？

（九）氨基酸脱羧酶试验

【实验原理】

某些细菌（如乙型副伤寒沙门菌）含氨基酸脱羧酶，分解氨基酸生成胺和 CO_2，使培养基变为碱性。溴甲酚紫为指示剂时，培养物变为紫色。赖氨酸、鸟氨酸和精氨酸是肠杆菌科细菌鉴定中常用的三种氨基酸。

【实验仪器和材料】

1. 菌种   普通变形杆菌、乙型副伤寒沙门菌。

2. 试剂、材料   氨基酸脱羧酶培养基（含葡萄糖、鸟氨酸或赖氨酸）、对照管（只含葡萄糖，不含氨基酸）、无菌液体石蜡、酒精灯、火柴、接种环、记号笔、恒温培养箱等。

【实验步骤】

将待检菌分别接种于氨基酸脱羧酶培养基和对照培养基中，加入无菌液体石蜡隔绝氧气，高度约 1cm。35℃培养 1~4 天，逐日观察结果。

【实验结果】

对照管应始终保持黄色，否则不能做出判断。实验管由黄变紫（溴甲酚紫为指示剂）为阳性，黄色为阴性。本试验乙型副伤寒沙门菌为阳性，普通变形杆菌为阴性。

【注意事项】

1. 若指示剂为溴麝香草酚蓝，培养基颜色变化为由绿变蓝。

2. 由于蛋白胨中的其他氨基酸分解可造成假阳性出现，故必须设置对照管。

【思考题】

氨基酸脱羧酶试验中对照管孵育后变色（即未保持黄色）时，如何解释结果？

二、自动化鉴定

【实验目的】

1. 掌握   数字编码鉴定技术的工作原理及方法。

2. 熟悉   数字编码鉴定技术的结果判断及解释。

（一）数字编码鉴定

【实验原理】

待检细菌纯培养物接种于每个微量孔/管经培养后，根据指示剂变化得出生化反应结果，将这些结果按照一定规则进行数字化编码并比较数据库内已知细菌条目，计算出该编码相对应的细菌名称，作出鉴定。

【实验仪器和材料】

1. 菌种 大肠埃希菌。

2. 试剂、材料 靛基质试剂、苯丙氨酸脱氨酶试剂、V－P试剂、硝酸盐还原试剂、氧化酶试剂、生理盐水、无菌液体石蜡、肠杆菌科细菌微量培养板或微量培养管、小试管、显微镜、革兰染液、酒精灯、火柴、接种环、接种针、记号笔、培养箱、麦氏比浊管、编码本或电脑分析系统等。

【实验步骤】

以鉴定大肠埃希菌为例。

1. 待检菌的初步鉴定 将分离培养的纯菌落涂片、革兰染色、镜检。大肠埃希菌为革兰阴性杆菌，氧化酶试验阴性。选择适合革兰阴性杆菌，氧化酶阴性的微量鉴定系统。

2. 制备细菌悬液 挑取平板上的单个菌落混悬于1ml无菌生理盐水中，使菌液浓度达0.5麦氏浊度。

3. 接种和培养 将上述菌悬液接种于微量孔/管内（氨基酸脱羧酶试验需在细菌悬液上加无菌石蜡），于35℃培养18～24小时，观察结果。

【实验结果】

直接用肉眼观察颜色变化或培养液是否浑浊（生长试验），有些试验需在紫外灯下观察荧光，部分试验需添加试剂后出现颜色变化再进行观察。观察后判断＋或－，按三个一组分别赋值4，2，1（表3－4），即每组第一项试验阳性为4分，第二项试验阳性为2分，第三项试验阳性为1分，阴性为0分。根据该菌生化反应结果，得出一组七位数的数码，查阅编码本上与之对应的细菌条目，得到鉴定结果。若使用的是电脑分析软件，可在软件上直接输入"＋/－"后直接得到鉴定结果。

表3－4 大肠埃希菌微量生化反应编码鉴定系统

组别	生化反应试验	各项分值	待检菌反应	结果	各项实得分	鉴定值
一	V－P	4	－	0		
	硝酸盐还原	2	＋	2	2	
	苯丙氨酸脱氨酶	1	－	0		
二	硫化氢	4		0		
	吲哚	2	＋	2	3	
	鸟氨酸	1	＋	1		
三	赖氨酸	4	＋	4		23434
	丙二酸盐	2	－	0	4	
	尿素	1		0		
四	七叶苷	4	－	0		
	ONPG	2	＋	2	3	
	阿拉伯糖	1	＋	1		
五	侧金盏花醇	4	＋	4		
	肌醇	2	－	0	4	
	山梨醇	1	－	0		

注：ONPG，O－Nitrophenyl－β－D－galactopyranoside，为β－半乳糖苷酶试验简写。本试验所得的编码为23434，查编码手册得出相应细菌名称为：大肠埃希菌。

【注意事项】

1. 根据所使用的鉴定系统的要求调整菌液浓度。

2. 有些试验需要加试剂后才可以观察到结果，操作时应注意阅读鉴定系统的操作说明。

3. 出现无鉴定编码的可能由于细菌不纯或生化反应不典型所致。

【思考题】

在数字编码鉴定中，鉴定结果若遇到分辨不清或多条鉴定菌名的情况应如何进一步处理？

（二）微生物自动化鉴定

【实验目的】

1. 掌握　微生物自动化鉴定技术的工作原理、方法、结果判断和解释。

2. 了解　微生物自动化鉴定中鉴定和药敏结果修订的原则。

【实验原理】

1. 细菌鉴定　不同细菌生长时代谢产物不同，与鉴定反应板上底物发生化学变色或荧光酶学反应，采用光电比色法，通过计算机控制的读数器得到光电信号，得出细菌数码分类鉴定编码，经与已知菌编码数据库进行对比、分析获得最后鉴定结果。

2. 药敏试验　按 CLSI 推荐的微量肉汤稀释方法，在含有不同浓度药物的反应板中加入待测细菌的菌悬液，孵育后经光电比浊法测定其透光度。若细菌生长，反应板内浊度增加，透光度 OD 值下降，表示该孔抗生素不能抑制待检菌。反之，细菌被抑制，反应板内透光度不变。以最低药物浓度仍能抑制细菌的反应孔浓度为该抗生素对此菌的 MIC，报告 MIC 值并按 CLSI 标准同时报告判断结果：敏感（S）、中介（I）、剂量依赖性敏感（SDD）、耐药（R）。

【实验仪器和材料】

1. 仪器　自动微生物鉴定和药敏测试系统。

2. 菌种　大肠埃希菌。

3. 试剂、材料　革兰阴性菌鉴定板、革兰阴性菌药敏板、

【实验步骤】

具体操作按仪器说明进行。

（1）制备菌悬液　按不同测试卡的要求配制不同浓度的纯菌悬液。

（2）接种菌悬液　按不同测试卡的要求加入菌悬液。

（3）孵育、读数　将测试卡置入孵育箱/读数器。

（4）输入受检者有关资料并打印报告。

【实验结果】

检验结果：大肠埃希菌鉴定及药敏结果（略）。

【注意事项】

1. 根据不同细菌的革兰染色结果选择鉴定和药敏测试卡。

2. 根据仪器的具体要求及操作程序进行试验。

3. 待测菌应为新鲜培养物，菌悬液需新鲜配制，室温下放置时间不要超过 20 分钟。

4. 药敏试验若以荧光测定法判读时，则应在培养基中加入酶基质。

【思考题】

微生物自动化鉴定技术和数字编码鉴定技术的区别与联系。

三、血清凝集鉴定

【实验目的】

1. 掌握　细菌玻片凝集试验的方法和结果判定。

2. 熟悉　细菌玻片凝集试验的基本原理及用途。

【实验原理】

取含已知抗体的诊断血清与待测菌液各一滴，玻片上混匀，若血清中抗体与菌体抗原结合，则形成凝集团块，表明该菌具有与已知抗体相对应的抗原，进而对细菌做出进一步鉴定。玻片凝集试验为定性试验，适用于菌种鉴定或分型。

【实验仪器和材料】

1. 菌种　乙型副伤寒沙门菌 18～24 小时培养物。

2. 试剂、材料　沙门菌诊断血清：①A～F 群多价 O 血清；②O 单价因子血清：B 群 O4、D 群 O9，③鞭毛因子 H 血清：Hb、Hd；载玻片、生理盐水、接种环、记号笔、酒精灯、火柴等。

【实验步骤】

用接种环分别取诊断血清及生理盐水 2～3 环置于载玻片两侧，取少许待检菌菌落，分别涂于诊断血清（试验侧）和生理盐水（对照侧）中，充分乳化使之均匀混合，旋转摇动玻片数次，1～3 分钟后观察结果。

按上述操作方法，依次分别做：①A～F 群多价 O 血清初步定群；②特异性 O 因子血清定群；③H 因子血清定种（型）。

【实验结果】

1. 阳性　对照侧均匀浑浊，试验侧肉眼可见颗粒（或团块）状凝集。

2. 阴性　对照侧与试验侧均均匀浑浊无凝集。

3. 自凝　对照侧出现凝集，则试验测不能进行判断。

本试验乙型副伤寒沙门菌 A～F 群多价 O、O4、Hb 血清均为阳性。

【注意事项】

1. 对照侧必须无自凝现象，试验测的凝集才有阳性意义。如果凝集现象不易观察，可放在显微镜下观察。

2. 某些沙门菌有 Vi 抗原，可出现 A～F 群多价 O 血清和因子血清 O 不凝集现象，可事先制成浓菌悬液，加热破坏 Vi 抗原后，再行凝集。

【思考题】

玻片凝集试验的判读难点和影响因素有哪些？

四、MALDI – TOF 质谱鉴定

【实验目的】

掌握　质谱鉴定原理、方法、结果解释和应用。

微课/视频 2

【实验原理】

每种微生物都有自身独特的蛋白质组成，因而拥有独特的蛋白质指纹图谱。质谱技术将细菌分解，赋予不同蛋白质电荷，形成不同荷质比的蛋白分子。这些蛋白分子通过真空管飞行进而分离，接收器

对不同荷质比的蛋白进行记录，得到微生物的蛋白质指纹谱图，再通过软件对这些指纹谱图进行处理并和数据库中各种已知微生物的标准指纹图谱进行比对，从而完成对微生物的鉴定。

【实验仪器和材料】

1. 仪器 基质辅助激光解吸电离飞行时间质谱仪。

2. 菌种 大肠埃希菌 ATCC 25922、大肠埃希菌临床分离株。

3. 试剂、材料 MH 琼脂平板、质谱厂商提供基质液和靶板、移液器、吸头、质谱自带分析软件。

【实验步骤】

分别挑取大肠埃希菌 ATCC 25922、大肠埃希菌临床分离株 18 ~ 24 小时培养物，涂布厂商提供的靶板上，每种菌一孔。按照厂商说明书要求加入基质液，室温放置干燥后将靶板放入质谱仪中，点击开始，读取结果。

【实验结果】

根据质谱软件分析结果将细菌鉴定到种（图 3 – 1）。

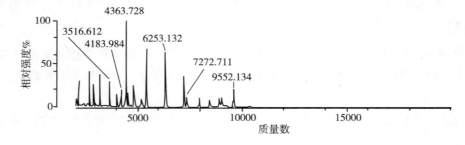

图 3 – 1　质谱仪鉴定细菌时显示的蛋白质质量分布

【注意事项】

1. 质谱鉴定试验中涂布靶板时应仔细，防止交叉污染。

2. 涂布靶板时应涂布均匀，不均匀的菌膜会造成鉴定失败的结果。

3 未清洁彻底的靶板上残留的物质会干扰下一批菌株的谱图，降低鉴定分值甚至导致鉴定错误，且会缩短靶板的寿命。

【思考题】

质谱鉴定技术在操作过程中细菌涂布的厚薄是否对鉴定有影响？

五、分子生物学鉴定（DNA 体外扩增及测序试验）

【实验目的】

1. 掌握 DNA 体外扩增试验和琼脂糖凝胶电泳操作及结果观察。

2. 掌握 测序结果解释。

3. 了解 扩增产物测序流程。

【实验原理】

原核生物 16S rRNA 基因（16S rDNA）因其具有种属特异性和保守性，已经被广泛用于原核生物的鉴定。提取原核生物 DNA，对原核生物 16S rRNA 基因进行体外 PCR 扩增，再进行琼脂糖电泳，判断 PCR 产物大小正确后，进行测序。测序结果与相应数据库数据进行序列比对，确定待测菌株的生物种类。

【实验仪器和材料】

1. 仪器　凝胶成像系统、电泳仪、PCR 仪等。

2. 菌种　大肠埃希菌 ATCC 25922、大肠埃希菌临床分离株。

3. 试剂、材料　蒸馏水、引物、PCR 试剂、1% 琼脂糖、凝胶上样缓冲液（40% 蔗糖水溶液，0.125% 溴酚蓝）、5×TBE、DNA Marker、0.5μg/ml GoldView、移液器、微量离心管、吸头、橡胶手套、口罩、引物设计软件。

【实验步骤】

1. 引物的设计　引物设计参照 NCBI 上发表的 16S rRNA 基因序列，引物序列为：引物 1：5′-AGAGTTTGATCCTGGCTCAG-3′；引物 2：5′-GGTTACCTTGTTACGACTT-3′。

2. 待测菌 DNA 模板提取　培养大肠埃希菌标准菌株和临床分离株，35℃培养 18~24 小时，挑取 1~2 个菌落至 1ml 蒸馏水中，制备成菌悬液。95℃加热 10 分钟后，3000r/min 离心 10 分钟，取上清液为 DNA 模板备用。

3. PCR 反应　反应体系（50μl）：PCR 反应 Mix（10×）试剂 5μl，灭菌超纯水 41.5μl，上下游引物（20pmol/ml）各 1μl，待测菌 DNA 模板 1μl，PCR Taq 酶 0.5μl。PCR 反应管瞬间离心混匀，进行 PCR。反应条件：94℃预变性 5 分钟，PCR 循环：94℃ 1 分钟，56℃ 1 分钟，72℃ 1 分钟，30 个循环后，72℃延伸 10 分钟。设置阴性对照：PCR 反应体系中以灭菌超纯水 1μl 代替待测菌 DNA 模板 1μl，其余实验步骤同反应测试管。设置阳性对照：PCR 反应体系中以标准菌株 DNA 模板 1μl 代替待测菌 DNA 模板 1μl，其余实验步骤同反应测试管。

4. 琼脂糖凝胶电泳　配制 1% 琼脂糖 100ml，融化后冷却至 50~60℃，其间不停旋转摇晃。加入 GoldView 5μl，混匀后倒入倒胶槽内，厚度 3~5mm，将倒胶槽置入电泳槽，加 0.5×TBE 电泳缓冲液，液面高出胶面，轻轻拔出梳板，各孔分别加入上样缓冲液混合好的标准菌株和临床分离株 PCR 产物、阴性对照、阳性对照、DNA Marker DL2000 各 2μl，100 伏恒压电泳 30 分钟，电泳结束，将凝胶在凝胶成像系统下观察并拍照。

5. DNA 测序　电泳阳性的菌株，对其 PCR 产物进行测序，可交由生物技术公司完成。

【实验结果】

1. 琼脂糖凝胶电泳　临床分离株（图 3-2，2~5）与阳性对照（图 3-2，1）PCR 产物一致，均在约 750bp 可见亮条带，阴性对照（图 3-2，6）无条带。

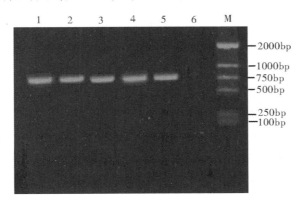

图 3-2　琼脂糖凝胶电泳结果

2. 测序结果　将测序结果在 NCBI GenBank 数据库中进行搜索分析，根据搜索结果中相似性最高的细菌鉴定细菌菌种。

【注意事项】

1. 模板　DNA 的纯度对 PCR 扩增反应有很大影响，使用模板抽提试剂盒能得到更纯的模板，但模板的量不宜过大。

2. PCR　操作各个环节中需严格无菌操作。

【思考题】

16S rRNA 基因扩增测序技术操作中设置阴性、阳性对照的意义。

 ## 实验四　感染性疾病动物模型与细菌毒素检测

一、感染性疾病动物模型建立

【实验目的】

1. 掌握　感染性疾病动物模型的建立。

2. 了解　实验动物解剖的方法。

【实验原理】

感染性疾病动物模型是模拟人类感染性疾病，建立相似表现的动物实验对象。对动物模型的病理生理过程进行观察、干预，可为认识该疾病的发生发展规律提供依据。

【实验仪器和材料】

1. 菌种　肺炎链球菌 16~18 小时液体培养物。

2. 动物　小白鼠。

3. 试剂、材料　2% 碘酒、75% 乙醇、无菌注射器、剪刀、镊子、棉球、解剖台、大头针、小鼠笼等。

【实验步骤】

将动物固定，接种部位去毛并消毒。使用无菌注射器通过无菌操作吸取比使用量稍多的肺炎链球菌菌液，排除气泡（将注射器针头朝上，然后轻轻将气泡推出）。接种后应做好标记和记录，如实验动物的名称、编号、接种物及剂量、日期等。

1. 小白鼠腹腔接种法　①注射部位：常选左下腹。②注射方法：用右手抓住鼠尾将小鼠放于试验台上，向后轻拉鼠尾，当其向前挣扎时，左手食指和拇指捏住脑背部皮肤，使其头部不能动。翻转鼠体，把鼠尾和一侧的后腿夹在小指和无名指之间，使动物处于头低位，内脏移向上腹。右手持注射器在左下腹刺入皮下，沿皮下朝头部方向进针 0.5~1cm，再以 45° 角刺入腹腔，此时有落空感，回抽针栓若无肠液、尿液或血液，即可缓缓注入。③接种量：0.5~1ml。

2. 小白鼠皮下接种法　①注射部位：一般选择皮下组织疏松的部位，如腹部两侧。②注射方法：固定小白鼠的方法与腹腔接种法相同，注射时直接捏起小鼠局部皮肤使其绷紧，右手持注射器将针头斜向刺入，针头摆动无阻力，说明已进入皮下，慢慢注入，注射部位随即隆起，注射完毕，用棉球压住针刺处，拔出针头。③接种量：0.2~0.5ml。

3. 小白鼠肌肉接种法　①注射部位：选择左大腿外侧肌肉。②注射方法：固定小白鼠的方法与腹腔接种法相同，将小鼠左后肢自左手无名指背部横过，夹于无名指和小手指之间，使大腿内侧暴露。右手持注射器将针头自大腿内侧由上而下斜刺入肌肉，回抽针栓如无回血即可注射。③接种量：

0.1~0.5ml。

4. 小白鼠尾静脉接种法 ①注射部位：两侧尾静脉。②注射方法：将小白鼠置于小鼠笼中，使尾巴露出笼外，将鼠尾置 40~50℃ 温水中浸泡 1~2 分钟，使尾部静脉扩张。在鼠尾末端 1/3 或 1/4 处用左手固定尾部，选择鼠尾两侧明显的静脉，右手持注射器，将针头平行缓慢刺入静脉。试注入少许注射液，如无阻力，皮肤不发白，表示针头已刺入静脉，再缓缓注入接种物。若失败，则再逐步向尾根部移位重新注射，注射完毕，用棉球压住针眼处，拔出针头。③接种量：0.5~1ml。

【实验结果】

动物感染后的观察。

1. 常规观察 动物接种后，应隔离喂养，逐日观察，注意有无发病症状，如动物的精神状态、食欲及接种部位有无变化。动物的体温、呼吸、脉搏等生理体征有无变化。根据实验要求做好实验记录。

2. 解剖观察 实验动物经接种后死亡应立即进行解剖观察。尚未死亡的，如需解剖观察，也可人工处死，进行病原学和病理学检查。

（1）人工处死小白鼠 颈椎脱臼法，即一手持小鼠尾将小鼠放于试验台上，另一手用镊子按住小鼠颈部，沿身体纵轴向相反方向用力拉，拉断其颈椎，致其迅速死亡。

（2）固定小鼠 将死亡的小鼠腹部朝上，身体伸展，四肢用大头针固定于在解剖板上。

（3）剪开皮肤 用碘酒消毒整个胸腹部和四肢皮肤，提起生殖器前方的皮肤，用剪子剪一小口，沿腹中线至下颌处剪开皮肤，再向四肢剪开，剥离皮下组织。将皮肤向两边翻转固定，露出整个腹部，检查皮下组织、腹股沟及腋下淋巴结有无病变。

（4）解剖腹部 用镊子将腹壁提起，自横隔沿中线向耻骨处剪开腹膜，在两侧做直角切口，再将腹膜向两侧翻转，检查腹腔有无渗出液，以及肝、脾、肾等脏器有无病变。

（5）解剖胸腔 用剪刀将胸部两侧肋骨做"∧"形剪开，向上翻起胸骨，检查胸腔有无射出液，以及心、肺有无病变。

（6）取腹腔渗出液做涂片或取脏器做压迹涂片，做革兰染色，显微镜镜检。

（7）本试验中，显微镜镜检时可观察到肺炎链球菌菌体周围不着色的荚膜层。

（8）解剖后的小鼠尸体要用厚纸包好，焚烧或高压灭菌后掩埋。

【注意事项】

1. 在临床微生物实验中，用于动物接种的材料多具有传染性，在接种过程中应注意防止接种物污染工作人员和环境。

2. 动物接种和动物解剖时应注意无菌操作，以免受其他微生物污染，影响结果观察。

【思考题】

请列举常用的动物接种方法。

二、实验动物采血技术

【实验目的】

熟悉 实验动物采血的常用方法。

【实验仪器和材料】

1. 动物 家兔。

2. 试剂、材料 2% 碘酒、75% 乙醇、无菌注射器、无菌采血瓶、剪刀、解剖台、大头针等。

【实验步骤】

1. 家兔耳静脉采血　将家兔固定，暴露耳缘静脉，剪去耳缘毛，用手指轻弹兔耳缘静脉或用浸二甲苯的棉球擦拭使其扩张。待静脉扩张后，用碘酒和乙醇消毒，用 2ml 注射器在近耳根处做静脉穿刺抽血 1~2ml，以棉球压迫止血。此法可重复采血，通常用于免疫动物血清的抗体效价的测试。

2. 家兔心脏采血　采血前家兔应禁食 18~24 小时。将家兔仰卧固定，暴露胸部，用左手触摸选择心脏跳动最明显处（约在由下向上数第 3~4 肋间、胸骨左侧外 3cm 处）作为穿刺点。剪去心前区毛，消毒。右手持注射器，将针头垂直插入胸腔，当针头感到心脏跳动时，再将针头刺进心脏，如有血涌入注射器则表明已插入心脏，可缓慢抽出所需血量，否则应稍拔出（针尖至胸壁或皮下），改变角度再刺入。采血量 <10ml 时，可再过一周重复采血，致死采血量一般为 40~80ml。

【注意事项】

1. 采血所用器具应保证无菌，采血部位应严格消毒，避免血液污染。

2. 若需抗凝全血应在注射器或试管中预先加入抗凝剂。

【思考题】

实验动物采血应注意哪些事项？

三、细菌内毒素检测

【实验目的】

1. 掌握　鲎试验测定内毒素的方法。

2. 了解　细菌内毒素的致病作用。

【实验仪器和材料】

1. 菌种　经 100℃ 30 分钟加热处理的伤寒沙门菌菌液。

2. 试剂、材料　鲎试剂、无热原质的蒸馏水、无热原质的吸管。

【实验步骤】

1. 打开 3 支鲎试剂安瓿，各加入 0.1ml 无热原蒸馏水使之溶解。

2. 在 3 支安瓿中分别加入 0.1ml 标准内毒素（阳性对照）、待测样品（伤寒沙门菌菌液）、无热原蒸馏水（阴性对照）。

3. 轻轻摇匀，垂直放入 35℃ 培养箱中孵育 1 小时。

4. 观察安瓿中液体有无凝固。

【实验结果】

安瓿中液体凝固者为内毒素阳性，不凝固者为内毒素阴性。

记录如下：－：不形成凝胶；＋：形成凝胶，但不牢固；＋＋：形成牢固凝胶。

【注意事项】

所有与样品或检测试剂接触的材料必须是无热原的。

【思考题】

试分析鲎试验检测内毒素的原理。

四、细菌外毒素毒性检测

【实验目的】

1. 掌握　破伤风外毒素毒性的检测方法。

2. 了解 细菌外毒素的致病作用。

【实验仪器和材料】

1. 动物 小白鼠。

2. 试剂、材料 1：100 稀释的破伤风外毒素、破伤风抗毒素、碘酒、乙醇、无菌注射器、棉球。

【实验步骤】

1. 取小白鼠一只，腹腔注射破伤风抗毒素 0.2ml（100 单位），30 分钟后于小白鼠左后肢肌内注射 1：100 稀释的破伤风外毒素 0.2ml。

2. 另取小白鼠一只，于左后肢肌内注射破伤风外毒素 0.2ml。

3. 将上述 2 只小白鼠分别标记后，逐日观察有无发病情况。

【实验结果】

只注射外毒素的小白鼠发病，可见尾部强直，注射毒素侧的下肢体麻痹，强直性痉挛，继而逐渐蔓延到另一侧肢体或全身，最后全身肌肉痉挛，小鼠于 2～3 天内死亡，而先注射抗毒素的小白鼠不出现上述症状。

【注意事项】

实验操作中切记自我保护，勿被动物抓伤或咬伤。

【思考题】

细菌外毒素的作用特点及抗毒素的作用是什么？

 # 实验五 细菌遗传与变异（大肠埃希菌转化实验）

【实验目的】

1. 掌握 大肠埃希菌感受态细胞的制备方法；质粒转化大肠埃希菌的操作步骤。

2. 了解 质粒 DNA 转化大肠埃希菌的原理。

【实验原理】

细胞感受态指受体最易接受外源 DNA 片段并实现其转化的一种生理状态，应用特殊方法（如电击或 $CaCl_2$ 处理）后，可使细菌细胞膜通透性增加，允许外源 DNA 分子进入，此时细菌细胞即为感受态细胞。细菌在感受态下菌体细胞膨胀成球形，局部失去细胞壁或细胞壁溶解，转化混合物中的 DNA 黏附于细胞表面，经 42℃短暂热冲击处理，促使 DNA 复合物进入细胞，从而实现外源基因向细菌细胞内的转化。转化后细菌的质粒基因在一定条件下得到表达，从而会获得外源 DNA 赋予的新性质，如获得性耐药。

【实验仪器和材料】

1. 仪器 振荡培养箱、离心机、分光光度计、水浴锅、微量移液器等。

2. 菌种 大肠埃希菌 DH5α。

3. 质粒 有 Amp^r（氨苄西林抗性）标记的质粒，如 pBR322、pUC18/19 等。

4. 培养基 LB 固体和液体培养基（营养培养基）和含 Amp（氨苄西林）的 LB 固体培养基（选择培养基）。

5. 试剂 0.01mol/L $CaCl_2$ 溶液，高压灭菌后备用，100mg/ml Amp 溶液。

【实验步骤】

1. 制备大肠埃希菌 DH5α 感受态细胞

（1）从 LB 平板上挑取新活化的大肠埃希菌 DH5α 单菌落，接种于 3～5ml LB 液体培养基中，37℃ 180r/min 振荡培养 18～24 小时。

（2）取细菌悬液 1ml，以 1∶100 的比例接种于 100ml LB 液体培养基中，37℃ 振荡培养 2～3 小时，分光光度计检测菌悬液吸光度为 $OD_{600} = 0.5$ 左右（对数期细菌）。

（3）加入 1/10 体积（10ml）0～4℃ 预冷的无菌 $CaCl_2$（0.01mol/L）溶液，轻轻悬浮细胞，冰上放置 10 分钟后，于 4℃ 离心机 5000r/min 离心 10 分钟，弃上清液。

（4）加入 2ml 预冷的无菌 $CaCl_2$（0.01mol/L）重新悬浮细胞，分装成 100μl 备用。

2. 质粒 DNA 转化

（1）取 100μl 感受态细胞悬液，在冰浴中加入 10μl 提取好的质粒 DNA（DNA 含量不超过 50ng，体积不超过 10μl），轻轻混匀，冰上静置 30 分钟。质粒提取可使用成品试剂盒。

（2）转化产物在 42℃ 水浴中热激 90 秒（勿摇动、勿超时），之后迅速置于冰上冷却 2 分钟。

（3）向管中加入 1ml LB 液体培养基，37℃ 100～180r/min 振荡培养 60 分钟至菌液肉眼观察到轻微浑浊。

（4）取上述菌液 100μl 均匀涂在含 Amp 选择培养基上，正面向上放置 30 分钟，待菌液完全被培养基吸收后，37℃ 倒置培养 12～16 小时，观察转化结果。

【注意事项】

1. 细菌细胞生长宜采用处于对数期的细菌，以保证转化率。在进行细菌转化实验时，细菌的生长温度、培养基成分、培养时间等都会影响转化效率。

2. 所用的 $CaCl_2$ 采用分析纯，并用超纯水配制。

3. 质粒 DNA 可使用商品化的质粒提取试剂盒，从培养好的带质粒的细菌细胞中提取，提取的质粒质量即可满足本试验要求。

4. 整个操作过程均应在无菌条件下进行，制备感受态细胞的全部操作均须于冰浴低温操作以维持细菌的感受态状态，否则将会降低细胞的转化率。

5. 42℃ 热处理时间很关键，转移速度要快，且温度要准确，同时注意热处理过程中离心管不要摇动。

【思考题】

1. 热激操作在细菌转化实验中的目的是什么？

2. 除热激法以外还有哪些常用的细菌转化的方法？

 实验六　细菌分布与消毒灭菌

一、细菌分布

【实验目的】

1. 掌握　物品中细菌检查的方法。

2. 了解　细菌在自然界及正常人体的分布。

【实验原理】

细菌在35℃温度条件下，在合适的培养基上孵育24小时可形成肉眼可见的菌落。

【实验仪器和材料】

1. 仪器　培养箱。

2. 标本　自来水、污水。

3. 试剂、材料　普通琼脂平板、高层琼脂培养基、血琼脂平板、无菌生理盐水、无菌刻度吸管、无菌空平皿、无菌空试管、无菌棉签等。

【实验步骤】

1. 空气中的细菌检查　打开普通琼脂平板培养皿盖，培养基在空气中暴露10分钟，盖上培养皿盖，将其放入35℃培养箱中孵育24小时。计数培养基上生长的菌落数并观察菌落的特征。

2. 实验室操作台面的细菌检查　取一支无菌生理盐水润湿的无菌棉签，擦拭实验室操作台面，约10cm×10cm，将棉签涂布接种于普通琼脂平板上，平板放入35℃培养箱中孵育24小时。计数培养基上生长的菌落数并观察菌落的特征。

3. 水中的细菌检查（平板菌落计数－倾注法）

（1）将污水用无菌生理盐水分别制成10^{-1}、10^{-2}和10^{-3}稀释度的液体。

（2）用无菌吸管分别吸取自来水、各稀释度污水各1ml，分别放入编号的无菌空培养皿中（每个水样做3个重复的平皿）。

（3）将高层琼脂培养基融化并冷却至50℃左右，尽快取约15ml培养基分别倾入上述加有标本的培养皿中，盖上培养皿盖，立即将培养皿底贴于桌面轻轻转动，使培养基与样本充分混合，注意勿使培养基溢出平皿或溅到平皿盖上，将培养皿静置于桌面，待琼脂凝固。

（4）将琼脂平板置于35℃培养箱中孵育24小时，记录培养基中生长的菌落数，计算水中的细菌数（CFU/ml）。

4. 手指皮肤的细菌检查　打开普通琼脂平板培养皿盖，手指在培养基上轻轻按压数秒，盖上培养皿盖，将琼脂平板置于35℃培养箱中孵育24小时。记录培养基上菌落的数量和特征。

5. 飞沫中的细菌检查　取血琼脂平板1块，打开平皿盖，将培养基置于距受试者口腔前约10cm处，用力咳嗽，使唾液飞沫落在培养基上。将血琼脂平板置于35℃培养箱中孵育24小时。记录血琼脂平板上生长的菌落数量和特征，注意菌落周围是否有溶血现象。

【实验结果】

1. 计算各种水样本中细菌的含量（CFU/ml），比较不同水样本中细菌的数量。

2. 记录空气、实验室操作台面、人体手指皮肤和飞沫中的细菌分布情况。

3. 描述空气、实验室操作台面、人体手指皮肤和飞沫中所检查到的细菌菌落特征。

【注意事项】

1. 平板菌落计数　可用肉眼观察，必要时可用放大镜检查，以防遗漏。

2. 污水样本培养基中生长菌落数的计数方法

（1）记下各平板上的菌落数后，应求出同一稀释度的平均菌落数，供下一步计算时应用。

（2）在求同一稀释度的平均菌落数时，若其中一个平板有较大片状菌落，则不宜采用，而应以无片状菌落生长的平板作为该稀释度的平均菌落数。若片状菌落不足平板一半，而其余一半中菌落数分布均匀，则计数后乘以2代表全平板的菌落数，然后再求该稀释度的平均菌落数。

（3）计数时应选取菌落数在30~300个的平板。

（4）不同稀释度平均菌落数的计算：①当只有一个稀释度的平均菌落数在 30~300 个时，即以该平均菌落数乘以稀释倍数报告，如表 6-1 编号 1。②相邻稀释度菌落数的比值＝（高稀释度的平均菌落数乘以稀释倍数）/（低稀释度的平均菌落数乘以稀释倍数），若比值 <2 时，报告两个稀释度菌落总数的平均值，如表 6-1 编号 2。若比值 ≥2 时，应报告两个稀释度中较多菌落数者，如表 6-1 编号 3、编号 4。③当所有稀释度平均菌落数均 >300 个时，则应按稀释度最高的平均菌落数乘以稀释倍数报告，如表 6-1 编号 5。④当所有稀释度平均菌落数均 <30 个时，则应按稀释度最低的平均菌落数乘以稀释倍数报告，如表 6-1 编号 6。⑤若所有稀释度的菌落数均不在 30~300 个，则以最接近 30 个或 300 个的平均菌落数乘以稀释倍数报告，如表 6-1 编号 7。⑥当所有稀释度的培养基中均未见菌落时，报告 <10 个，而不报告 0 个。

3. 污水样本培养基中生长的菌落数的报告方式（表 6-1）

（1）菌落数 <100 个时按实数报告，未见菌落者报告为 <10 个。

（2）菌落数 >100 个时，采用两位有效数字，在两位有效数字后面的数值以四舍五入法计算，可用 10 的指数表示。

（3）菌落数太多以至于无法计数时，报告"无法计数"，同时应注明待检标本的稀释倍数。

表 6-1 稀释度选择及菌落数报告方式

编号	不同稀释度的平均菌落数（个）			相邻稀释度菌落数在 30~300 的比值	菌落总数（CFU/ml）	报告方式（CFU/ml）
	10^{-1}	10^{-2}	10^{-3}			
1	1366	164	20	-	16400	1.6×10^4
2	2760	295	46	1.6	37750	3.8×10^4
3	2890	271	60	2.2	27100	2.7×10^4
4	150	30	8	2.0	1500	1.5×10^3
5	无法计数	4650	513	-	513000	5.1×10^5
6	27	11	5	-	270	2.7×10^2
7	无法计数	305	12	-	30500	3.1×10^4
8	0	0	0		<10	<10

【思考题】

试述琼脂平板在空气中的暴露时间对空气中细菌计数的影响。

二、物理消毒灭菌法（紫外线杀菌试验）

【实验目的】

掌握 紫外线对细菌的杀灭作用。

【实验原理】

用于消毒灭菌的物理方法主要有热力、紫外线和过滤等。波长为 265~266nm 的紫外线杀菌作用最强。紫外线照射可使同一条 DNA 链上相邻的胸腺嘧啶形成二聚体，干扰正常碱基配对，最终导致细菌死亡。但紫外线穿透能力弱，只能用于空气及物表消毒。

【实验仪器和材料】

1. 仪器 培养箱、紫外灯。

2. 菌种 表皮葡萄球菌 18~24 小时肉汤培养物。

3. 试剂、材料 普通琼脂平板、无菌吸管、无菌棉签等。

【实验步骤】

用无菌吸管取 0.5ml 表皮葡萄球菌 18～24 小时肉汤培养物至普通琼脂平板，用无菌棉签涂布均匀。将平板置于紫外灯照射的台面上，皿盖不完全遮盖平板，露出弯月形空隙，紫外线照射 30 分钟，盖好皿盖，35℃ 孵育 18～24 小时。

【实验结果】

平板上有皿盖遮盖的地方，形成菌苔，而经紫外线直接照射的部分基本无细菌生长。

【注意事项】

1. 实验方案的设计中，应注意设置实验对照。紫外线对人体有一定的伤害，注意防护。

2. 紫外线的杀菌作用取决于紫外线的照射剂量，紫外线照射剂量 = 紫外线强度（$\mu W/cm^2$）× 照射时间（秒）。当强度低于 $40\mu W/cm^2$ 时，即使延长时间达到了杀菌剂量亦不能杀死细菌，一般说来，杀灭细菌繁殖体的剂量为 $10000\mu W/cm^2$，病毒、真菌为 $50000～60000\mu W/cm^2$。目前我国使用的不同规格紫外线消毒灯辐射强度标准见表 6-2。

表 6-2 不同规格紫外线消毒灯辐射强度标准（$\mu W/cm^2$）

灯具类型	30～40W	20～25W	15W
普通型紫外线灯	≥90	≥60	≥20
高强度紫外线灯	≥180		≥30

【思考题】

紫外线常用于物品表面和空气的消毒，这种说法有何道理？

三、消毒灭菌效果的评价（高压蒸汽灭菌试验）

【实验目的】

掌握 压力蒸汽灭菌效果的评价方法与标准。

【实验原理】

通过嗜热脂肪芽胞杆菌是否全部被杀灭来判断灭菌物品内各种微生物是否能完全被杀灭。溴甲酚紫蛋白胨水因细菌生长繁殖引起的 pH 改变而出现颜色变黄，颜色无变化说明无细菌生长。

【实验仪器和材料】

1. 仪器 高压蒸汽灭菌器、56℃ 培养箱。

2. 菌种 嗜热脂肪芽胞杆菌 ATCC 7953。

3. 试剂、材料 溴甲酚紫蛋白胨水、无菌试管、通气储物盒。

【实验步骤】

1. 将 5 片嗜热脂肪芽胞杆菌菌片分别装在 5 个灭菌的试管中，管口用牛皮纸包封，置于 5 个通气储物盒内。

2. 将 5 个通气储物盒平放于高压蒸汽灭菌器内部不同的位置。

3. 103.43kPa 压力下灭菌 20～30 分钟后，无菌取出指示菌片，放入溴甲酚紫蛋白胨水中，置于 56℃ 培养箱中孵育 48 小时，观察培养基颜色的变化。

【实验结果】

如每片指示菌片接种的溴甲酚紫蛋白胨水不变色，判定灭菌合格。如有一片指示菌片接种的溴甲酚紫蛋白胨水培养基变黄，即判定灭菌不合格。

【注意事项】

1. 高压蒸汽灭菌时应注意安全，防止压力超标和蒸汽烫伤。

2. 商品化的蒸汽压力灭菌指示条可供选择，将其粘贴在物体表面，经高压灭菌后，指示条变色为合格。

【思考题】

试述压力蒸汽灭菌效果的评价方法有哪些。

第二章 常见细菌检验

 实验七 球 菌

一、葡萄球菌属

【实验目的】

1. 掌握 葡萄球菌属的菌落形态、菌体特点、染色性和基本生化反应及分离培养和鉴定方法。

2. 熟悉 葡萄球菌属各生化反应的原理、方法和注意事项。

3. 了解 葡萄球菌属的基本检验程序。

【实验仪器和材料】

1. 仪器 恒温培养箱、显微镜、离心机、游标卡尺等。

2. 菌种 金黄色葡萄球菌、表皮葡萄球菌和腐生葡萄球菌。

3. 标本 EDTA 抗凝新鲜兔血浆或人血浆。

4. 试剂、材料 血琼脂平板、普通琼脂平板、MH 琼脂平板、肉汤培养基、甲苯胺蓝核酸琼脂、甘露醇发酵管、10g/L NaCl 琼脂、生理盐水、3% H_2O_2 溶液、新生霉素纸片、SPA 致敏乳胶试剂、金黄色葡萄球菌标准肠毒素、抗肠毒素血清、革兰染色液、酒精灯、接种针、接种环、记号笔、擦镜纸、镜油、玻片、试管、乳胶反应板等。

【实验步骤】

1. 形态观察 金黄色葡萄球菌、表皮葡萄球菌和腐生葡萄球菌制片并标记，革兰染色镜检，记录显微镜下细菌染色性、大小形态和排列方式。

2. 分离培养 上述 3 种细菌分别分区划线接种于血琼脂平板和普通琼脂平板上，置 35℃ 培养 18 ~ 24 小时，观察并记录菌落大小、形态、表面、边缘、透明度、颜色和血琼脂平板上的溶血特点。

3. 生化反应

（1）触酶试验 挑取普通琼脂平板上的菌落于洁净载玻片上，滴加 3% H_2O_2 数滴，若半分钟内有大量气泡产生者为阳性，不产生气泡者为阴性。试验同时做阳性对照（金黄色葡萄球菌）和阴性对照（链球菌）。触酶试验主要用于鉴别葡萄球菌和链球菌，前者为阳性，后者为阴性。

（2）凝固酶试验 ①玻片法：生理盐水分别滴于洁净玻片的两端，挑取待检菌混匀成浓厚乳浊液，在其中一侧加入新鲜兔血浆或人血浆并混匀，5 ~ 10 秒内观察结果。如血浆中有明显颗粒出现，而盐水中无自凝现象者为阳性。此法用于检测结合型血浆凝固酶。②试管法：三支无菌试管中分别加入 0.5ml 新鲜人血浆或兔血浆，其中一支再加入 0.5ml 葡萄球菌的肉汤培养物或生理盐水悬液，另外两支试管分别加凝固酶阳性菌株和凝固酶阴性菌株作对照，置 37℃ 水浴 4 小时，每 30 分钟观察一次，若细菌使试管内血浆凝固呈胶冻状者为阳性，若无上述现象出现为阴性，应继续观察到 24 小时，仍不凝固者为阴性。此法用于测定游离型凝固酶，金黄色葡萄球菌的凝固酶试验为阳性，而表皮葡萄球菌和腐生葡萄球菌的凝固酶试验为阴性。

（3）耐热核酸酶测定　①玻片法：取融化好的甲苯胺蓝核酸琼脂3ml均匀浇到载玻片上，待琼脂凝固后打6~8个孔径2~5mm的小孔，各孔分别加1滴预先经沸水浴15分钟处理的待测葡萄球菌和耐热核酸酶阳性、阴性葡萄球菌培养物，37℃孵育3小时后观察有无粉红色圈及其大小。②平板法：在已形成葡萄球菌菌落的平板上挑选待检菌落并做好标记，置60℃2小时，灭活不耐热的DNA酶，取出后于平板上倾注10ml已预先融化的甲苯胺蓝核酸琼脂，37℃孵育3小时后观察有无粉红色圈及其大小。耐热核酸酶测定可作为鉴定致病性葡萄球菌的重要指标之一。金黄色葡萄球菌耐热核酸酶阳性，表皮葡萄球菌和腐生葡萄球菌耐热核酸酶阴性。

（4）甘露醇发酵试验　致病性葡萄球菌多能发酵甘露醇产酸，使培养基由紫色变为黄色。将待检菌分别接种于甘露醇发酵管35℃孵育18~24小时后观察结果。若培养基浑浊，由紫色变为黄色者为阳性，仍为紫色者为阴性。金黄色葡萄球菌甘露醇发酵试验阳性，表皮葡萄球菌和腐生葡萄球菌阴性。

（5）新生霉素敏感试验　将0.5麦氏浊度的待检菌液均匀涂布于MH琼脂平板上，贴上新生霉素纸片（5μg/片），35℃孵育16~20小时，观察抑菌圈大小。试验时以金黄色葡萄球菌ATCC 25923作为阳性对照。抑菌圈直径≤16mm为耐药，抑菌圈直径>16mm为敏感。表皮葡萄球菌对新生霉素敏感，腐生葡萄球菌对新生霉素耐药，可通过该试验鉴别表皮葡萄球菌和腐生葡萄球菌。

4. 金黄色葡萄球菌A蛋白（staphylococal protein A，SPA）乳胶凝集试验　将致敏的乳胶试剂充分摇匀，在乳胶反应板的试验区和对照区各滴加1滴致敏试剂，挑取待检菌加入试验区，在对照区加1滴对照试剂，摇匀，轻摇乳胶反应板，观察结果。若试验区在30秒内发生凝聚，而对照区无凝聚，可判定被检菌为金黄色葡萄球菌。该方法可同时测定金黄色葡萄球菌的凝聚因子和SPA。

5. 金黄色葡萄球菌肠毒素测定　金黄色葡萄球菌肠毒素与肠毒素抗血清在琼脂平板上可形成白色沉淀线，将融化的10g/L NaCl琼脂3ml倾注在玻片上，在玻片中央打一个小孔，加入肠毒素抗血清，在四周打4个小孔，孔内分别加入标准肠毒素（阳性对照）、液体培养基（阴性对照）和待检培养物经处理后的上清液，然后放入湿盒中，35℃孵育20小时后观察结果。在中央孔和待检孔之间出现白色沉淀线为阳性，无白色沉淀线为阴性。

【实验结果】

1. 形态与染色特点　三种葡萄球菌镜下均为革兰阳性球菌，呈散在或不规则葡萄状排列。

2. 分离培养结果　三种葡萄球菌在普通琼脂平板上培养24小时可形成直径1~3mm的菌落，72小时后可形成3~8mm的菌落，金黄色葡萄球菌厌氧亚种生长缓慢，常需要培养24~36小时才能看到菌落。金黄色葡萄球菌在常规血琼脂平板上生长良好的典型形态多为产金黄色素（也产灰色、灰白色、淡黄色、橙色等）、光滑、完整、圆形凸起、边缘整齐、有溶血（β溶血）不透明菌落。表皮葡萄球菌多呈白色，腐生葡萄球菌多呈柠檬色，菌落为光滑、完整、不透明菌落。在血琼脂平板上这三种葡萄球菌的菌落形态与普通琼脂平板上的类似，但金黄色葡萄球菌菌落周围有明显溶血环（β溶血），而腐生葡萄球菌和多数表皮葡萄球菌菌落周围无溶血环。

3. 生化反应试验结果　葡萄球菌的基本生化反应结果见表7-1。

表7-1　葡萄球菌的基本生化反应

项目	金黄色葡萄球菌	表皮葡萄球菌	腐生葡萄球菌
菌落色素	+	−	d
触酶	+	+	+
凝固酶	+	−	−
凝集因子	+	−	−
耐热核酸酶	+	−	−

续表

项目	金黄色葡萄球菌	表皮葡萄球菌	腐生葡萄球菌
甘露醇发酵	+	-	-
SPA 乳胶凝集试验	+	-	-
肠毒素	+	-	-
新生霉素	S	S	R

注：d：11% ~89% 阳性；+：≥90% 阳性；-：≥90% 阴性；S：敏感；R：耐药。

【注意事项】

1. 触酶试验中 3% H_2O_2 溶液需新鲜配制，不宜用血琼脂平板上的菌落，因红细胞内含有触酶会导致假阳性。陈旧培养物可丢失触酶活性，出现假阴性。

2. 凝固酶试验中玻片法检测结合型凝固酶，试管法检测游离型凝固酶。凝固酶试验常用玻片法作初筛，试验结果不典型者可以用试管法鉴定。有 10% ~15% 的金黄色葡萄球菌呈假阴性，必须用试管法验证。试管法阳性者应见到明显的纤维蛋白凝胶块，出现羊毛状或纤维状沉淀物并非真正凝固，应判为阴性。中间型葡萄球菌、猪葡萄球菌需要孵育较长时间，通常超过 4 小时才可出现阳性。

3. 凝固酶试验所用血浆必须新鲜，使用肝素或 EDTA 抗凝剂，不能使用枸橼酸盐抗凝剂。

【思考题】

1. 简述血浆凝固酶试验的原理和用途。

2. 简述触酶试验的注意事项。

二、链球菌属

【实验目的】

1. 掌握 链球菌属的菌落形态、菌体特点、染色性和基本生化反应及分离培养和鉴定方法。

2. 熟悉 链球菌属各生化反应的原理、方法和注意事项。

【实验仪器和材料】

1. 仪器 恒温培养箱、显微镜、离心机、水浴箱等。

2. 菌种 草绿色链球菌、A 群溶血性链球菌、无乳链球菌、肺炎链球菌、牛链球菌和 β 溶血的金黄色葡萄球菌。

3. 标本 新鲜人血浆。

4. 试剂、材料 血琼脂平板、血 MH 琼脂平板、马尿酸钠培养基、菊糖发酵管、血清肉汤培养基、胆汁 - 七叶苷培养基、65g/L NaCl 血清肉汤培养基、革兰染色液、3% H_2O_2 溶液、100g/L 去氧胆酸钠溶液、链球菌分群乳胶试剂、溶血素 "O" 及还原剂、抗链球菌溶血素 "O" （Anti - Streptolysin O，ASO）乳胶试剂、亚甲蓝溶液、L - 吡咯酮 β 萘胺（L - Pyrrolidonyl - β - naphthylamine，PYR）试剂、$CaCl_2$ 溶液、$FeCl_3$ 试剂、0.1% 吕氏碱性亚甲蓝染液、杆菌肽纸片、Optochin 纸片、无菌生理盐水、滤纸、载玻片、乳胶反应板、家兔、小鼠等。

【实验步骤】

1. 形态观察 挑取草绿色链球菌、A 群溶血性链球菌、无乳链球菌、肺炎链球菌、牛链球菌制片并标记，革兰染色镜检，记录显微镜下细菌染色性、大小、形态和排列。

2. 分离培养 将上述细菌分别分区划线接种于血琼脂平板上，标记后置 35℃ 5% CO_2 培养 18 ~24 小时后观察细菌生长状况，记录菌落大小、形态、表面、边缘、透明度、颜色和菌落周围有无溶血环等特点。

3. 生化反应

（1）触酶试验　链球菌属为阴性。

（2）杆菌肽敏感试验　挑取待检菌密集划线于血琼脂平板上，或用棉拭子将待检菌的血清肉汤培养物均匀密集涂布于血琼脂平板上，稍干后将杆菌肽纸片（0.04U/片）贴于血琼脂平板上，35℃孵育18～24小时后观察结果。若抑菌圈直径≥10mm为敏感，抑菌圈直径<10mm为耐药，则A群溶血性链球菌对杆菌肽几乎100%敏感，而其他链球菌对杆菌肽通常耐药，此试验是鉴别A群溶血性链球菌和其他群链球菌的重要试验。

（3）链激酶试验　0.2ml新鲜草酸钾人或兔血浆与0.8ml生理盐水在试管中混匀，加入待检菌24小时肉汤培养物0.5ml，混匀后加入0.25ml 25g/L CaCl$_2$溶液，置35℃水浴10分钟观察结果。血浆先凝固，随后又溶解。血浆溶解时间长短与链激酶的含量有关。在10分钟内溶解凝固的血浆为阳性，在15分钟内完全溶解凝固的血浆为强阳性，24小时仍不溶解为阴性。此试验是鉴定A群溶血性链球菌的一个重要试验。

（4）CAMP（Christie, Atkins, and Munch – Peterson test）试验　在血琼脂平板上先以β溶血的金黄色葡萄球菌划一横线接种，再将待检菌与前一划线作垂直接种，两线不能相交，线与线相距3～5mm，35℃孵育18～24小时后观察结果，同时设阴性和阳性对照。在两种细菌的交界处出现箭头形透明溶血区为阳性，否则为阴性。此试验是鉴别无乳链球菌和其他链球菌的一个重要试验。

（5）马尿酸钠试验　取待检菌纯培养物接种于马尿酸钠培养基，35℃孵育48小时，3000r/min离心30分钟，吸取上清液0.8ml于另一试管中，加入FeCl$_3$试剂0.2ml，立即混匀，10～15分钟观察结果。若出现恒定沉淀物为阳性。如果出现沉淀物，但轻摇后立即溶解为阴性。此试验是鉴别无乳链球菌和其他链球菌的一个重要试验，前者为阳性，后者为阴性。

（6）Optochin敏感试验　挑取待检菌密集划线接种于血MH琼脂平板上，贴上Optochin（5μg/片）置35℃ 5%CO$_2$的孵箱中孵育18～24小时，观察抑菌圈的大小。若抑菌圈直径≥14mm为敏感，推断为肺炎链球菌。若抑菌圈直径<14mm，参照胆汁溶菌试验判断是肺炎链球菌还是草绿色链球菌。可用此试验鉴别肺炎链球菌和其他链球菌，尤其是草绿色链球菌。

（7）胆汁溶菌试验　①平板法：在血琼脂平板上选取单个可疑菌落，做好标记，直接在菌落上加1滴100g/L去氧胆酸钠溶液，35℃孵育15～30分钟，观察结果。若菌落消失为阳性，菌落不消失为阴性。②试管法：将草绿色链球菌和肺炎链球菌血清肉汤培养液各1ml分别加入2支试管中，再于各管中加入100g/L去氧胆酸钠溶液0.1ml，摇匀后置35℃水浴10～15分钟，观察结果。若液体由浑浊变为透明为阳性，菌悬液仍浑浊为阴性。此试验是鉴别肺炎链球菌和草绿色链球菌的重要试验，前者为阳性，后者为阴性。

（8）菊糖发酵试验　将待检菌接种于菊糖发酵管中，35℃孵育18～24小时后观察结果。若培养基由紫色变为黄色为阳性，不变色为阴性。此试验可用于鉴别肺炎链球菌和草绿色链球菌。

（9）荚膜肿胀试验　取待检菌纯培养液和肺炎链球菌诊断血清各1滴，滴于凹玻片上，加入一环0.1%吕氏碱性亚甲蓝染液后混匀，加盖玻片，油镜下观察。若细菌荚膜显著肿胀，菌体周围有一无色较宽的环状物（荚膜与抗体形成的复合物），即荚膜肿胀试验阳性。若在数分钟内无反应，20分钟后再观察。此试验可用于鉴别肺炎链球菌和草绿色链球菌，前者为阳性，后者为阴性。

4. 血清学试验

（1）链球菌快速分群乳胶凝集试验　挑取2～3个待检菌落转种于含有0.4ml提取酶的试管中，使其成为乳化为均匀的菌悬液，置37℃水浴10～15分钟备用。在乳胶反应板的相应区域各加1滴A、B、C、D、F、G致敏乳胶液，取处理后的菌悬液1滴分别与乳胶液混匀。同时在乳胶反应板相应区域加 1 滴对照液与 1 滴相应致敏乳胶液混匀，作为阳性对照，轻轻摇动乳胶反应板，观察结果。在 2～10 分钟内发生乳胶凝集为阳性。待检菌与哪种致敏乳胶颗粒凝集，就表明该菌为相应血清群的链球菌。

（2）ASO 的测定　A 群溶血性链球菌产生的溶血素"O"（streptolysin，SLO）是一种含巯基的蛋白质毒素，能溶解红细胞，不耐热，易被氧化而失去溶血能力，加入还原剂后可使其恢复溶血能力。同时 SLO 又有很强的抗原性，人感染 A 群溶血性链球菌 2～3 周后，85%～90% 的患者血清中可出现相应的 ASO。患者血清中高滴度的 ASO 被适量的 SLO 中和后，失去了正常水平量的抗体，多余的 ASO 与 ASO 乳胶试剂反应，出现清晰、均匀的凝聚颗粒。ASO 乳胶试剂是羧化聚苯乙烯乳胶与溶血素"O"共价交联的产物。ASO 阳性提示患者近期感染过溶血性链球菌，可以辅助诊断风湿热和肾小球肾炎等。将患者血清 56℃ 30 分钟灭活，用生理盐水按 1：15 稀释。在反应板各孔内分别滴加稀释血清、阳性和阴性对照血清各 1 滴（50μl），再于各孔内滴加 1 滴溶血素"O"溶液，轻摇 1 分钟混匀，最后在各孔内分别滴加 1 滴 ASO 乳胶试剂，轻摇 3 分钟后观察结果，若出现清晰凝聚为阳性，不凝聚为阴性（ASO≤250U/ml）。

5. 动物实验

（1）透明质酸酶试验　家兔剪去背部两侧约 10cm×10cm 的毛，常规消毒。待检菌 24 小时血清肉汤培养物经 3000r/min 离心 30 分钟，吸取上清液 1ml 于试管中，加入 0.1ml 亚甲蓝溶液，混匀后取 0.2ml 皮内注射于家兔背部一侧消毒处，出现一皮丘。另一侧注射仅含等量亚甲蓝的血清肉汤作对照。注射后 20～60 分钟观察。比较两侧亚甲蓝溶液在皮内扩散的范围，试验侧亚甲蓝扩散圈直径较对照侧大 2 倍以上者为阳性，反之为阴性。此试验用于 A 群溶血性链球菌的鉴定和测定其致病性。

（2）小鼠毒力试验　小鼠对肺炎链球菌非常敏感，少量有荚膜的肺炎链球菌可使小鼠感染致死。将待检菌 24 小时血清肉汤培养液稀释细菌数为 $1.0×10^8$ CFU/ml，取 0.5ml 菌悬液注射于小鼠腹腔，饲养 1～2 天观察小鼠情况。若小鼠在 1～2 天内死亡为阳性，解剖作腹腔印片，革兰染色镜检，可见革兰阳性有荚膜的双球菌。若小鼠不死亡为阴性。此试验用于鉴别有荚膜的肺炎链球菌和草绿色链球菌，前者为阳性，后者为阴性。

【实验结果】

1. 形态与染色特点　链球菌为革兰阳性球菌，圆形或卵圆形，成双或呈链状排列，链的长度因菌种和培养基而有明显差异，一般在液体培养基中易形成长链。肺炎链球菌为矛头状、成双排列、有荚膜的革兰阳性球菌。

2. 分离培养结果　链球菌在血琼脂平板上的菌落形态见表 7-2。

表 7-2　常见链球菌在血琼脂平板上的菌落形态

菌种	菌落特征
β 溶血链球菌	呈灰白色、圆形凸起、表面光滑、边缘整齐的针尖大小菌落，周围可有 2～4mm 的 β 溶血环，培养 24 小时咽峡炎链球菌的菌落直径＜0.5mm，化脓链球菌、无乳链球菌、停乳链球菌似马亚种的菌落直径＞0.5mm，无乳链球菌直径最大，但其溶血环较小，部分无乳链球菌可呈不溶血状态，外观似肠球菌
肺炎链球菌	菌落较小、灰白色、扁平，周围可有 1～2mm 的 α 溶血环，培养 48 小时后菌落中间出现"脐窝"状凹陷，有荚膜菌株的菌落偏大，呈黏液状
草绿色溶血链球菌群	菌落中等偏小，灰色、圆屋顶样凸起、光滑无光泽、α 溶血或不溶血

3. 生化反应和其他试验结果

（1）A 群溶血性链球菌和无乳链球菌的鉴别见表 7-3。

表7-3 A群链球菌和无乳链球菌的鉴别

菌种	杆菌肽	链激酶	CAMP	PYR	马尿酸钠
A群链球菌	S	+	-	+	-
无乳链球菌	R	-	+	-	+

注：S：敏感；R：耐药。

（2）肺炎链球菌和草绿色链球菌的鉴别见表7-4。

表7-4 肺炎链球菌和草绿色链球菌的鉴别

菌种	镜下形态	菌落形态	血清肉汤	胆汁溶菌	菊糖分解	Optochin	荚膜肿胀试验	小鼠毒力试验
肺炎链球菌	矛头状、成对、有荚膜	稍大、扁平、湿润、脐窝状	均匀浑浊	+	+	S	+	+
草绿色链球菌	圆形、成链、无荚膜	较小、凸起、稍干、圆形	沉淀生长	-	-	R	-	-

注：S：敏感；R：耐药

【注意事项】

1. 除A群链球菌外，约6.5%的无乳链球菌和10%~20%的C群和G群链球菌对杆菌肽敏感，此时需补充其他生化试验加以鉴别。

2. 已发现对Optochin耐药的肺炎链球菌，当Optochin敏感试验的抑菌圈直径<14mm时，应结合胆汁溶菌试验判断是肺炎链球菌还是草绿色链球菌。

3. 在胆汁溶菌试验中，去氧胆酸钠溶液在酸性条件下容易发生沉淀，若培养物为酸性，应先纠正pH为弱碱性后再做试验。胆汁或胆盐只使活的肺炎链球菌自溶，对死菌无作用。

4. 做ASO乳胶试验时，加入ASO乳胶试剂后轻摇至规定的时间应立即记录试验结果，超过规定的时间出现的凝聚不能判断为阳性。乳胶试剂不能冻存，用前摇匀。室温低于10℃时，加入乳胶试剂后延长反应时间1分钟，室温每升高10℃，缩短反应时间1分钟。

【思考题】

1. 简述肺炎链球菌的菌落形态和染色特性。

2. 简述CAMP试验的原理和试验方法。

三、肠球菌属

【实验目的】

1. 掌握 肠球菌属的菌落形态、菌体特点、染色性和基本生化反应及分离培养和鉴定方法。

2. 熟悉 肠球菌属各生化反应的原理、方法和注意事项。

【实验仪器和材料】

1. 仪器 恒温培养箱、显微镜等。

2. 菌种 粪肠球菌、牛链球菌（D群链球菌）。

3. 试剂、材料 胆汁-七叶苷培养基、血清肉汤培养基、65g/L NaCl血清肉汤培养基、革兰染色液、PYR试剂、PYR纸片、血琼脂平板、生理盐水、滤纸、玻片。

【实验步骤】

1. 形态观察 粪肠球菌、牛链球菌制片并标记，革兰染色后镜检，记录显微镜下细菌染色性、大小、形态和排列。

2. 分离培养　上述菌种分别分区划线接种于血琼脂平板上，标记后置35℃ 5% CO$_2$培养18～24小时观察细菌生长状况，记录菌落大小、形态、表面、边缘、透明度、颜色和菌落周围有无溶血环等特点。

3. 生化反应

（1）触酶试验　肠球菌属为阴性。

（2）胆汁－七叶苷试验　将待检菌接种到胆汁－七叶苷培养基，35℃孵育18～24小时后观察结果，若细菌生长且培养基变黑为阳性，不变色为阴性。此试验是鉴定肠球菌的重要试验，但不能区分D群链球菌和肠球菌。

（3）PYR试验　用接种环挑取待检菌在含有PYR的纸片上涂擦，然后置35℃孵育5分钟，在纸片上滴加PYR试剂，观察纸片颜色。约1分钟后纸片呈红色为阳性，不变色为阴性。此试验可用于鉴定能产生吡咯烷酮芳基酰胺酶的细菌，如肠球菌。此试验是鉴别肠球菌和D群链球菌的重要试验，前者为阳性，后者为阴性。

（4）65g/L NaCl生长试验　将待检菌接种在65g/L NaCl血清肉汤培养基中，35℃孵育18～24小时后观察结果。若细菌生长且培养基变黄为阳性，细菌不生长为阴性。此试验是鉴别肠球菌和D群链球菌的重要试验，前者为阳性，后者为阴性。

【实验结果】

1. 形态与染色特点　粪肠球菌形态类似链球菌，为单个、成双或呈短链状排列的卵圆形革兰阳性球菌。链球菌为革兰阳性球菌，圆形或卵圆形，成双或呈链状排列，链的长度因菌种和培养基而有明显差异，一般在液体培养基中易形成长链。

2. 分离培养结果　粪肠球菌在血琼脂平板上呈灰白色、不透明、表面光滑的小菌落，菌落周围可见α溶血环，也可无溶血环。链球菌在血琼脂平板上呈灰白色、圆形凸起、表面光滑、边缘整齐的针尖大小菌落，菌落周围可出现不同的溶血情况，α溶血或不溶血。

3. 生化反应和其他试验结果　粪肠球菌和牛链球菌的鉴别见表7－5。

表7－5　粪肠球菌和牛链球菌的鉴别

菌种	胆汁－七叶苷	PYR	65g/L NaCl生长
粪肠球菌	+	+	+
牛链球菌	+	－	－

【注意事项】

1. 观察胆汁－七叶苷试验结果时要求至少1/2斜面变黑才能判断为阳性，如只有细菌生长而斜面不变黑或小部分变黑，不能判断为阳性。

2. 高盐培养时细菌接种量不能过大，否则细菌不需要生长即可使葡萄糖产酸导致假阳性结果。

【思考题】

简述牛链球菌、粪肠球菌的鉴别要点。

四、奈瑟菌属和卡他莫拉菌属

【实验目的】

1. 掌握　奈瑟菌属和卡他莫拉菌属的菌落形态、菌体特点、染色性、基本生化反应、分离培养和鉴定方法。

2. 熟悉　奈瑟菌属和卡他莫拉菌属生化反应的原理、方法和注意事项。

【实验仪器和材料】

1. 仪器 恒温培养箱、显微镜等。

2. 菌种 脑膜炎奈瑟菌、淋病奈瑟菌和卡他莫拉菌。

3. 试剂、材料 巧克力平板、血琼脂平板、葡萄糖发酵管、麦芽糖发酵管、蔗糖发酵管、硝酸盐培养基、DNA 琼脂平板、革兰染色液、氧化酶试剂、3% H_2O_2 溶液、硝酸盐还原试剂、1mol/L 盐酸、滤纸、玻片。

【实验步骤】

1. 形态观察 脑膜炎奈瑟菌、淋病奈瑟菌和卡他莫拉菌制片并标记，革兰染色镜检，记录显微镜下细菌染色性、大小、形态和排列。

2. 分离培养 上述 3 种菌分别分区划线接种于血琼脂平板和巧克力平板上，置35℃ 5% CO_2 培养18～24 小时，观察细菌生长状况，记录菌落大小、形态、表面、边缘、透明度、颜色和菌落周围有无溶血环等特点。

3. 生化反应

（1）氧化酶试验 滤纸刮取血琼脂平板上的菌落，滴加 1 滴氧化酶试剂，立即观察纸片颜色的变化，呈红色为阳性，不变色为阴性。若试剂为盐酸四甲基对苯二胺，则蓝紫色为阳性。奈瑟菌和卡他莫拉菌氧化酶试验阳性。

（2）葡萄糖、麦芽糖、蔗糖发酵试验 将脑膜炎奈瑟菌、淋病奈瑟菌和卡他莫拉菌分别接种于葡萄糖、麦芽糖和蔗糖发酵管，35℃孵育18～24 小时后观察结果。若培养基变黄为阳性，培养基仍呈紫色为阴性。脑膜炎奈瑟菌可分解葡萄糖和麦芽糖，发酵后使培养基酸性增高，培养基由紫色变为黄色。淋病奈瑟菌只分解葡萄糖，而卡他莫拉菌不分解任何糖类。此试验是鉴别脑膜炎奈瑟菌和淋病奈瑟菌的重要试验。

（3）硝酸盐还原试验 待检菌接种于硝酸盐培养基，35℃孵育1～4 天，每天吸取培养液 0.5～1ml 加入硝酸盐还原试剂 0.1ml 后观察结果，10 分钟内呈红色为阳性，不变色为阴性。如检查有无氮气产生，可在硝酸盐培养基的试管内加一支小倒管，有气泡在小倒管内，表示有氮气生成。如加入硝酸盐还原试剂不出现红色，需检查硝酸盐是否被还原，可在原试管内再加入少许锌粉，若出现红色为阴性，表示硝酸盐未被细菌还原（红色是由于锌粉的还原作用所致）。若不出现红色为阳性，表示硝酸盐已被还原。试验时应以大肠埃希菌为阳性对照，以不接种细菌的硝酸盐培养基为阴性对照，此试验可用于卡他莫拉菌和奈瑟菌属的鉴别，前者为阳性，后者多为阴性（黏液奈瑟菌为阳性）。

（4）DNA 酶试验 将待检菌点状接种于 DNA 琼脂平板上，35℃培养 18～24 小时，用 1mol/L 盐酸倾注平板，菌落周围出现透明环为阳性，无透明环为阴性。此试验可用于奈瑟菌属和卡他莫拉菌属的鉴别，前者为阴性，后者为阳性。

【实验结果】

1. 形态与染色特点 脑膜炎奈瑟菌和淋病奈瑟菌均为革兰阴性双球菌，呈肾形或豆形，成对排列，凹面相对。在急性感染的临床标本中，脑膜炎奈瑟菌和淋病奈瑟菌多位于吞噬细胞内，少数在吞噬细胞外。在慢性淋病性尿道炎患者标本中，多数淋病奈瑟菌在吞噬细胞外。卡他莫拉菌为革兰阴性双球菌，呈咖啡豆形，成对排列，痰标本中可存在于吞噬细胞内或外。

2. 分离培养结果 脑膜炎奈瑟菌在巧克力平板上的菌落直径为 1～2mm，圆形凸起、光滑湿润、无色透明、边缘整齐，似露滴状，在血琼脂平板上不溶血、不产生色素。淋病奈瑟菌在巧克力平板上为直径0.5～1.0mm 的小菌落，圆形凸起、半透明或不透明、无色或灰白色、边缘整齐，经传代培养后菌落增大并变扁平。卡他莫拉菌在血琼脂平板上初为灰白色或浅红棕色菌落，光滑、圆形凸起、不透明，继续培养至48小时，菌落表面干燥、坚韧，如用接种环推移，整个菌落可在平板上移动。卡他莫拉菌在28℃生长良好。

3. 生化反应结果 脑膜炎奈瑟菌、淋病奈瑟菌和卡他莫拉菌的基本生化反应结果见表7-6。

表7-6 脑膜炎奈瑟菌、淋病奈瑟菌和卡他莫拉菌的基本生化反应

菌种	氧化酶	葡萄糖	麦芽糖	蔗糖	硝酸盐还原	DNA酶
脑膜炎奈瑟菌	+	+	+	−	−	−
淋病奈瑟菌	+	+	−	−	−	−
卡他莫拉菌	+	−	−	−	+	+

【注意事项】

1. 脑膜炎奈瑟菌和淋病奈瑟菌抵抗力弱，对环境温度和湿度的改变敏感，标本应保温、保湿，尽快送检。

2. 淋病奈瑟菌在血琼脂平板上培养24小时后可自溶，需及时转种。

3. 硝酸盐还原试验必须在加试剂后立即观察试验结果，否则因迅速褪色而造成判读困难。

4. 做氧化酶试验时，应避免接触含铁物质，否则会出现假阳性。试验时可选用铜绿假单胞菌为阳性对照，大肠埃希菌为阴性对照。

【思考题】

简述脑膜炎奈瑟菌、淋病奈瑟菌和卡他莫拉菌的菌落形态和染色特性。

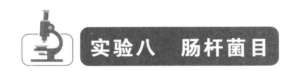

实验八　肠杆菌目

一、埃希菌属

【实验目的】

1. 掌握 大肠埃希菌的菌体特点、染色性、分离培养和基本生化反应。

2. 熟悉 大肠埃希菌的鉴定方法。

【实验仪器和材料】

1. 仪器 生物安全柜、恒温培养箱、高压蒸汽灭菌器、远红外灭菌器。实验八以下其他菌所用实验仪器同大肠埃希菌属。

2. 菌种 大肠埃希菌、肠致病型大肠埃希菌（EPEC）、肠产毒性大肠埃希菌（ETEC）、肠侵袭型大肠埃希菌（EIEC）、肠出血型大肠埃希菌（EHEC）。

3. 培养基 血琼脂平板、SS平板、MAC平板或中国蓝平板、伊红美蓝（EMB）琼脂平板、山梨醇-麦康凯（SMAC）平板、克氏双糖铁（KIA）培养基、动力-吲哚-尿素（MIU）培养基、葡萄糖蛋白胨水、枸橼酸盐琼脂斜面、硝酸盐培养基、苯丙氨酸琼脂斜面。

4. 试剂 氧化酶试剂、3% H_2O_2 溶液、硝酸盐还原试剂、甲基红试剂、苯丙氨酸脱氨酶试剂、吲哚试剂、EPEC多价诊断血清和12种单价诊断血清、EIEC多价诊断血清和8种单价诊断血清、革兰染液、鞭毛染液。

5. 其他 豚鼠、家兔、手术器械、载玻片、接种针、接种环。

【实验步骤】

1. 形态观察 大肠埃希菌制片并标记，革兰染色、鞭毛染色后显微镜观察。

2. 分离培养 大肠埃希菌分别分区划线接种于血琼脂平板、肠道选择培养基，35℃培养18～24小时观察细菌生长状况。

3. 生化反应 大肠埃希菌分别做氧化酶试验、触酶试验，并接种于KIA、MIU、枸橼酸盐、硝酸盐、葡萄糖蛋白胨水、苯丙氨酸脱氨酶等生化反应管，35℃培养18～24小时，加入相应的试剂，观察结果。

4. 血清学试验

（1）EPEC的鉴定 取EPEC的KIA培养物，先分别与EPEC多价诊断血清做玻片凝集试验，若发生凝集，则再与该组中的各单价分型血清做玻片凝集试验。

（2）EIEC的鉴定 鉴定方法同EPEC，需注意本菌与志贺菌的区别。

（3）EHEC（O157：H7）的鉴定 不发酵或迟缓发酵山梨醇为本菌特征，挑取山梨醇–麦康凯（SMAC）平板上的无色、中等大小的菌落与大肠埃希菌O157抗血清做乳胶凝集试验。

5. 动物实验

（1）豚鼠角膜结膜炎试验 用纤维玻棒取EIEC菌液接种于豚鼠结膜囊内或用无菌滴管吸浓菌液滴眼，18～24小时后观察。

（2）肠段结扎法 用于检测不耐热肠毒素。取健康家兔1只，禁食2天，乙醚麻醉（吸入法）后剖腹取出小肠，自回盲末端开始结扎肠段6段，每段长5cm。一段为阳性对照（注入7922或7910产肠毒素标准菌株培养上清液2ml）；一段为阴性对照（注入 *E.coli* K–12W 1485培养上清液2ml）；其余四段注入ETEC的培养上清液2ml。注射完毕，将小肠送回腹腔，手术部位连续缝合，无菌纱布包扎，18～24小时后观察。

【实验结果】

1. 形态与染色特点 大肠埃希菌油镜下为两端钝圆、单个分散存在的革兰阴性中等大小杆菌、鞭毛染色为周毛菌。

2. 分离培养结果 大肠埃希菌在各种肠道选择培养基上，因培养基指示剂不同而产生不同颜色的菌落（表8–1）。

表8–1 大肠埃希菌在各种培养基上的菌落形态

培养基	菌落形态
血琼脂平板	圆形、灰白色、湿润、光滑、凸起、稍不透明、边缘整齐，直径2～3mm的菌落，部分菌株可产生β溶血环
MAC平板	红色、不透明、浑浊、较大的菌落
SS平板	红色、圆形、凸起、边缘整齐的菌落
中国蓝平板	蓝色、凸起、较大的菌落
伊红美蓝琼脂平板	紫黑色、有金属光泽、大而隆起的菌落
山梨醇–麦康凯平板	大肠埃希菌O157呈无色、中等大小的菌落，其余大肠埃希菌为红色菌落

3. 生化反应和其他实验结果

（1）氧化酶（–）、触酶（+）、硝酸盐还原（+）、苯丙氨酸（–）。

（2）大肠埃希菌生化特性 KIA（AA＋–）、MIU（＋＋–）、IMViC（＋＋––）。EIEC生化特性：动力阴性、不发酵或迟缓发酵乳糖、赖氨酸脱羧酶阴性。以上生化反应与志贺菌相似，故易与志贺菌属混淆。二者可用醋酸盐、黏质酸盐产酸试验、葡萄糖铵利用试验区分（表8–2）。

表 8 - 2　EIEC 与志贺菌生化试验的区别

生化反应	大肠埃希菌	志贺菌
醋酸盐	+	-
黏质酸盐	+	-
葡萄糖铵利用	+	-

4. 血清学试验　以 EPEC 的鉴定为例，EPEC 与某一组多价诊断血清发生凝集，则应与该组中的各单价分型血清做玻片凝集试验。若出现明显凝集，而阴性对照不凝集，则表示该菌具有某型 EPEC 的 K 抗原，需进一步鉴定其 O 抗原。用生理盐水将待检菌制成 $10^8/ml$ 的菌液，菌液 100℃ 水浴 1 小时后，再与该分型血清做玻片凝集。若与相应分型血清发生凝集，即表示该菌具有某型 EPEC 的 O 抗原。

5. 动物实验

（1）豚鼠角膜结膜炎实验　豚鼠产生典型的角膜结膜炎，角膜上皮细胞内可查见 EIEC。

（2）肠段结扎法检查各段肠内液体蓄积量　阴性对照肠段未见液体，阳性对照肠段内充满液体。试验组以液体潴留量与肠段长度之比作为毒素活力指标，一般以试验肠段平均积液量≥1ml/cm 者为阳性。ETEC 该试验阳性。

【注意事项】

1. 触酶、氧化酶试验宜从普通琼脂平板或 KIA 斜面上取菌，不宜用 SS 平板上的菌落，以免影响试验结果。

2. 用同一培养物接种一组生化试验管时，在接种枸橼酸盐培养基前，接种环（针）应火焰灭菌或先接种枸橼酸盐培养基，否则若将葡萄糖等营养物质带到该培养基内可造成假阳性。

3. 血清学凝集试验时须用生理盐水作阴性对照，以防部分菌株发生自凝而影响结果判断。

【思考题】

1. 请描述 MAC 平板、SS 平板上大肠埃希菌的菌落形态。

2. 请简述血清学凝集试验时的注意事项。

3. 请简述 KIA、MIU 鉴定培养基的实验原理。

二、克雷伯菌属

【实验目的】

1. 熟悉　克雷伯菌属的生物性状和生化反应特点。

2. 掌握　氨基酸脱羧酶实验、苯丙氨酸脱氨酶实验的原理及方法。

【实验仪器和材料】

1. 菌种　肺炎克雷伯菌。

2. 培养基　MAC 平板、SS 平板、苯丙氨酸培养基、鸟氨酸培养基和对照培养基。

3. 试剂　革兰染色液、10% $FeCl_3$ 溶液。

【实验步骤】

1. 形态观察　肺炎克雷伯菌制片并标记，革兰染色后显微镜观察。

2. 分离培养　肺炎克雷伯菌分别分区划线接种在 MAC 平板和 SS 平板上，35℃培养箱中培养 18 ~ 24 小时，观察生长情况。

3. 苯丙氨酸脱氨酶试验　将肺炎克雷伯菌接种在苯丙氨酸培养基，35℃培养箱中培养 18 ~ 24 小时,滴加 10% $FeCl_3$ 溶液 1~2 滴。

4. 氨基酸脱羧酸酶试验　将肺炎克雷伯菌接种在鸟氨酸培养基和对照培养基中,并加入液体石蜡,35℃培养箱中培养 18~24 小时观察结果(表8-3)。

表 8-3　氨基酸脱羧酸酶的结果判断标准

对照管	测定管	结果
黄	黄	阴性
黄	紫	阳性
紫	/	试验无意义

【实验结果】

1. 形态与染色特点　肺炎克雷伯菌油镜下为单个、成对或成短链状排列革兰阴性直杆菌。

2. 分离培养结果　如表8-4所示。

表 8-4　肺炎克雷伯菌在各种培养基上的菌落形态

培养基	菌落形态
MAC 平板	红色、边缘整齐、直径约为 2~3mm 较大的菌落
SS 平板	红色、圆形、边缘整齐的菌落

3. 生化反应结果　苯丙氨酸脱氨酶实验(-),氨基酸脱羧酸酶实验(-)

【注意事项】

苯丙氨酸脱氨酶试验中,加入 $FeCl_3$ 溶液应立即观察结果,延长反应时间会引起褪色。

【思考题】

1. 克雷伯菌属和肠杆菌属细菌的鉴别要点分别是什么?
2. 氨基酸脱羧酸酶试验、苯丙氨酸脱氨酶试验的原理是什么?

三、志贺菌属和沙门菌属

【实验目的】

掌握　志贺菌属和沙门菌属菌体特点、染色性、分离培养、基本生化反应及血清学鉴定方法,肥达试验的原理、操作方法和结果判断。

【实验仪器和材料】

1. 菌种　福氏志贺菌、鲍氏志贺菌或宋内志贺菌、肠沙门菌伤寒血清型或乙型副伤寒血清型。

2. 培养基　MAC 平板、SS 平板、中国蓝平板、伊红美蓝琼脂平板、KIA 培养基、MIU 培养基、硝酸盐培养基、葡萄糖蛋白胨水培养基、苯丙氨酸琼脂培养基、枸橼酸盐培养基、氨基酸脱羧酶及对照培养基。

3. 试剂　氧化酶试剂、3% H_2O_2 溶液、甲基红试剂、硝酸盐还原试剂、苯丙氨酸脱氨酶试剂、吲哚试剂、志贺菌属诊断血清、沙门菌属诊断血清,伤寒沙门菌"O""H"诊断菌液,甲型、乙型、丙型副伤寒沙门菌"H"诊断菌液,伤寒或副伤寒患者血清、革兰染液、鞭毛染液。

4. 其他　载玻片、试管、试管架、吸管、恒温水浴箱。

【实验步骤】

1. 形态观察　上述菌制片并标记,革兰染色、鞭毛染色后镜检。

2. 分离培养 上述菌接种肠道选择培养基并标记，35℃培养18～24小时观察细菌生长状况。

3. 生化反应 上述菌分别做氧化酶试验、触酶试验，并分别接种于KIA、MIU、葡萄糖蛋白胨水、苯丙氨酸琼脂、枸橼酸盐、硝酸盐和氨基酸脱羧酶及对照生化反应管，35℃孵育18～24小时。

4. 血清学试验

（1）志贺菌属的鉴定 取1环或数滴志贺菌属A～D群多价诊断血清于载玻片一端，再取志贺菌的数个纯菌落与之混合，同时在载玻片另一端取相同志贺菌与生理盐水混合作对照；凝集者需再用志贺菌属A、B、C、D群单价血清做玻片凝集试验。

（2）沙门菌属的分型鉴定 初步检查疑似沙门菌者，做玻片凝集试验。先用沙门菌属A～F群多价"O"诊断血清做玻片凝集试验，同时以生理盐水作对照；凝集者需再用沙门菌属单价"O"因子血清做玻片凝集试验。最后与沙门菌属H因子血清做玻片凝集试验。

5. 肥达试验（Widal test）

（1）5排试管，每排7支，做标记。

（2）第一排每支试管内加入0.5ml生理盐水。待检患者血清做1∶10稀释，取0.5ml加入第一支管，混匀，取0.5ml加入第二支管，以此类推，依次倍比稀释至第六管，稀释度分别为1∶20、1∶40、1∶80、1∶160、1∶320、1∶640。

（3）如上法所示，稀释第二至五各排试管的血清。

（4）第一排管加入诊断用伤寒"O"菌液0.5ml，第二排各管加入诊断用伤寒"H"菌液0.5ml，第三排各管加入诊断用甲型副伤寒菌液0.5ml，第四排各管加入诊断用乙型副伤寒菌液0.5ml，第五排各管加入诊断用丙型副伤寒菌液0.5ml。最终各管血清稀释度分别为1∶40、1∶80、1∶160、1∶320、1∶640、1∶1280。每排第七管均为本排菌液对照管，每管液体总量1ml（表8－5）。

表8－5 肥达试验方法

菌液种类	试验管（每管0.5ml稀释血清）						对照管生理盐水
	1∶20	1∶40	1∶80	1∶160	1∶320	1∶640	
伤寒"O"菌液	0.5	0.5	0.5	0.5	0.5	0.5	0.5
伤寒"H"菌液	0.5	0.5	0.5	0.5	0.5	0.5	0.5
甲型副伤寒菌液	0.5	0.5	0.5	0.5	0.5	0.5	0.5
乙型副伤寒菌液	0.5	0.5	0.5	0.5	0.5	0.5	0.5
丙型副伤寒菌液	0.5	0.5	0.5	0.5	0.5	0.5	0.5
血清最终稀释度	1∶40	1∶80	1∶160	1∶320	1∶640	1∶1280	—

注：振荡混匀，置45℃水浴箱中2小时或35℃水浴箱4小时，取出置室温或放冰箱中过夜，次日观察，记录结果。

【实验结果】

1. 形态与染色特点 志贺菌和沙门菌均为散在排列的革兰阴性杆菌。志贺菌无鞭毛，沙门菌为周毛菌。

2. 分离培养结果

（1）志贺菌在MAC平板、SS平板上形成圆形、微凸、无色透明或半透明、湿润、1～2mm的光滑型菌落；宋内志贺菌菌落稍大，某些菌株迟缓发酵乳糖，48小时后形成粉红色、扁平、粗糙型菌落。

（2）沙门菌在MAC平板、SS平板上形成无色透明或半透明、光滑湿润的小菌落；产生硫化氢的菌株在SS平板上菌落中心呈黑褐色。

3. 生化反应和其他试验结果 志贺菌和沙门菌均为氧化酶（－），触酶（＋），硝酸盐还原（＋）。志贺菌属和沙门菌属的部分生化反应结果见表8－6。

表 8 – 6　志贺菌和沙门菌的部分生化反应

菌液	KIA				MIU			V – P	苯丙氨酸	硝酸盐
	斜面	底层	产气	H$_2$S	动力	吲哚	脲酶			
志贺菌	K	A	-/+	–	–	-/+	–	–	–	+
伤寒沙门菌	K	A	–	-/+	+	–	–	–	–	+
甲型副伤寒沙门菌	K	A	+	–	+	–	–	–	–	+
乙型副伤寒沙门菌	K	A	+	+	+	–	–	–	–	+

注：K：碱性；A：酸性；+/–：多数为阳性；–/+：多数为阴性。

4. 血清学试验结果

（1）志贺菌的分型鉴定　待检菌与志贺菌属 A ~ D 群多价血清混合后，数分钟内出现肉眼可见的颗粒状凝集现象，而对照呈现均匀浑浊，即为阳性；需进一步用 A、B、C、D 群单价血清与该菌做玻片凝集试验以定型。如与多价血清不凝集，考虑 K 抗原的存在或 4 种多价血清以外的型别。

（2）沙门菌的分型鉴定　待检菌与沙门属 A ~ F 群多价"O"诊断血清 5 分钟内出现凝集，而对照呈现均匀浑浊即为阳性。若生化反应典型，但"O"凝集试验为阴性，应考虑是否有"Vi"抗原存在。可将该菌与"Vi"因子血清做玻片凝集试验，若出现凝集，即表示有"Vi"抗原。此时需用无菌生理盐水将菌苔洗下，制成浓厚菌悬液，加热 100℃ 30 分钟，冷却后，再将该菌悬液与 A ~ F 群多价"O"诊断血清做凝集试验。若与 A ~ F 群多价"O"诊断血清发生凝集，应进一步再用沙门菌属单价"O"因子血清做玻片凝集试验，以确定该菌种属于哪一群。一般先选用本地区检出率最高的菌型之血清做玻片凝集试验。确定沙门菌的菌群后，待检菌与沙门菌属第 Ⅰ 相 H 因子血清（a、b、c、d……）混合，检测其第 Ⅰ 相 H 抗原，用沙门菌属第 Ⅱ 相 H 因子血清（1、2、3、4……）检测第 Ⅱ 相 H 抗原、出现凝集现象，即可确定该沙门菌的型别。

5. 肥达试验　结果判断与分析：先观察对照管，正常应无凝集；观察各试验管的凝集情况，根据凝集反应的强弱，分别以"＋＋＋＋""＋＋＋""＋＋""＋""－"记录。

（1）＋＋＋＋　上层液完全澄清，细菌凝集块全部沉于管底。

（2）＋＋＋　上层液轻度浑浊（澄清度为 75%），大部分细菌凝集块沉于管底。

（3）＋＋　上层液中度浑浊（澄清度为 50%），部分（50%）细菌凝集块沉于管底。

（4）＋　上层液浑浊（澄清度为 25%），管底可见微细的凝集块。

（5）－　管内液体均匀浑浊，无凝集颗粒，同对照管。

以出现"＋＋"凝集现象的血清最高稀释度为该血清的凝集效价。一般认为伤寒沙门菌 O 抗体凝集效价在 1∶80 以上，H 抗体效价在 1∶160 以上，甲型、乙型、丙型副伤寒沙门菌 H 抗体凝集效价在 1∶80 以上有诊断意义。

【注意事项】

1. 细菌表面抗原的存在可影响"O"凝集试验的结果，应加热去除表面抗原，然后再做"O"凝集试验。

2. 志贺菌与某些大肠埃希菌（如 EIEC）有相同抗原，可产生交叉凝集反应，故鉴定时应结合生化反应，不能单靠血清学结果。

3. 肥达试验加诊断菌液时，应按表 8 – 5 从对照管开始向前加，每管 0.5ml。

4. 肥达试验结果观察时，应先观察对照管有无凝集，若对照管发生凝集，则抗原或盐水有问题，需重做试验。

5. 肥达试验观察结果时勿振荡试管，先观察，必要时轻摇试管，根据液体浑浊程度和凝块大小记录结果。

6. "H" 凝集为絮状沉淀，疏松大团块沉于管底，轻摇易散开；"O" 凝集为颗粒状沉淀，轻摇不易散开

【思考题】

1. 试述肥达试验的基本原理和结果判断。

2. 肥达试验的注意事项有哪些？

四、枸橼酸杆菌属、肠杆菌属和沙雷菌属

【实验目的】

1. 掌握 枸橼酸杆菌属、肠杆菌属和沙雷菌属菌体特点和染色性。

2. 熟悉 枸橼酸杆菌属、肠杆菌属和沙雷菌属细菌分离培养、生化反应及鉴定方法。

【实验仪器和材料】

1. 菌种 弗劳地枸橼酸杆菌、产气肠杆菌、黏质沙雷菌。

2. 培养基 血琼脂平板、MAC 平板、中国蓝平板、SS 平板、KIA 培养基、MIU 培养基、葡萄糖蛋白胨水、枸橼酸盐培养基、苯丙氨酸琼脂、硝酸盐培养基、氨基酸脱羧酶及对照培养基、0.2% DNA 琼脂、明胶培养基等。

3. 试剂 氧化酶试剂、触酶试剂、甲基红试剂、硝酸盐还原试剂、V-P 试剂、3% H_2O_2 溶液、吲哚试剂、鞭毛染液、革兰染液、荚膜染液等。

4. 其他 载玻片、生理盐水、培养箱。

【实验步骤】

1. 形态观察 上述细菌制片并标记，分别革兰染色、鞭毛染色、荚膜染色后镜检。

2. 分离培养 挑取上述细菌分别接种在血琼脂平板、肠道选择培养基上，35℃培养 18~24 小时，观察结果。

3. 生化反应 待检菌分别做氧化酶试验、触酶试验，并分别接种于葡萄糖蛋白胨水、苯丙氨酸琼脂、KIA 培养基、MIU 培养基、枸橼酸盐培养基、氨基酸脱羧酶及对照培养基、硝酸盐培养基，35℃培养 18~24 小时。

【实验结果】

1. 形态与染色特点

（1）革兰染色镜检 弗劳地枸橼酸杆菌为革兰阴性杆菌，单个或成双排列；产气肠杆菌为革兰阴性杆菌，菌体短而粗；黏质沙雷菌为革兰阴性杆菌，菌体短小，单个或短链排列。

（2）鞭毛染色镜检 弗劳地枸橼酸杆菌、产气肠杆菌、黏质沙雷菌均为周毛菌。

（3）荚膜染色镜检 产气肠杆菌有明显的荚膜；弗劳地枸橼酸杆菌、黏质沙雷菌无荚膜。

2. 分离培养结果

（1）弗劳地枸橼酸杆菌 在 MAC 平板上形成中等大小的红色菌落；在中国蓝平板上形成蓝色菌落；产硫化氢菌株在 SS 平板上菌落中心呈黑色。

（2）产气肠杆菌 在血琼脂平板上形成较大、圆形凸起、湿润、灰白色、不溶血的黏液样菌落；在 MAC 平板上形成较大、湿润、红色、黏液样菌落；在中国蓝平板上形成大而湿润的蓝色菌落。

（3）黏质沙雷菌 产生明显红色素。在血琼脂平板上形成圆形、光滑湿润的红色菌落；在 MAC 平板、中国蓝平板上均为红色菌落。

3. 生化反应和其他试验结果 上述细菌氧化酶均（−）、触酶均（＋）。弗劳地枸橼酸杆菌、产气肠杆菌及黏质沙雷菌的生化反应结果见表8 − 7。

表8 − 7 枸橼酸杆菌、肠杆菌与沙雷菌的生化反应

菌种	KIA				MIU			V − P	苯丙氨酸	硝酸盐	枸橼酸	鸟氨酸	赖氨酸
	斜面	底层	产气	H_2S	动力	吲哚	脲酶						
弗劳地枸橼酸杆菌	A	A	+	+/−	+	−/+	−/+	−	−	+	+	−	−
产气肠杆菌	A	A	+	−	+	−	+	+	−	+	+	+	+
黏质沙雷菌	K	A	+/−	−	+	−	+	+	−	+	+	+	+

（1）枸橼酸杆菌属与相似菌属的鉴别，见表8 − 8。

表8 − 8 枸橼酸杆菌与相似菌属的鉴别

试验	伤寒沙门菌	枸橼酸杆菌属	爱德华菌属
明胶液化	−	−	−
赖氨酸脱羧酶	+	−	+
枸橼酸盐	−	+	
吲哚		+/−	+

（2）肠杆菌属及沙雷菌属之间的鉴别 可用动力、山梨醇、DNA酶等试验鉴别，见表8 − 9。

表8 − 9 肠杆菌属、沙雷菌属的鉴别

试验	肠杆菌属	沙雷菌属
动力	+	+
山梨醇	+/−	+
DNA 酶	−	+
棉子糖	+	+/−

（3）属内种的鉴别

枸橼酸杆菌属：根据鸟氨酸脱羧酶试验可将枸橼酸杆菌属的细菌分为阳性、阴性两组，再通过丙二酸盐、尿素、蔗糖分解等试验鉴定到种。

肠杆菌属：初步鉴定试验IMViC − − + +，种的鉴定需要根据一组生化反应（如氨基酸脱羧酶试验、山梨醇发酵试验等）及是否产黄色素来确定。

沙雷菌属：触酶、明胶酶和DNA酶均阳性为本属的特征。沙雷菌属中临床分离率较高的主要是黏质沙雷菌，可用阿拉伯糖、木糖发酵试验与其他沙雷菌鉴别，黏质沙雷菌不发酵阿拉伯糖和木糖，其他沙雷菌一般发酵阿拉伯糖和木糖。

【注意事项】

1. 部分迟缓发酵乳糖的弗劳地枸橼酸杆菌在MAC平板上的菌落与沙门菌属相似，个别菌株还可与沙门菌属抗血清发生交叉凝集，要注意鉴别。可用赖氨酸脱羧酶试验、ONPC试验区分。

2. 肺炎克雷伯菌与阴沟肠杆菌的IMViC试验结果相同，应注意鉴别。可用赖氨酸脱羧酶试验、鸟氨酸脱羧酶试验、精氨酸双水解酶试验及动力试验区分。

【思考题】

1. 在肠杆菌科中哪些菌属产硫化氢？应如何鉴别？

2. 如何鉴别肠杆菌属与沙雷菌属？

五、变形杆菌属、摩根菌属和普罗威登斯菌属

【实验目的】

1. 掌握 变形杆菌属细菌的形态结构、培养方法、生化反应及鉴定依据。

2. 熟悉 摩根菌属、普罗威登斯菌属细菌的形态与染色特点、培养方法、生化反应及鉴定依据。

【实验仪器和材料】

1. 菌种 普通变形杆菌、奇异变形杆菌、产黏变形杆菌、摩根摩根菌和雷氏普罗威登斯菌。

2. 培养基 普通琼脂平板、血琼脂平板、MAC 平板、EMB 平板、SS 平板、KIA 培养基、MIU 培养基、硝酸盐培养基、葡萄糖蛋白胨水、枸橼酸盐培养基、苯丙氨酸琼脂、氨基酸脱羧酶及对照培养基。

3. 试剂 氧化酶试剂、3% H_2O_2 溶液、V-P 试剂、硝酸盐还原试剂、吲哚试剂、苯丙氨酸脱氨酶试剂、革兰染液、鞭毛染液。

4. 其他 载玻片、生理盐水。

【实验步骤】

1. 形态观察 上述细菌制片并标记，革兰染色、鞭毛染色后镜检。

2. 分离培养 上述细菌接种于普通琼脂平板、血琼脂平板及肠道选择培养基上，35℃培养 18~24 小时，观察结果。

3. 生化反应 待检菌分别做氧化酶试验、触酶试验，并接种于葡萄糖蛋白胨水、苯丙氨酸琼脂、KIA 培养基、MIU 培养基、氨基酸脱羧酶及对照培养基、枸橼酸盐培养基中，35℃孵育 18~24 小时，观察结果。

【实验结果】

1. 形态与染色特点

（1）革兰染色镜检 变形杆菌为革兰阴性杆菌，两端钝圆，呈多形性；雷氏普罗威登斯菌、摩根摩根菌的形态、染色与变形杆菌相似。

（2）鞭毛染色镜检 变形杆菌、雷氏普罗威登斯菌、摩根摩根菌均有周鞭毛，但摩根摩根菌某些株 30℃以上培养时无鞭毛。

2. 分离培养结果

（1）普通变形杆菌、奇异变形杆菌 在普通琼脂平板和血琼脂平板上，形成以接种部位为中心的同心圆，并蔓延成波纹状薄膜，布满整个平板表面（迁徙生长）；在肠道选择培养基上无迁徙生长现象。在 MAC 平板上形成圆形、扁平、无色透明或半透明的菌落；在 SS 平板上产硫化氢的菌株菌落中心呈黑色。

（2）雷氏普罗威登斯菌 在普通琼脂平板上无迁徙生长现象；在血琼脂平板上形成湿润、凸起、灰白色、中等大小的菌落；MAC 平板上形成凸起、无色透明的菌落。

（3）摩根摩根菌 在普通平板上无迁徙生长现象；在血琼脂平板上形成圆形、光滑、湿润、灰白色、中等大小的菌落；在 MAC 平板上为无色透明或半透明的菌落。

3. 生化反应和其他试验结果 变形杆菌、雷氏普罗威登斯菌、摩根摩根菌氧化酶均（-）、触酶均（+）。变形杆菌属、普罗威登斯菌属及摩根菌属之间的鉴别见表 8-10，变形杆菌、普罗威登斯菌和摩根菌的生化反应特点见表 8-11。

表 8 – 10　变形杆菌属、普罗威登斯菌属及摩根菌属的鉴别

试验	变形杆菌属	普罗威登斯菌属	摩根菌属
硫化氢	+	-	-
鸟氨酸 *	+ / -	-	+
枸橼酸盐	+ / -	+	-
脲酶 *	+	- *	+

注：雷氏普罗威登斯菌脲酶（＋）；普通变形杆菌鸟氨酸脱羧酶（-）；奇异变形杆菌鸟氨酸脱羧酶（＋）。

表 8 – 11　变形杆菌、普罗威登斯菌和摩根菌的生化反应

菌种	KIA				MIU			V – P	苯丙氨酸	硝酸盐	鸟氨酸脱羧酶
	斜面	底层	产气	H₂S	动力	吲哚	脲酶				
普通变形杆菌	K	A	+	+	+	+	+	-	+	+	-
奇异变形杆菌	K	A	+	+	+	-	+	-	+	+	+
产黏变形杆菌	K	A	+	-	+	-	+	-	+	+	-
雷氏普罗威登斯菌	K	A	-	-	+	+	+	-	+	+	-
摩根摩根菌	K	A	-	-	+	+	+	-	+	+	+

【思考题】

1. 简述如何鉴别变形杆菌属、普罗威登斯菌属和摩根菌属。

2. 简述变形杆菌的迁徙生长现象。

六、耶尔森菌科及哈夫尼亚菌科

【实验目的】

1. 熟悉　耶尔森菌科细菌的菌体特点、染色性和基本生化反应。

2. 了解　哈夫尼亚菌科细菌的菌体特点、染色性和基本生化反应。

【实验仪器和材料】

1. 菌种　小肠结肠炎耶尔森菌、蜂房哈夫尼亚菌。

2. 培养基　MAC 平板、KIA 培养基、MIU 培养基、硝酸盐培养基、枸橼酸盐琼脂斜面、半固体培养基、葡萄糖蛋白胨水、氨基酸脱羧酶培养基及苯丙氨酸琼脂培养基。

3. 试剂　氧化酶试剂、甲基红试剂、硝酸盐还原试剂、V – P 试剂、3% H₂O₂溶液、吲哚试剂、革兰染液、鞭毛染液。

4. 其他　载玻片、生理盐水、培养箱。

【实验步骤】

1. 形态观察　小肠结肠炎耶尔森菌、蜂房哈夫尼亚菌制片并标记，革兰染色、鞭毛染色镜检。

2. 分离培养　小肠结肠炎耶尔森菌、蜂房哈夫尼亚菌接种于 MAC 平板上，35℃培养 18～24 小时，观察结果。

3. 生化反应　小肠结肠炎耶尔森菌、蜂房哈夫尼亚菌分别做氧化酶试验、触酶试验，并接种于 KIA 培养基、MIU 培养基、半固体培养基、枸橼酸盐培养基、葡萄糖蛋白胨水、硝酸盐培养基、氨基酸脱羧酶培养基及苯丙氨酸琼脂培养基中，35℃培养 18～24 小时，观察结果。小肠结肠炎耶尔森菌 V – P 试验和动力试验还需做 25℃培养。

【实验结果】

1. 形态与染色特点　小肠结肠炎耶尔森菌为革兰阴性球杆菌，偶有两极浓染，35℃培养无鞭毛，25℃培养有鞭毛。蜂房哈夫尼亚菌为革兰阴性杆菌，有周鞭毛。

2. 分离培养结果　小肠结肠炎耶尔森菌在 MAC 平板上形成圆形无色半透明扁平的小菌落；蜂房哈夫尼亚菌在 MAC 平板上形成无色菌落。

3. 生化反应和其他试验结果　小肠结肠炎耶尔森菌、蜂房哈夫尼亚菌氧化酶均（－）、触酶均（＋）。小肠结肠炎耶尔森菌和蜂房哈夫尼亚菌的生化反应结果见表 8 - 12。

表 8 - 12　小肠结肠炎耶尔森菌和蜂房哈夫尼亚菌的生化反应

菌种	KIA				MIU			V - P	苯丙氨酸	硝酸盐	鸟氨酸	枸橼酸
	斜面	底层	产气	H$_2$S	动力	吲哚	脲酶					
小肠结肠炎耶尔森菌	K	A	－	－	＋（25℃） －（35℃）	－／＋	＋	＋（25℃） －（35℃）	－	＋	＋	－
蜂房哈夫尼亚菌	K	A	＋	－	＋	－	－	＋	－	＋	＋	－

【注意事项】

小肠结肠炎耶尔森菌与痢疾志贺菌在 KIA 上的结果相似，均发酵葡萄糖、不发酵乳糖，注意鉴别。二者可用蔗糖发酵试验、山梨醇发酵试验、25℃动力试验和血清学试验加以区分。

【思考题】

小肠结肠炎耶尔森菌动力试验有何特点？

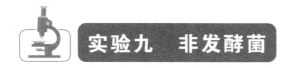

实验九　非发酵菌

【实验目的】

1. 掌握　非发酵菌的菌落特征、镜下形态和主要生化反应的结果判断。

2. 熟悉　非发酵菌的实验方法。

3. 了解　非发酵菌各生化反应的原理、方法和注意事项。

【实验仪器和材料】

1. 仪器　普通光学显微镜、非发酵细菌微量生化鉴定系统

2. 菌种　铜绿假单胞菌、嗜麦芽窄食单胞菌和鲍曼不动杆菌。

3. 试剂、材料　肉汤培养基、普通琼脂平板、血琼脂平板（血平板）、SS 平板，MAC（麦康凯）平板、MIU 培养基、O/F（氧化－发酵）培养基、糖类发酵培养基（麦芽糖、木糖）、硝酸盐培养基，精氨酸双水解培养基、枸橼酸盐培养基、赖氨酸脱羧酶培养基等，革兰染液、鞭毛染液、氧化酶纸片或试剂、3%H$_2$O$_2$溶液（现用现配）、硝酸盐还原试剂、吲哚试剂等，无菌生理盐水、无菌液体石蜡、载（盖）玻片、空平皿、洁净滤纸、接种环（针）、擦镜纸、镜油、恒温培养箱、水浴锅、记号笔等。

【实验步骤】

1. 形态观察　铜绿假单胞菌、嗜麦芽窄食单胞菌和鲍曼不动杆菌制片并标记，再进行革兰染色和

鞭毛染色镜检，记录显微镜下细菌染色性、大小、形态和排列。

2. 分离培养 铜绿假单胞菌、嗜麦芽窄食单胞菌和鲍曼不动杆菌分别接种于普通琼脂平板、血琼脂平板、SS 平板、MAC 平板和肉汤培养基，35℃培养 18~24 小时，观察细菌生长状况，记录菌落大小、形态、表面、边缘、透明度、颜色和血琼脂平板上的溶血特点。

3. 生化反应 铜绿假单胞菌、嗜麦芽窄食单胞菌和鲍曼不动杆菌做氧化酶试验、触酶试验、O/F 试验、糖类发酵试验，接种 KIA 培养基、MIU 培养基，35℃培养 18~24 小时后观察结果。

【实验结果】

1. 涂片染色特点

（1）革兰染色 取三种非发酵菌进行革兰染色，油镜观察。均为革兰阴性杆菌，菌体长短不一、呈多形性、成双或成短链状排列。鲍曼不动杆菌常成双排列。

（2）鞭毛染色 取铜绿假单胞菌进行鞭毛染色，油镜观察。可见菌体一端有 1~3 根鞭毛。挑取嗜麦芽窄食单胞菌进行鞭毛染色，油镜观察。可见菌体一端有丛鞭毛，鞭毛常在 3 根以上。挑取鲍曼不动杆菌进行鞭毛染色，镜下可见菌体呈红色，无鞭毛。

2. 分离培养 将铜绿假单胞菌、嗜麦芽窄食单胞菌和鲍曼不动杆菌接种于肉汤培养基、普通琼脂平板、血琼脂平板、SS 平板、MAC 平板，35℃培养 18~24 小时，观察菌落形态。

铜绿假单胞菌为专性需氧，在肉汤培养基中形成菌膜，菌膜下的菌液浑浊或澄清，呈黄绿色或蓝绿色。本菌营养要求不高，在普通琼脂平板上生长良好，形成圆形扁平、大小不一、表面光滑湿润、边缘不整齐的菌落，菌落常融合在一起，产生水溶性色素将琼脂染成黄绿色或蓝绿色。在血琼脂平板上形成大而扁平、有金属光泽、有生姜味、灰绿色或蓝绿色菌落，菌落周围有透明溶血环。在 SS 平板、MAC 平板上形成微小、半透明的淡黄色菌落，48 小时后呈棕绿色。

嗜麦芽窄食单胞菌在普通琼脂平板和血琼脂平板上形成圆形凸起、光滑湿润、边缘不整齐、不透明的灰黄色菌落，经 48 小时培养后，菌落中心颜色加深，在血琼脂平板上不溶血有氨味。在 SS 平板、MAC 平板上形成无色或淡黄色小菌落。

鲍曼不动杆菌在普通琼脂平板和血平板上形成圆形凸起、光滑湿润、边缘整齐、不透明、有黏性的灰白色菌落，在血平板上大多不溶血。在 SS 平板上不生长。在 MAC 平板上生长良好，形成无色或淡粉红色菌落。

3. 生化反应 挑取产色素的铜绿假单胞菌（若菌株不产色素应选 42℃生长的）、嗜麦芽窄食单胞菌分别做氧化酶试验、触酶试验；接种 O/F 培养基、糖类发酵培养基、硝酸盐培养基、赖氨酸脱羧酶培养基、精氨酸双水解酶培养基、MIU 培养基、枸橼酸盐培养基。其中 O/F 培养基、麦芽糖和木糖发酵管各 2 支，每种各取 1 支加入液体石蜡油。35℃培养 18~24 小时，观察结果。结果见表 9-1。

表 9-1 非发酵菌的主要生化反应

生化反应菌种	MIU			O/F	麦芽糖	木糖	氧化酶	触酶	枸橼酸盐	精氨酸双水解酶	硝酸盐还原	赖氨酸脱羧酶
	动力	吲哚	脲酶									
铜绿假单胞菌	+	-	+/-	O	-	O	+	+	+	+	+	-
嗜麦芽窄食单胞菌	+	-	-	O	O	-	-	+	/	-	-/+	+
鲍曼不动杆菌	-	-	-	O	O	O	-	+	+	+	-	/

【注意事项】

1. 绿脓菌素是铜绿假单胞菌鉴定的重要依据，但是色素的产生受到很多因素的影响，如临床从痰液分离到的黏液型菌株，需在实验室传代培养数代后才恢复典型菌落和产生色素的能力。另外，培养温度和培养基成分也会影响本菌产生色素的能力。故实验时应使用阳性菌株做对照。

2. 对于不产生色素的铜绿假单胞菌，除可通过硝酸盐还原产氮气、42℃生长试验进行鉴定外，还可以用乙酰胺快速检查法、荧光快速检查法、噬菌体检查法加以区分。

3. 嗜麦芽窄食单胞菌氧化葡萄糖缓慢，在葡萄糖 O/F 试验培养基中培养 18～24 小时后，培养基可呈中性或弱碱性，常常误判为产碱杆菌属细菌，鉴定时需注意延长培养时间到 48 小时。

4. 鲍曼不动杆菌进行革兰染色时不易脱色，易染成偏紫色，误判为革兰阳性球菌，实验时应注意鉴别。

【思考题】

怎样鉴别不动杆菌与其他非发酵菌、肠杆菌科细菌？

 实验十　弧菌属、气单胞菌属、弯曲菌属和螺杆菌属菌

一、弧菌属

【实验目的】

1. **掌握**　弧菌属的形态染色、培养特性、主要生化反应及鉴定依据。

2. **熟悉**　弧菌属鉴定的检验程序。

【实验仪器和材料】

1. **仪器**　普通光学显微镜。

2. **菌种**　O1 群霍乱弧菌（减毒株）和副溶血性弧菌 2～4 小时肉汤培养物。

3. **试剂、材料**　硫代硫酸盐柠檬酸盐胆盐蔗糖（thiosulfate citrate bile salts sucrose，TCBS）琼脂平板、碱性蛋白胨水、碱性琼脂平板、4 号琼脂平板、Müller－Hinton（MH）琼脂平板（含 0.5% NaCl）、我妻兔血琼脂平板、不含 NaCl 肉汤、6% NaCl 肉汤、10% NaCl 肉汤、KIA 生化反应管、MIU 生化反应管、葡萄糖蛋白胨水、诊断血清（霍乱 O1 群、O139 群血清及 B、C 因子血清）、氧化酶试剂、V－P 试剂、革兰染液、浓硫酸、0.5% 去氧胆酸钠、2.5% 鸡红细胞盐水悬液、1% 绵羊红细胞、多黏菌素 B、第Ⅳ组和Ⅴ组霍乱弧菌噬菌体、O/129（10μg/片及 150μg/片）纸片、无菌滴管、生理盐水、滤纸片、载玻片、盖玻片、接种针、接种环等。

【实验步骤】

1. **形态观察**　挑取霍乱弧菌、副溶血性弧菌的固体培养物制片，革兰染色，镜检。

2. **动力观察**　取霍乱弧菌液体培养物制片，悬滴法观察动力。

3. **分离培养**　挑取霍乱弧菌接种于碱性蛋白胨水、TCBS 琼脂平板和 4 号琼脂平板上。挑取副溶血性弧菌接种于 TCBS 琼脂平板上，置 35℃培养 18～24 小时后观察细菌生长状况。

4. **生化反应**　挑取霍乱弧菌和副溶血性弧菌作氧化酶试验，并接种于 KIA 生化反应管、MIU 生化反应管，置 35℃培养 18～24 小时，观察结果。

5. 霍乱弧菌初筛试验

（1）霍乱红试验 将霍乱弧菌接种于碱性蛋白胨水培养基，35℃培养18～24小时，加入浓硫酸数滴，混合后观察颜色变化。

（2）黏丝试验 将0.5%去氧胆酸钠水溶液滴加在玻片上，取霍乱弧菌菌落与试剂研磨混匀制成浓厚悬液，立即观察悬液是否变黏稠，并用接种针挑取悬液，是否可拉丝。

（3）O/129敏感试验将霍乱弧菌接种于含0.5%NaCl的MH琼脂平板，贴上O/129两种药敏纸片即10μg/片及150μg/片，置35℃培养18～24小时。

6. 霍乱弧菌生物分型试验

（1）鸡红细胞凝集试验 在洁净的玻片上加1滴生理盐水，取O1群霍乱弧菌固体培养物少许，与生理盐水混匀制成浓厚菌液，加2.5%的鸡红细胞盐水悬液1滴于上述菌液中，充分混匀，1分钟内出现凝块者为阳性。

（2）多黏菌素B敏感试验 将1.5%营养琼脂加热融化后冷却至50℃左右，加入50U/ml多黏菌素B，摇匀后倾注平板，取O1群霍乱弧菌2～3小时肉汤培养物1滴，种于平板表面，待干后35℃培养18～24小时，观察结果，以不生长或生长不足10个菌落为敏感。

（3）V-P试验 取O1群霍乱弧菌接种于葡萄糖蛋白胨水培养基中，35℃培养18～24小时，加入V-P试剂观察结果。

（4）羊红细胞溶血试验 取O1群霍乱弧菌肉汤培养物1ml，与1%绵羊红细胞1ml混匀，置37℃水浴2小时，初步观察有无溶血现象，再放4℃冰箱过夜，观察最后结果，如有50%红细胞被溶解即为溶血试验阳性，试验设已知溶血株、不溶血株和肉汤管做对照。

（5）第Ⅳ组和Ⅴ组霍乱弧菌噬菌体裂解试验 取O1群霍乱弧菌2～4小时肉汤培养物0.2ml，加入已融化并冷却至50℃的0.7%4ml半固体琼脂中，混匀后倾注于含1.5%琼脂的营养琼脂上制成双层平板，重复以上操作，制作2个双层平板。凝固后分别滴加第Ⅳ组噬菌体（10^6pfu/ml）和第Ⅴ组噬菌体（10^6pfu/ml）各1滴，待干后35℃培养18～24小时，出现噬斑（裂解）者为阳性，未出现噬斑（裂解）者为阴性。

7. 血清凝集试验 将分离的霍乱弧菌菌落与霍乱O1群、O139群血清做玻片凝集试验以确定群，如果属于O1群，再用霍乱弧菌O1群B、C因子血清做玻片凝集试验以确定型。

8. 嗜盐性试验 将霍乱弧菌和副溶血性弧菌分别接种于不含NaCl和含有6%NaCl、10%NaCl的肉汤培养基中，置35℃孵育18～24小时后观察生长状况。

9. 神奈川（Kanagawa）试验 取副溶血性弧菌液体培养物，涂布在我妻兔血琼脂平板上，涂面直径约1cm，置35℃培养18～24小时后观察。

【实验结果】

1. 形态与染色特点 霍乱弧菌和副溶血性弧菌均为革兰染色阴性，菌体呈直的杆状或弯曲呈弧形。

2. 动力观察 镜下可见霍乱弧菌运动活泼，呈穿梭样运动。

3. 分离培养结果

（1）霍乱弧菌在碱性蛋白胨水培养基表面形成菌膜，培养基浑浊，碱性琼脂平板上形成无色或蓝灰色、光滑湿润、边缘整齐的水滴样菌落。TCBS琼脂平板上形成圆形、光滑湿润、边缘整齐的黄色菌落，4号琼脂平板上形成中心呈灰褐色的菌落。

（2）副溶血性弧菌在TCBS琼脂平板上形成凸起、湿润的绿色菌落。

4. 生化反应结果 霍乱弧菌和副溶血弧菌主要生化反应结果见表10-1。

表 10 - 1 霍乱弧菌和副溶血弧菌的主要生化反应

KIA				MIU			氧化酶
斜面	底层	产气	H₂S	动力	吲哚	脲酶	
K	A	-	-	+	+	-	+

注:用于接种副溶血弧菌的 KIA、MIU 生化反应管需适当提高盐浓度,否则不宜细菌生长。

5. 霍乱弧菌初筛试验结果

(1) 霍乱红试验 在霍乱弧菌碱性蛋白胨水培养物中加入浓硫酸数滴充分混合,培养液呈红色,即霍乱红试验为阳性。

(2) 黏丝试验 0.5% 去氧胆酸钠水溶液与霍乱弧菌混合后于 1 分钟内悬液由浑浊变澄清,并变得黏稠,用接种针挑取时可拉出丝来,即黏丝试验为阳性。

(3) O/129 敏感试验 可见纸片周围出现抑菌圈,即对 O/129 敏感。

6. 霍乱弧菌生物分型试验结果 古典型和 El Tor 型霍乱弧菌鉴别试验结果见表 10 - 2。

表 10 - 2 霍乱弧菌两个生物型的鉴别试验

	鸡红细胞凝集试验	羊红细胞溶血试验	V - P 试验	多黏菌素 B 敏感试验	第 IV 组霍乱弧菌噬菌体裂解试验	第 V 组霍乱弧菌噬菌体裂解试验
古典生物型	-	-	+	+		
El Tor 型	+	V	+	-		+

7. 血清凝集试验结果判断 霍乱弧菌血清凝集试验见表 10 - 3。

表 10 - 3 霍乱弧菌的血清凝集试验

诊断血清					血清群型
O1 + O139	O1	O139	B	C	
+	+	-	+	-	小川型
+	+	-	-	+	稻叶型
+	+	-	+	+	彦岛型
+	-	+	-		O139 群

8. 嗜盐性试验结果 霍乱弧菌在不含或含 6% NaCl 的培养基上生长,在含 10% NaCl 的培养基上不生长;副溶血性弧菌在含有 6% NaCl 的培养基中生长,不含或含 10% NaCl 的培养基中不生长。

9. 神奈川(Kanagawa)试验结果 涂面周围若形成完全透明的溶血环,则神奈川试验为阳性,说明菌株有致病性。否则试验为阴性,菌株无致病性。

【注意事项】

1. 霍乱是烈性传染病,对首例患者的病原学诊断应快速、准确,并及时发出疫情报告。

2. 霍乱弧菌危害程度分级为第二类菌种,在临床上遇到疑似病例或临床分离株时,其操作应按生物安全三级实验室要求进行。

【思考题】

1. 简述霍乱弧菌的形态染色特点及培养特性。

2. 临床分离出一株霍乱弧菌,经血清凝集确定为 O1 群,通过哪些试验可进一步确定其生物型?

二、气单胞菌属

【实验目的】

1. 掌握 气单胞菌属形态染色特点及培养特性。

2. 熟悉 气单胞菌属鉴定常用试验。

【实验仪器和材料】

1. 仪器 普通光学显微镜

2. 菌种 嗜水气单胞菌。

3. 试剂、材料 MAC 琼脂平板、血琼脂平板、TCBS 琼脂平板、0% NaCl 肉汤、6% NaCl 肉汤、KIA、MIU、葡萄糖、赖氨酸脱羧酶、鸟氨酸脱羧酶、枸橼酸盐、硝酸盐还原、葡萄糖蛋白胨水、精氨酸双水解酶试验用培养基，氧化酶试剂、3% H_2O_2 溶液、硝酸盐还原试剂、V−P 试剂、吲哚试剂、革兰染液、O/129 纸片（10μg/片及150μg/片）、接种针、接种环、记号笔、吸水纸、擦镜纸、镜油、二甲苯、载玻片、砂轮、火柴、酒精灯等。

【实验步骤】

1. 形态观察 无菌挑取嗜水气单胞菌制片，革兰染色镜检。

2. 分离培养 挑取嗜水气单胞菌，分区划线分别接种于血琼脂平板和 MAC 琼脂平板上，置35℃培养18~24小时，观察细菌生长状况。

3. 基本生化反应 挑取嗜水气单胞菌，分别作氧化酶试验、触酶试验，并接种于 KIA、MIU、葡萄糖（氨基酸脱羧酶阴性对照）、赖氨酸脱羧酶、鸟氨酸脱羧酶、精氨酸双水解、硝酸盐还原、葡萄糖蛋白胨水等生化反应管，置35℃培养18~24小时，观察结果。

4. 常用鉴别试验 挑取嗜水气单胞菌做 O/129 敏感试验、TCBS 生长试验、耐盐试验，接种后置35℃培养18~24小时，观察结果。

【实验结果】

1. 形态与染色特点 油镜下可见细菌为革兰染色阴性、杆状或球杆状，不规则排列。

2. 分离培养结果 血琼脂平板上菌落灰白色、光滑、湿润，有β溶血现象。MAC 琼脂平板上形成凸起的无色菌落。

3. 基本生化反应结果 嗜水气单胞菌生化反应结果见表 10−4。

表 10−4 嗜水气单胞菌的基本生化反应

氧化酶	触酶	硝酸盐还原	KIA				MIU			赖氨酸脱羧酶	鸟氨酸脱羧酶	精氨酸双水解
			斜面	底层	产气	H_2S	动力	吲哚	脲酶			
+	+	+	K	A	+	+	+	+	+	+	+	+

4. 常用鉴别试验结果 用于弧菌属、气单胞菌属、邻单胞菌属的鉴别试验见表 10−5。

表 10−5 弧菌属、气单胞菌属、邻单胞菌属的鉴别

试验	弧菌属	气单胞菌属	邻单胞菌属
O/12（10μg/150μg）	S/S	R/R	S/S
TCBS 生长试验	+	−	−
耐盐试验			
0% NaCl	−/+	+	+
6% NaCl	+	−	−

注：R：耐药；S：敏感。

【注意事项】

在临床标本的分离鉴定中，首先作氧化酶试验、葡萄糖发酵试验，以此与肠杆菌科和非发酵菌区

别。然后作 O/129 敏感试验，与弧菌属和邻单胞菌属鉴别。最后通过系列生化反应进行种的鉴定。

【思考题】

鉴定气单胞菌属常用的试验有哪些？

三、弯曲菌属

【实验目的】

1. 掌握 弯曲菌属的形态染色特点和培养特性。

2. 熟悉 弯曲菌属的主要鉴定试验。

【实验仪器和材料】

1. 仪器 普通光学显微镜、烛缸或厌氧培养箱。

2. 菌种 空肠弯曲菌空肠亚种。

3. 试剂、材料 改良弯曲菌（Campy－BAP）琼脂平板、活性炭无血液选择性（charcoal sulphur indole medium，CSM）琼脂平板、10g/L 甘氨酸培养基、35g/L NaCl 肉汤、氧化酶试剂、3% H_2O_2 溶液、茚三酮试剂、10g/L 马尿酸钠水溶液、革兰染液、无菌蒸馏水、萘啶酸（30μg/片）、头孢噻吩（30μg/片）纸片、醋酸吲哚酚试条、滴管、火柴、酒精灯、接种针、接种环、记号笔、吸水纸、擦镜纸、镜油、二甲苯、载玻片、盖玻片、砂轮等。

【实验方法】

1. 形态观察 取空肠弯曲菌培养物制片，进行革兰染色，显微镜下观察。

2. 动力观察 取空肠弯曲菌液体培养物制片，悬滴法观察动力。

3. 分离培养 将空肠弯曲菌培养物接种于改良的 Campy－BAP 琼脂平板上，置微需氧（5% O_2、85% N_2、10% CO_2）环境，42℃培养48小时，观察结果。

4. 生化反应 取 Campy－BAP 琼脂平板上生长的空肠弯曲菌菌落做如下试验。

（1）触酶试验、氧化酶试验。

（2）接种培养基分别置25℃和42℃微需氧环境中进行生长试验，培养48小时后观察结果。

（3）接种于 10g/L 甘氨酸培养基、35g/L NaCl 肉汤，置微需氧环境，35℃培养48小时，观察结果。

（4）接种于 CSM 平板，贴上萘啶酸、头孢噻吩药物纸片，置微需氧环境，35℃培养48小时后观察结果。

（5）马尿酸钠水解试验 取空肠弯曲菌加入 10g/L 马尿酸钠水溶液 4ml 中，制成 10^5 cfu/ml 的细菌悬液，置微需氧环境，经35℃反应2小时，离心取上清液，加入 0.1ml 茚三酮试剂，观察结果，呈紫色为阳性，无色或淡蓝色为阴性。

（6）醋酸吲哚酚水解试验 取一环空肠弯曲菌涂布于醋酸吲哚酚试条上，然后加一滴无菌蒸馏水湿透试条，观察结果。5～10分钟内试条变成深蓝色为阳性，淡蓝、淡绿色为弱阳性，颜色不变为阴性。

【实验结果】

1. 形态与染色特点 空肠弯曲菌为革兰阴性细小杆菌，菌体弯曲呈弧形、S形、螺旋形、逗点状或两端弯曲呈"海鸥展翅"形。

2. 动力观察 高倍镜下细菌运动活泼，呈投镖样或螺旋样运动。

3. 分离培养 结果可见到两种菌落。一种为扁平、湿润、灰白色、半透明、边缘不整齐、沿接种线扩散生长的菌落；另一种为圆形、凸起、半透明、有光泽似针尖状的单个细小菌落。

4. 生化反应结果　空肠弯曲菌空肠亚种生化反应结果见表 10 − 6。

表 10 − 6　空肠弯曲菌空肠亚种的生化反应

氧化酶	触酶	醋酸吲哚酚水解	马尿酸钠水解	药敏试验		生长试验			
				萘啶酸	头孢噻吩	10g/L 甘氨酸	35g/LNaCl	25℃	42℃
+	+	+	+	V	R	+	−	−	+

【注意事项】

分离弯曲菌的标本应立即接种培养基，如不能立即接种应放在冰箱或保存于运送培养基中，避免暴露在空气、热或干燥环境中。

【思考题】

1. 简述空肠弯曲菌的形态染色特点和培养特性。

2. 简述空肠弯曲菌常用的生化鉴定试验。

四、螺杆菌属

【实验目的】

1. 掌握　幽门螺杆菌的形态染色特点及培养方法。

2. 熟悉　幽门螺杆菌快速鉴定方法。

【实验仪器和材料】

1. 仪器　普通光学显微镜、烛缸。

2. 菌种　幽门螺杆菌 3 ~ 5 天培养物。

3. 标本　幽门螺杆菌感染胃活检黏膜。

4. 试剂、材料　Skirrow 血琼脂平板、MH 琼脂平板（含 5% 羊血）、尿素培养基、10g/L 甘氨酸培养基、硝酸盐培养基、马尿酸钠培养基，快速脲酶试验试剂盒、3% H_2O_2 溶液、氧化酶试剂、茚三酮试剂、10g/L 马尿酸钠水溶液、革兰染液、萘啶酸（30μg/片）、头孢噻吩（30μg/片）纸片、载玻片、接种环、记号笔、吸水纸、擦镜纸、镜油、二甲苯、火柴、酒精灯等。

【实验步骤】

1. 形态观察　取幽门螺杆菌培养物涂片，进行革兰染色，镜下观察。

2. 分离培养　取幽门螺杆菌培养物接种于 Skirrow 血琼脂平板上，置微需氧环境（5% O_2、10% CO_2、85% N_2）缸中，35℃培养 3 ~ 4 天后观察细菌生长状况。

3. 生化反应　挑取 Skirrow 血琼脂平板上生长的菌落分别做如下试验。

（1）触酶试验、氧化酶试验、马尿酸钠水解试验。

（2）接种于尿素培养基，置 35℃微需氧环境培养 18 ~ 24 小时后观察结果，若培养基呈现红色则脲酶试验为阳性，若培养基呈现黄色，则脲酶试验为阴性。

（3）接种于 10g/L 甘氨酸培养基、硝酸盐培养基，置微需氧环境，35℃培养 3 ~ 4 天，观察结果。

（4）接种于含 5% 羊血的 MH 琼脂平板，贴上萘啶酸、头孢噻吩药物纸片，置微需氧环境，35℃培养 3 ~ 4 天，观察结果。

4. 幽门螺杆菌快速鉴定方法

（1）**直接涂片染色镜检**　将胃黏膜活检组织标本均匀地涂在洁净玻片上，经自然干燥、加热固定，进行革兰染色后镜检。

（2）快速脲酶试验 取胃活检黏膜1块，置于快速脲酶试验试剂盒中，观察5分钟。

【实验结果】

1. 形态与染色特点 幽门螺杆菌在油镜下为革兰阴性，菌体细长弯曲呈弧形、螺旋形或S形。

2. 分离培养结果 形成无色或灰色、透明或半透明、圆形、湿润且边缘整齐的小菌落，菌落周围有狭窄的β溶血环。

3. 生化反应结果 幽门螺杆菌生化反应结果见表10-7。

表10-7 幽门螺杆菌的生化反应

氧化酶	触酶	脲酶	马尿酸钠水解	硝酸盐还原	10g/L 甘氨酸	耐药试验	
						萘啶酸	头孢噻吩
+	+	+	−	−	−	R	S

4. 幽门螺杆菌快速鉴定结果

（1）无菌标本中直接涂片染色镜检，如果油镜下能查找到革兰阴性、细长弯曲呈螺旋形或S形的细菌，可怀疑幽门螺杆菌的存在。

（2）快速脲酶试验结果判定按说明书进行。在5分钟内，如果溶液一半以上变为红色者为强阳性，一半以下变为红色者为阳性，仅在标本周围有淡红色者为可疑阳性，溶液中未见红色产生者为阴性。阳性表示有幽门螺杆菌存在。

【注意事项】

1. 幽门螺杆菌革兰染色不易着色，需延长染色时间。

2. 幽门螺杆菌比较脆弱，采集标本后应立即送检。如不能立即送检可置4℃冰箱保存，保存时间最长不能超过4小时。

3. 快速脲酶试验反应强度取决于活检标本内细菌密度，而幽门螺杆菌在胃内非均匀分布，故不宜将该单项检查作为有无幽门螺杆菌的判断依据，应与其他检测方法结合一起提高幽门螺杆菌的检测阳性率。

【思考题】

1. 简述幽门螺杆菌的形态特点。

2. 如何对疑为幽门螺杆菌感染的慢性胃炎患者进行相关的细菌学检验？

实验十一 其他革兰阴性杆菌

一、嗜血杆菌属

【实验目的】

掌握 流感嗜血杆菌的形态染色、培养特性和主要鉴定方法。

【实验仪器和材料】

1. 菌种 流感嗜血杆菌、金黄色葡萄球菌。

2. 试剂、材料 血琼脂平板、巧克力琼脂平板、嗜血杆菌属专用MH琼脂平板、嗜血杆菌属专用蛋白胨水培养基、葡萄糖、乳糖及甘露醇发酵管、3% H_2O_2 溶液、流感嗜血杆菌荚膜多糖抗血清、流感嗜血杆菌抗血清（a~f）、革兰染液、鞭毛染液、1% 亚甲蓝、吲哚试剂、X 因子纸片、V 因子纸片、X + V 因子纸片、生理盐水、载玻片等。

【实验步骤】

1. 形态观察 挑取流感嗜血杆菌制片，革兰染色、鞭毛染色镜检，同时用流感嗜血杆菌与其相应荚膜多糖抗血清做荚膜肿胀试验。

2. 分离培养 挑取流感嗜血杆菌接种于巧克力琼脂平板和血琼脂平板上，35℃ 5% CO_2 环境培养 18~24 小时观察结果。

3. 鉴定试验

（1）"卫星"试验 挑取流感嗜血杆菌菌落，密集划线接种于血琼脂平板上，再将金黄色葡萄球菌点种于培养基上（2~3 处）或划一短线，35℃ 5% CO_2 孵育 18~24 小时，观察菌落生长情况。

（2）X 因子和 V 因子需求试验 用接种环挑取流感嗜血杆菌调制 0.5 麦氏浊度菌液，将无菌拭子浸入菌悬液中，密布涂布在嗜血杆菌属专用 MH 琼脂平板表面，贴上 X 因子、V 因子和 X + V 因子纸片，35℃ 5% CO_2 环境培养 18~24 小时，观察生长情况。

4. 生化反应 挑取流感嗜血杆菌单个菌落分别接种于糖发酵管和蛋白胨水培养基中，35℃ 5% CO_2 培养 18~24 小时，并做触酶试验。

5. 血清学鉴定 将流感嗜血杆菌 a~f 6 个血清型的标准血清滴加于载玻片上，取流感嗜血杆菌的纯菌落数个与之混合，做玻片凝集试验。

【实验结果】

1. 形态与染色特点 流感嗜血杆菌为革兰阴性短小杆菌，多形性，无鞭毛，黏液型菌株荚膜肿胀试验阳性。

2. 分离培养结果 培养 24 小时后流感嗜血杆菌在巧克力琼脂平板上形成圆形、光滑、湿润、无色透明、似露滴状的细小菌落。48 小时后形成直径 1~1.5mm 灰白色菌落。继续培养至 72 小时，菌落直径可达 3~4mm，呈脐窝状凹陷。流感嗜血杆菌在血琼脂平板上不能单独生长。

3. 鉴定试验结果

（1）"卫星"试验 金黄色葡萄球菌周围的流感嗜血杆菌菌落较大，而距离越远处菌落越小，甚至无细菌生长，即流感嗜血杆菌"卫星"试验阳性。

（2）X 因子和 V 因子需求试验 流感嗜血杆菌在 X 因子纸片、V 因子纸片周围不生长，只在 X + V 因子纸片周围生长，表示其生长同时需要 X 因子和 V 因子。

4. 生化反应结果 流感嗜血杆菌分解葡萄糖产酸不产气，不分解乳糖和甘露醇，触酶阳性，有荚膜的菌株产生吲哚。

5. 血清学鉴定结果 出现凝集现象为阳性，可进一步根据玻片凝集试验阳性结果对流感嗜血杆菌做分型鉴定。

【注意事项】

1. 流感嗜血杆菌对干燥敏感，采集标本时应注意保持标本湿润，及时送检。

2. 流感嗜血杆菌抵抗力弱，在人工培养基上易死亡，应每隔 4~5 天转种 1 次。菌种在室温保存比 4℃或 35℃下保存存活时间更长。

3. 嗜血杆菌属通常在培养 24~48 小时内生长，但培养物通常要孵育 72 小时后才能作为阴性被丢弃。

4. 血清学鉴定需做阴性和阳性对照。

5. 做X和V因子需求实验时，为避免假阴性出现，在提取病原菌时避免携带任何X因子（许多需要X因子的细菌能够从原始培养基中获取并携带足量的X因子），因此应该使用接种环而非棉签来调制菌悬液。

【思考题】

1. 简述流感嗜血杆菌的鉴定要点。

2. 如何对流感嗜血杆菌进行血清学分型？

二、军团菌属

【实验目的】

1. 掌握　嗜肺军团菌的形态特征和培养特性。

2. 熟悉　嗜肺军团菌的生化反应和常用的鉴定试验。

【实验仪器和材料】

1. 仪器　荧光显微镜。

2. 菌种　嗜肺军团菌。

3. 试剂、材料　含 L - 半胱氨酸的活性炭 - 酵母浸出液琼脂平板（buffered charcoal yeast extract agar，BCYEα）、不含 L - 半胱氨酸的活性炭 - 酵母浸出液琼脂平板（buffered charcoal yeast extract agar without L - cys，BCYE - cys）、费 - 高琼脂（Feeley - Gorman agar，F - G）平板、普通琼脂平板、血琼脂平板、巧克力琼脂平板、尿素培养基、明胶培养基、硝酸盐培养基、革兰染液、鞭毛染液、荧光标记的嗜肺军团菌多价或相应单价抗体、3% H_2O_2 溶液、嗜肺军团菌标准血清、Lp1 ~ Lp6、Lmic 染色抗原、生理盐水、载玻片、96 孔 U 型微孔板、移液器等。

【实验步骤】

1. 形态观察　挑取嗜肺军团菌制片并标记，革兰染色、鞭毛染色及荧光抗体染色，镜检。

2. 分离培养　挑取嗜肺军团菌接种于含和不含 L - 半胱氨酸的活性炭 - 酵母浸出液琼脂平板、F - G 平板、普通琼脂平板、血琼脂平板和巧克力琼脂平板，在 5% CO_2 的需氧高湿度环境下 35℃ 培养 3 ~ 7 天，观察结果。

3. 生化反应　无菌操作挑取嗜肺军团菌的单个菌落分别接种于尿素、明胶及硝酸盐等培养基中，35℃ 培养，并做触酶试验。

4. 血清学诊断

（1）样本处理　将血标本在离心机上以 3000r/min 离心 5 分钟，分离血清。

（2）血清稀释　在清洁的 96 孔 U 型微孔板上，先用 8 道微量移液器在每孔中加入 25μl 无菌生理盐水，共 7 列 ×7 行，然后用 8 道移液器各吸 25μl 血清标本加入第一列各微孔中（第 1 列共 7 孔），然后自左向右倍比稀释血清到第 6 列为止，第 6 列血清稀释混匀后弃去 25μl。如此，第 1 至 7 行血清稀释度（自左向右第 1 至 6 列）分别为 1∶2、1∶4、1∶8、1∶16、1∶32、1∶64。第 7 列不加任何血清作空白对照。第 8 列用单道移液器吸 25μl 军团菌标准血清作为阳性对照。

（3）加染色抗原　用 8 道移液器吸 25μl 染色抗原按嗜肺军团菌 6 个血清型（Lp1 ~ Lp6）和米克戴德军团菌 1 个血清型（*L. mic*）的顺序自第 1 行起从上到下加到第 7 行，加入每孔中，样本血清最终稀释度（自左向右第 1 至 6 列）分别为 1∶4、1∶8、1∶16、1∶32、1∶64、1∶128。

（4）孵育　在微孔板上盖上玻璃板，用振荡器稍振荡混匀后，置 36℃ 恒温培养箱培养 18 小时，取出后移去玻璃板，置室温平衡 10 分钟后观察结果。

【实验结果】

1. 形态与染色特点

（1）革兰染色和鞭毛染色　嗜肺军团菌革兰染色不易着色，如若染色为革兰阴性，着色较浅，菌体呈短小杆状，有时呈丝状，有明显的多形性。鞭毛镀银染色有 1~2 根端生鞭毛或侧生鞭毛。

（2）直接荧光抗体染色　嗜肺军团菌涂片干燥后，滴加荧光标记的抗嗜肺军团菌多价或相应单价抗体染色，荧光显微镜下可观察到呈现强烈黄绿色荧光的细菌。

2. 分离培养结果

（1）嗜肺军团菌在普通琼脂平板、血琼脂平板和巧克力琼脂平板中均不生长。

（2）嗜肺军团菌在含 L-半胱氨酸的活性炭-酵母浸出液琼脂平板上 3~5 天可形成针尖大小的菌落，继续培养数日后菌落直径可增大至 4~5mm、灰白色、圆形凸起、湿润、有光泽、边缘透明、呈刻花玻璃样条纹，在不含 L-半胱氨酸的活性炭-酵母浸出液琼脂平板上不生长。

（3）嗜肺军团菌在 F-G 琼脂平板上培养 3~5 天可见针尖大小的菌落，继续培养菌落可略大些，在紫外线（365nm）照射下可产生黄色荧光，在斜射光照射下，菌落有刻花玻璃样条纹，并可产生棕色色素使菌落及其周围琼脂出现暗褐色。

3. 生化反应结果　嗜肺军团菌硝酸盐还原试验阴性、脲酶阴性、触酶阳性，能液化明胶。

4. 血清学诊断的结果判读与分析　嗜肺军团菌的血清标本抗体检测根据目视判定结果，以 50%（＋＋）凝集为终点，引起 50% 凝集的血清最高稀释度的倒数为其效价。患者单份血清抗体效价≥1：32 有诊断意义，阳性对照标准血清最终稀释度≥1：128（凝集达＋＋以上）、空白对照无凝集时试验有效。

【注意事项】

1. 嗜肺军团菌营养要求苛刻且生长缓慢，凡在普通琼脂平板、血琼脂平板、巧克力琼脂平板上生长或 48 小时内出现的菌落，均非嗜肺军团菌。

2. 检查患者血清中嗜肺军团菌抗体时，应同时设阳性和阴性对照。急性和恢复期配对血清滴度上升 4 倍比单份血清滴度超过 1：128 的确诊意义更大，滴度超过 1：256 的单份血清结合特征性临床表现可疑诊军团病。

【思考题】

1. 简述嗜肺军团菌的血清学诊断原理和临床价值。

2. 如何鉴定嗜肺军团菌？

实验十二　需氧革兰阳性杆菌

一、棒杆菌属

【实验目的】

1. 掌握　白喉棒杆菌的形态染色特点、常用的染色方法、培养特性、菌落特点、鉴定试验和白喉毒素的测定方法。

2. 熟悉　白喉棒杆菌与类白喉棒杆菌的鉴定要点。

【实验仪器和材料】

1. 仪器 电泳仪。

2. 菌种 白喉棒杆菌、假白喉棒杆菌、溃疡棒杆菌、干燥棒杆菌。

3. 试剂、材料 血琼脂平板、吕氏血清斜面、胱氨酸 – 亚碲酸钾血琼脂平板（cystine – tellurite blood agar，CTBA）、改良 Tinsdale 琼脂平板（modifed Tinsdale agar，TIN）、Elek 平板及葡萄糖、麦芽糖、蔗糖、明胶、尿素、硝酸盐培养基、革兰染液、Albert 染液（甲液、乙液）、Neisser 异染颗粒染液（甲液、乙液）、白喉抗毒素（diphtheria antitoxin，DAT）、安氏指示剂、无菌兔血清、1ml 注射器、实验动物（豚鼠或家兔）、剃刀等。

【实验步骤】

1. 形态观察

（1）革兰染色 无菌挑取白喉棒杆菌（咽拭子标本或吕氏血清斜面培养物）、假白喉棒杆菌或溃疡棒杆菌，涂片、干燥、固定，革兰染色。

（2）Albert 异染颗粒染色 取咽拭子标本或者白喉棒杆菌吕氏血清斜面培养物涂片、干燥、固定后，加甲液染色 3～5 分钟，水洗，再加乙液染色 1 分钟，水洗，待干后镜检。

（3）Neisser 异染颗粒染色 将已固定的涂片以甲液染色 0.5～1 分钟，水洗，再加乙液染色 0.5～1 分钟，水洗，待干后镜检。

2. 培养特性 白喉棒杆菌营养要求高，在 35℃ 5% CO_2 气体环境下生长良好。无菌操作挑取白喉棒杆菌，接种吕氏血清斜面和分区划线分别接种于血琼脂平板、CTBA 和 TIN 平板，标记后置 35℃ 培养 18～24 小时后观察细菌生长状况。

3. 生化反应 无菌操作挑取白喉棒杆菌、假白喉棒杆菌、溃疡棒杆菌、干燥棒杆菌，分别做触酶、糖发酵试验（葡萄糖、麦芽糖、蔗糖）、明胶、尿素水解、硝酸盐还原试验。标记后置 35℃ 培养 18～24 小时后观察结果。

4. 毒力试验

（1）琼脂平板毒力试验 取 Elek 培养液 15ml，加热融化，待冷至 50～55℃ 时，加入 2～3ml 灭活的无菌兔血清或者小牛血清，立即混匀，倾入无菌平皿中。待琼脂尚未完全凝固前，将浸有白喉抗毒素（约 1000IU/ml）的滤纸条（宽约 0.8cm）放于平板中央，将平板置于 35℃ 温箱中 1～2 小时，以使培养基表面干燥。将待测细菌分别与滤纸条呈垂直方向做划线接种，划线宽为 6～7mm。测定未知标本时应同时用阳性（白喉棒杆菌标准毒株）及阴性（类白喉棒杆菌）作对照，滤纸条两侧可分别接种 3～4 个菌株，各菌株之间相距 10mm。将平板置 35℃ 温箱培养 18～24 小时后观察结果。

（2）动物体内毒力试验 通常取 250g 左右的豚鼠 2 只做皮内试验。1 只在试验前 24 小时腹腔注射白喉抗毒素 1000IU，作为对照动物；另 1 只不注射抗毒素，做试验动物。分别用 1ml 注射器吸取菌液 0.1ml 注入试验动物和对照动物皮内，1 只动物可同时接种 6～8 种待测菌液。注射 24 小时，给试验动物注射抗毒素 400IU，以免因菌株毒力太强而至死。

（3）对流免疫电泳毒力测定 将制好的琼脂板打孔后，一孔加白喉抗毒素，另一孔加待检菌培养液，电泳 30 分钟后观察结果。此法简便快速，适用于大批量标本的检测。

【实验结果】

1. 形态与染色特点

（1）革兰染色 油镜下可见革兰阳性杆菌，着色可能不均匀，菌体的一端或两端膨大呈棒状，呈多形性，菌体成单或者成双排列。白喉棒杆菌在吕氏血清斜面生长的菌体形态最为典型，为革兰阳性杆菌，菌体细长、略弯曲并常以锐角角度簇集呈栅栏状或呈 X、Y、W、M、N 等字母形排列，菌体的一端或两端呈棒状膨大，菌体着色不均匀，异染颗粒着色较深呈深紫色。

（2）Albert 异染颗粒染色　镜下白喉棒杆菌菌体呈蓝绿色，异染颗粒呈蓝黑色。

（3）Neisser 异染颗粒染色　镜下白喉棒杆菌菌体染成淡黄褐色，异染颗粒染成深蓝色。

2. 分离培养结果　白喉棒杆菌在在吕氏血清斜面上生长较快，10～12 小时即形成灰白色、有光泽的菌苔，镜下形态典型，异染颗粒明显；在血琼脂平板上 35℃培养 24 小时后形成灰白色、不透明的 S 形菌落，有狭窄的 β 溶血环；在 CTBA 和 TIN 平板上能形成灰色或黑色菌落，菌落周围还可以产生晕圈。

3. 生化反应结果　见表 12－1。

表 12－1　白喉棒杆菌和其他常见棒杆菌的生化反应

菌种	触酶	硝酸盐还原	葡萄糖	麦芽糖	蔗糖	明胶液化	脲酶
白喉棒杆菌	+	+	+	+	－	－	－
假白喉棒杆菌	+	+	－	－	－	－	+
干燥棒杆菌	+	+	+	+	+	－	－
溃疡棒杆菌	+	－	+	+	+	+	+

4. 毒力试验

（1）琼脂平板毒力试验　经孵育后，若划线菌苔与抗毒素纸条交界处出现 45°斜向外侧延伸的乳白色沉淀线，并与阳性对照（标准产毒株）产生的沉淀线吻合，可判断为产毒株，72 小时不产生沉淀线则判断为无毒株。

（2）动物体内毒力试验　注射 24 小时、48 小时、72 小时各观察皮内反应一次。对照动物无论接种有毒或无毒株都无局部反应；试验动物在有毒素菌株的部位，于 24 小时呈红肿，48 小时在红肿部位有化脓性病变，72 小时见硬块，出现灰黑色坏死斑，无毒素菌株则无病变。如对照动物接种部位也有病变，可能注射菌量过多或抗毒素量过少或失效，应重复实验。

（3）对流免疫电泳毒力测定　电泳 30 分钟后，若两孔之间出现白色沉淀线为阳性。说明待测菌产生白喉外毒素。

【注意事项】

1. 为保持白喉棒杆菌的毒力，细菌培养物在室温放置不超过 2 小时，在 4℃不超过 4 小时。

2. 鉴于白喉棒杆菌的感染性，操作时需做好生物安全防护。

3. 毒力试验除用新分离菌株外，需同时有标准菌株作对照。

4. 糖分解生化反应培养基需用安氏指示剂（Andrade）才能获得较好的结果；同时每支糖发酵管中需加无菌兔血清 1～2 滴。

5. 观察明胶液化试验结果时应将明胶培养基于 35℃孵育箱转移至 4℃冰箱，5～10 分钟后再观察结果，液化的明胶不再凝固为阳性。

6. 亚碲酸钾血琼脂平板中可加或不加入胱氨酸，胱氨酸可促进苛养菌生长，包括白喉棒杆菌。白喉棒杆菌会分解胱氨酸而在 CTBA 上产生棕色晕圈。

【思考题】

1. 如何鉴别白喉棒杆菌和类白喉棒杆菌？

2. 用琼脂平板法检测白喉棒杆菌毒力时，为什么要在平板里添加灭活的无菌兔血清或者小牛血清？

二、需氧芽胞杆菌属

【实验目的】

1. 掌握 炭疽芽胞杆菌的形态染色特点、菌落特点及常用鉴定试验。

2. 熟悉 蜡样芽胞杆菌的形态染色特点、菌落特点及常用鉴定试验。

3. 了解 蜡样芽胞杆菌致食物中毒的细菌学检查。

【实验仪器和材料】

1. 仪器 荧光显微镜。

2. 菌种 炭疽芽胞杆菌（无毒株）、蜡样芽胞杆菌。

3. 试剂、材料 肉汤培养基、普通营养琼脂平板、血琼脂平板、0.7% NaHCO$_3$营养琼脂平板（重碳酸盐平板）、兔血清琼脂平板、卵黄琼脂平板，含有 0.05 ~ 0.11IU/ml、5IU/ml、10IU/ml、100IU/ml 青霉素的琼脂平板，各种生化反应培养基、1IU/片青霉素药片、AP631 炭疽芽胞杆菌噬菌体、炭疽荚膜抗血清、抗炭疽荚膜荧光抗体、生理盐水、亚甲蓝染色液、20% 甲醛、0.5% 苯酚生理盐水、健康马或兔的血清、小鼠、豚鼠等。

【实验步骤】

1. 形态观察 无菌挑取炭疽芽胞杆菌与蜡样芽胞杆菌涂片、固定，进行革兰染色；挑取疑似炭疽芽胞杆菌感染的血培养标本做 M'Fadyean 荚膜染色。

2. 培养特性 无菌操作挑取炭疽芽胞杆菌，分区划线分别接种于肉汤培养基、普通营养琼脂平板、血琼脂平板和重碳酸盐平板；无菌挑取蜡样芽胞杆菌分区划线，分别接种于普通营养琼脂平板、血琼脂平板和卵黄琼脂平板。分别标记后置35℃培养 18 ~ 24 小时后观察细菌生长情况。

3. 生化反应 无菌操作挑取炭疽芽胞杆菌、蜡样芽胞杆菌分别做卵磷脂酶、淀粉水解、精氨酸双水解酶、硝酸盐还原、明胶水解试验。标记后置35℃培养 18 ~ 24 小时后观察结果。

4. 乳光反应 用于测定细菌能否生成卵磷脂酶，也可以此做活菌计数。无菌挑取可疑菌落点种于10% 卵黄琼脂平板，35℃孵育 3 小时即可观察结果。

5. 炭疽芽胞杆菌重要的鉴定试验

（1）噬菌体裂解试验 无菌操作，取待检菌于35℃孵育 4 ~ 6 小时的肉汤培养物 1 滴，涂布接种营养琼脂平板，待干后，将 AP631 炭疽芽胞杆菌噬菌体滴于平板中央并划一直线，待干后置35℃孵育 18 小时观察结果。每份标本应做 2 ~ 3 次重复试验，同时需滴种肉汤液作阴性对照。

（2）串珠试验 ①肉汤法：将待检菌新鲜的培养物分别接种于三管已装有 2ml 肉汤培养基的试管中，置35℃培养 6 小时后，取其中两管分别加入 10IU/ml 的青霉素 0.2ml 和 0.1ml；第三管加入无菌生理盐水 0.2ml 作为对照。置35℃水浴 1 小时取出，各管加入 20% 甲醛 0.2ml（最终浓度约为 2%，可固定串珠形态），轻轻振荡，置室温 10 分钟后，用接种环挑取少量培养物于载玻片上，加盖玻片，高倍镜下观察。也可将此培养物 3000r/min 离心 10 分钟，弃去上清液，于沉淀物中加入亚甲蓝染液 1 滴，轻轻摇匀，5 分钟后制成涂片镜检。②琼脂薄片法：将含有 0.05 ~ 0.1IU/ml 青霉素的普通琼脂倾注于无菌平皿，厚约 3mm，待琼脂凝固后，将其切成边长为 1.5cm 的方块并置于载玻片上，用接种环滴加待检菌于35℃孵育 4 小时的肉汤培养物，置35℃孵育 1 ~ 3 小时，取出加盖玻片直接在高倍镜下观察，同时需有不含青霉素的琼脂方块培养物作对照。

（3）青霉素抑制试验 将待检菌分别接种于含有 5IU/ml、10IU/ml、100IU/ml 青霉素的琼脂平板，35℃孵育 18 ~ 24 小时观察待检菌生长是否受抑制。因其他细菌也可被抑制，故此试验仅有否定意义。

（4）**串珠和青霉素抑制联合试验** 将待检菌的新鲜肉汤培养物 0.1ml 用无菌 L 形玻璃棒涂布于预温的兔血清琼脂平板的一半，另外一半用同样方法涂布蜡样芽胞杆菌的新鲜肉汤培养物 0.1ml，干后将含有青霉素 1IU/片的药片分别贴于各自涂布的中心位置，35℃孵育于 2 小时、8～12 小时分别观察结果。

（5）**荚膜肿胀试验** 于载玻片两侧各滴加待检菌 1～2 接种环，一侧为试验侧，另一侧为对照侧。于试验侧滴加高效价炭疽荚膜抗血清 1～2 接种环，对照侧滴加正常兔血清 1～2 接种环，分别混匀。再于两侧各加 1% 亚甲蓝染液 1 接种环，再分别混匀。分别加盖玻片，置湿盒中室温放置 5～10 分钟后镜检。

（6）**荚膜荧光抗体检测** 在固定好的标本涂片或组织切片上滴加抗炭疽荚膜荧光抗体，置于湿盒35℃染色 30 分钟后，倒去多余的荧光抗体，在 pH 8.0 的缓冲液中浸洗 10 分钟，再用蒸馏水冲洗，干后用荧光显微镜检查。

6. Ascoli 热沉淀反应（环状沉淀反应）

（1）**制备沉淀原** ①热浸法：取被检材料（如各种实质脏器、血液、渗出液等）1～3g，在乳钵内研碎，然后加 5～10 倍生理盐水混合，用移液管吸至试管内，置于水浴锅中煮沸 15～30 分钟，用中性石棉过滤，获得的透明滤液即为被检的沉淀原。如果过滤液浑浊不透明，可再过滤一次。②冷浸法：用以检查怀疑为炭疽病畜的皮革和兽毛等材料，操作前，先将其高压灭菌 30 分钟，以保证检查者的安全。然后取被检材料 1g，浸于 5～10 倍的 0.5% 苯酚生理盐水中，在室温下或普通冰箱浸泡 14～20 小时，用中性石棉过滤，透明的滤液即为沉淀原。

（2）用毛细吸管吸取少量炭疽沉淀素血清（含抗体），沿管壁徐徐注入沉淀反应管内，通常达管的 1/3 高处，再用另一支毛细吸管吸取制备的沉淀原（参与沉淀反应的抗原），沿管壁缓慢注入，使之重叠于炭疽沉淀素血清上面，达到试管的 2/3 高处。直立静置，在 1～5 分钟内观察结果。同时做 3 组对照试验：①炭疽沉淀素血清加标准炭疽沉淀原，应为阳性；②标准炭疽沉淀原加健康马或兔血清，应为阴性；③生理盐水加炭疽沉淀素血清，应为阴性。

7. 活菌计数 将可疑食物用生理盐水稀释 10 倍、100 倍和 1000 倍。

（1）**乳光反应计数法** 取各稀释度的悬液 0.1ml 分别接种于卵黄琼脂平板上，用 L 形玻璃棒涂布均匀，置 35℃孵育 6 小时后观察结果。

（2）**倾注平板计数法** 具体内容见相关实验。

8. 动物实验 取患者的分泌物、组织液或所获得的纯培养物接种于小鼠或豚鼠等动物的皮下组织，观察其对接种动物的致病性。

【实验结果】

1. 形态与染色特点 镜下可见炭疽芽胞杆菌为革兰阳性大杆菌，菌体两端平截，呈链状排列，如竹节状；芽胞小于菌体，位于菌体末端或次末端，呈椭圆或球形，经革兰染色后菌体内不着色部位即为芽胞，陈旧培养物中可见游离的芽胞；蜡样芽胞杆菌镜下为革兰阳性大杆菌，两端稍钝圆，单个或短链状排列，芽胞不膨出菌体，位于菌体末端或次末端，呈椭圆形；炭疽芽胞杆菌在体内或含血清、二氧化碳环境中可形成荚膜，经 M'Fadyean 荚膜染色镜检可见蓝色菌体周围有紫红色荚膜物质。

2. 分离培养结果

（1）**炭疽芽胞杆菌** 在肉汤培养基中呈絮状沉淀生长，液体澄清，无菌膜，可与其他常见芽胞杆菌相区别；在普通营养琼脂平板可形成直径 2～4mm、灰白色、扁平粗糙、干燥、无光泽、不透明、边缘不整齐的菌落，在低倍镜下可见菌落边缘呈卷发状；在血琼脂平板上呈较大、灰白色、扁平、边缘不整齐的菌落，35℃孵育 12～15 小时不溶血，18～24 小时后可有轻微溶血，将其接种在重碳酸盐血琼脂平板，置 5% CO_2 环境中，35℃孵育 18～24 小时，有毒株形成荚膜，呈圆形、凸起、有光泽的黏液型菌落，以接种针挑取菌落可出现拉丝现象，无毒株不形成荚膜，呈粗糙型菌落。

（2）蜡样芽胞杆菌　在普通营养琼脂平板上生长良好，菌落较大，直径 4 ~ 6mm，乳白色不透明，表面粗糙似融蜡状；在血琼脂平板菌落浅灰色，毛玻璃样，伴透明 β 溶血环；在卵黄琼脂平板上由于产生卵磷脂酶，分解培养基中的卵磷脂，菌落周围形成乳白色浑浊环。

3. 生化反应结果　炭疽芽胞杆菌与蜡样芽胞杆菌的生化反应结果见表 12 - 2、表 12 - 3。

表 12 - 2　炭疽芽胞杆菌与蜡样芽胞杆菌的生化反应

菌种	卵磷脂酶	淀粉水解	精氨酸双水解酶	硝酸盐还原	明胶水解
炭疽芽胞杆菌	+	+	−	+	（+）
蜡样芽胞杆菌	+	+	v −	（+）	+

注：+ 或 − ：> 85% 阳性或阴性；（+）或（−）：75% ~ 84% 阳性或阴性；v + 或 v − ：26% ~ 74% 阳性或阴性。

表 12 - 3　炭疽芽胞杆菌和蜡样芽胞杆菌的鉴别

试验	炭疽芽胞杆菌		蜡样芽胞杆菌
	有毒株	无毒株	
荚膜	+	−	−
动力	−	−	+
溶血	−	−	+
串珠试验	+	+	−
噬菌体裂解	+	+	−
碳酸氢钠琼脂平板	黏液型	粗糙型	粗糙型
青霉素抑制试验	不生长	不生长	生长
动物致病力	+	−	−

4. 炭疽芽胞杆菌重要的鉴定试验

（1）噬菌体裂解试验　出现噬菌斑或噬菌带者为阳性，对照无噬菌斑或噬菌带。炭疽芽胞杆菌为阳性，其他芽胞杆菌为阴性。

（2）串珠试验　可见炭疽芽胞杆菌形态发生明显变化，形成大而均匀成串的圆球状菌体为阳性，为炭疽芽胞杆菌特有的现象。阴性对照为链状排列的杆菌。

（3）青霉素抑制试验　炭疽芽胞杆菌在含 5IU/ml 的青霉素琼脂平板上生长，在含 10IU/ml、100IU/ml 青霉素的琼脂平板上受抑制，不能生长。

（4）串珠和青霉素抑制联合试验　35℃孵育 2 小时左右，置于低倍镜下可见青霉素纸片周围有一无菌生长的抑菌圈，其边缘由于青霉素浓度低，炭疽芽胞杆菌只发生形态变化，菌体膨大呈串珠状，观察完毕后继续置于 35℃孵育 8 ~ 12 小时，测量抑菌圈直径，蜡样芽胞杆菌无此反应。

（5）荚膜肿胀试验　试验侧找到链状排列的蓝色粗大杆菌，周围有无色的、宽厚、边界清晰的荚膜，而对照侧看不到肿胀的荚膜。

（6）荚膜荧光抗体检测　荧光显微镜下找到链状排列的粗大杆菌周围有发光的荚膜，为阳性。

5. Ascoil 热沉淀反应　直立静置，在 1 ~ 5 分钟内，两液面交界处若出现清晰、整齐的环状白轮，则为阳性。

6. 活菌计数　一般认为每毫升或每克食物中蜡样芽胞杆菌的活菌数大于 1×10^5 CFU 时，即有发生食物中毒的可能。

【注意事项】

炭疽芽胞杆菌能经多种途径感染人类，引起人类的炭疽病，属烈性传染病。炭疽芽胞杆菌危险度分级为2类菌种，在临床上遇到疑似病例或临床分离株时，其操作应按生物安全三级实验室要求进行。

【思考题】

1. 简述蜡样芽胞杆菌的形态特征和培养特征。

2. 炭疽芽胞杆菌和蜡样芽胞杆菌有哪些鉴别要点？

三、李斯特菌属

【实验目的】

掌握 产单核细胞李斯特菌的形态、培养特点和主要生化反应。

【实验仪器和材料】

1. 菌种 产单核细胞李斯特菌、金黄色葡萄球菌。

2. 试剂、材料 普通营养琼脂平板、血琼脂平板、萘啶酸平板、亚碲酸钾血琼脂平板、各种生化反应培养基、生理盐水、3% H_2O_2 溶液、氧化酶试剂、幼兔。

【实验步骤】

1. 形态观察 无菌挑取产单核细胞李斯特菌涂片、干燥、固定，革兰染色。

2. 分离培养 无菌挑取产单核细胞李斯特菌接种普通营养琼脂平板、血琼脂平板、亚碲酸钾血琼脂平板和萘啶酸平板，35℃孵育18~24小时后观察结果。

3. 动力试验 取含1g/L葡萄糖的半固体培养基2支，穿刺接种待检培养物，一支置25℃孵育，另一支置35℃孵育，2~5天观察结果。

4. 生化反应 无菌操作挑取产单核细胞李斯特菌做触酶、氧化酶、脲酶、CAMP、MR、V–P、硝酸盐还原试验，接种葡萄糖、鼠李糖、甘露醇、蔗糖、木糖及七叶苷和马尿酸钠培养基，标记后置35℃培养18~24小时后观察结果。

【实验结果】

1. 形态与染色特点 镜下可见产单核细胞李斯特菌为短棒状或短球杆状革兰阳性菌，常呈V字形排列，单个或短链状排列。

2. 分离培养结果 35℃孵育18~24小时后，普通营养琼脂平板呈现细小、露滴状菌落，光滑半透明，侧光微显蓝绿色，在血琼脂平板上，菌落形成狭窄的β溶血环，常需把菌落移开才可看见菌落下面的β溶血环，此特征可与其他革兰阳性小杆菌相鉴别；在亚碲酸钾血琼脂平板可形成黑色的菌落；在萘啶酸琼脂平板35℃孵育数日，可见直径0.2~0.8mm、边缘整齐、表面细密湿润的蓝色圆形菌落。

3. 动力试验 25℃有动力，其特征是在培养基下方的2~5mm处有伞形物生长；35℃无动力，培养物沿穿刺线生长，穿刺线周围培养基澄清。

4. 生化反应 本菌触酶、CAMP、MR、V–P试验均阳性，氧化酶、脲酶及硝酸盐还原试验均阴性，分解葡萄糖、鼠李糖，不分解蔗糖、木糖、甘露醇，水解七叶苷和马尿酸钠。

【注意事项】

1. 产单核细胞李斯特菌在血琼脂平板上产生的溶血环狭窄，不超过菌落的边缘。

2. 做动力试验穿刺时，注意沿原路退回，以免影响结果观察。

【思考题】

1. 如何鉴别产单核细胞李斯特菌和革兰阳性球菌？

2. 为什么产单核细胞李斯特菌能在萘啶酸琼脂平板上长出蓝色圆形菌落？

四、加德纳菌属

【实验目的】

熟悉　阴道加德纳菌形态染色特点、培养特性、鉴定方法及线索细胞特点。

【实验仪器和材料】

1. 菌种　阴道加德纳菌。

2. 标本　阴道分泌物。

3. 试剂、材料　5% 羊血琼脂平板、哥伦比亚黏菌素 - 萘啶酸（Columbia colistin - nalidixic acid，CNA）琼脂平板、人血双层吐温（human blood bilayer Tween，HBT）琼脂平板及生化反应培养基、生理盐水、3% H_2O_2 溶液、氧化酶试剂、100g/L KOH 溶液等。

【实验步骤】

1. 形态观察　无菌挑取阴道加德纳菌涂片、干燥、固定，进行革兰染色。

2. 分离培养　无菌挑取阴道加德纳菌接种 5% 羊血琼脂平板和 CNA 琼脂平板、HBT 琼脂平板，置于 5% CO_2 环境、35℃孵育 48 小时后观察结果。

3. 生化反应　无菌操作挑取阴道加德纳菌做触酶、氧化酶、脲酶及硝酸盐还原试验，接种葡萄糖、麦芽糖、甘露醇、木糖及七叶苷和马尿酸钠培养基，标记后置 35℃培养 18 ~ 24 小时后观察结果。

4. 观察线索细胞　取阴道分泌物加生理盐水混合涂片，置高倍镜下观察。

5. 胺试验　加 100g/L KOH 溶液 1 ~ 2 滴至载玻片上的阴道分泌物，观察结果。

【实验结果】

1. 形态与染色特点　镜下可见阴道加德纳菌为两端钝圆的革兰阳性细小杆菌或球杆菌，多形态。

2. 分离培养结果　35℃孵育 48 小时后，5% 羊血琼脂平板呈现针尖样大小的菌落，不溶血，在 CNA 和 HBT 琼脂平板上生成灰色不透明的针尖样小菌落，周围环绕着弥散的 β 溶血环。

3. 生化反应　本菌触酶、氧化酶、脲酶及硝酸盐还原试验均阴性，分解葡萄糖、麦芽糖，不分解木糖、甘露醇，能水解马尿酸钠，不能水解七叶苷。

4. 观察线索细胞　高倍镜下可见大量的上皮细胞，少量的脓细胞及无数成簇的小杆菌吸附在上皮细胞表面，使其边缘晦暗，呈锯齿状，即为线索细胞。

5. 胺试验　加 100g/L KOH 溶液 1 ~ 2 滴至阴道分泌物，若发出腐败鱼腥样胺臭味即为阳性。

【注意事项】

1. 阴道加德纳菌革兰染色性会根据菌株和菌龄的不同而表现出差异，从临床标本分离的新鲜菌株以及在高浓度血清培养基中生长的菌株多为革兰阳性，而实验室保存的菌株趋于革兰阴性。

2. 阴道分泌物的湿涂片和革兰染色是诊断由阴道加德纳菌引起的细菌阴道病的关键试验。

3. CNA 琼脂平板和 HBT 琼脂平板是阴道加德纳菌的选择性平板，前者含有的黏菌素和萘啶酸可防止革兰阴性菌过度生长，后者含有两性霉素防止酵母菌和丝状真菌的生长。

【思考题】

1. 胺试验的临床意义是什么？

2. 阴道加德纳菌的鉴定要点有哪些？它和线索细胞存在什么关系？

五、需氧放线菌属和诺卡菌属

【实验目的】

1. 掌握　星形诺卡菌的主要鉴别要点。

2. 熟悉 硫磺颗粒的观察方法。

【实验仪器和材料】

1. 菌种 衣氏放线菌、星形诺卡菌。

2. 试剂、材料 普通营养琼脂平板、沙氏葡萄糖琼脂、75g/L KOH 溶液、衣氏放线菌临床标本硫磺颗粒压片、星形诺卡菌临床标本灰白色颗粒压片。

【实验步骤】

1. 形态观察 观察衣氏放线菌及星形诺卡菌革兰染色、抗酸染色及衣氏放线菌临床标本硫磺颗粒压片、星形诺卡菌临床标本灰白色颗粒压片。

2. 培养特性 星形诺卡菌在普通营养琼脂平板和沙氏葡萄糖琼脂室温或35℃均能缓慢生长，观察星形诺卡菌在沙氏葡萄糖琼脂的菌落特点。

【实验结果】

1. 形态与染色特点 衣氏放线菌为革兰染色阳性、抗酸染色阴性的丝状杆菌。镜下可见硫磺颗粒呈菊花状，由中央和周围两部分组成，中央为革兰阳性的丝状体，周围是粗大的革兰阴性棒状体，呈放线状排列。星形诺卡菌为革兰染色阳性、抗酸染色弱阳性的杆菌，有细长的分枝或部分分枝的串珠状菌丝，若延长脱色时间则失去抗酸性，可与结核分枝杆菌相区别。在低倍镜和高倍镜下，颗粒压片可见中央为革兰阳性的分枝状的交织菌丝，边缘为革兰阴性的流苏样棒状体。

2. 分离培养结果 星形诺卡菌菌落呈黄色或深橙色，表面有皱褶，颗粒状，无白色菌丝。

【注意事项】

1. 观察硫磺颗粒时，将痰、脓等标本置于平皿内，仔细寻找硫磺样颗粒并置于载玻片上（此颗粒肉眼可看到），覆以盖玻片轻轻压平后镜检。若颗粒结构不明显，可加 75g/L KOH 溶液 2～3 滴加以消化，用低倍镜和高倍镜观察。

2. 星形诺卡菌临床标本灰白色颗粒同样在低倍镜和高倍镜下观察。

3. 在种的水平上准确鉴定需氧放线菌需要进行多种表型试验，且没有核酸检测验证的情况下，生化鉴定可能不可靠，而 MALDI – TOF MS 目前只能区分部分需氧放线菌到属的水平。

【思考题】

1. 简述星形诺卡菌与结核分枝杆菌的鉴别要点。

2. 星形诺卡菌为什么会产生硫磺颗粒?

实验十三　分枝杆菌属

一、结核分枝杆菌

【实验目的】

1. 掌握 结核分枝杆菌的形态、染色及培养特性。

微课/视频 1

2. 熟悉 结核分枝杆菌常用的鉴定方法。

【仪器和材料】

1. 菌株 结核分枝杆菌、卡介苗（Bacillus calmette – guerin，BCG）、非结核分枝杆菌（堪萨斯分枝杆菌）。

2. 培养基 改良罗琴（Lowenstein – Jensen，L – J）培养基、0.5% 苏通琼脂培养基。

3. 试剂　消化液、抗酸染色剂（苯酚品红染液、盐酸酒精脱色液、吕氏亚甲蓝复染液）、金胺"O"染色液、4% NaOH 溶液、2% H_2SO_4 溶液、1g/L 胰酶液、10% Tween80 水溶液、3% H_2O_2 溶液、0.3%苯扎溴铵液、0.1%酚红液、0.2%亚碲酸钾溶液、3%联苯胺乙醇溶液、10%溴化氰溶液、pH 7.0 的 PBS。

4. 其他　肺结核患者痰标本、荧光显微镜、水浴箱、Ⅱ级生物安全柜等。

【实验步骤】

1. 形态观察　取经 95% 乙醇浸泡脱脂过的干燥载玻片，于左端 1/3 处做好标记。

（1）痰标本涂片

1）厚膜涂片：用接种环或折断的竹签断端挑取脓性或干酪样部分痰液，于玻片正面右侧 2/3 中央处均匀涂抹，制成 20mm×15mm 大小的厚膜涂片，自然干燥。固定后进行抗酸染色和金胺"O"染色，显微镜下观察。痰膜厚薄要适宜，如透过痰膜不能看到报纸上的文字，说明痰膜太厚，痰膜过薄则将会影响检出率。

2）集菌涂片法：取深咳晨痰或 12～24 小时留取的痰液 5～10ml 盛于体积为 50ml 的痰杯中，加入 3 倍体积的溶痰剂混匀后，静置 20 分钟，经 3000r/min 离心 20 分钟，去上清液，取沉淀涂片检查。

（2）尿液标本涂片　留取 12 小时尿液，静置，倾去上清液，留取沉淀部分 30ml，以 3000 r/min 离心 20 分钟，去上清液，取沉淀物涂片。

（3）脑脊液标本涂片　无菌收集脑脊液放置 24 小时后，取表面网膜状蛋白质涂片，或以 3000r/min 离心 20 分钟，去上清液，取沉淀物涂片。

（4）胸腹水标本涂片　取胸腹水置于无菌试管中（体液标本须加抗凝剂），3000r/min 离心 20 分钟，去上清液，取沉淀物涂片。

（5）病灶组织标本涂片　用组织研磨器研碎后，同痰标本处理方法。

（6）抗酸染色法

1）初染：涂片经火焰固定，将已固定的涂片置于染色架上或用染色夹子夹住，滴加苯酚品红染色液，染液覆盖痰膜。徐徐加热至有蒸汽出现后，脱离火焰，切勿使染液沸腾或煮干，保持染色 5～8 分钟，然后用流水自玻片上端清洗，去染液，沥干。

2）脱色：滴加 3%盐酸酒精，不时摇动玻片至无红色脱落为止。然后用流水自玻片上端清洗，去脱色液，沥干。

3）复染：滴加吕氏亚甲蓝复染液，染色 0.5～1 分钟，然后用流水自玻片上端清洗，去复染液。晾干后镜检。

（7）金胺"O"荧光染色

1）荧光染色：涂片固定后滴加荧光染液金胺"O"，染色 10～15 分钟，然后用流水自玻片上端清洗，去染色液，沥干。

2）脱色：滴加 5%盐酸酒精脱色 3～5 分钟，至无黄色脱落为止。然后用流水自玻片上端清洗，去脱色液，沥干。

3）复染：用 0.5%高锰酸钾对比染液复染 2 分钟，用流水自玻片上端清洗，去复染液。待干后用荧光显微镜高倍镜检查。

2. 分离培养　结核杆菌生长缓慢，一般不易培养，为使检验结果准确并及时发出报告，必须对标本进行前处理。标本前处理可液化标本，也可杀死部分杂菌。

（1）标本处理

1）酸处理法：取痰标本，加入痰标本 1～2 倍量的 4% H_2SO_4 溶液，盖好盖子，振荡 1 分钟后，室温放置 15～20 分钟，此期间振荡痰液 2～3 次，使痰充分匀质化，待接种。

2）碱处理法：取痰标本，加入痰液标本 1~2 倍量的 4% NaOH 溶液混匀后，盖好盖子，振荡 1 分钟后，室温放置 15~20 分钟，此期间振荡痰液 2~3 次，使痰充分匀质化，待接种。

3）胰酶 - 苯扎溴铵法：取痰标本，加入与痰标本等量的 1g/L 胰酶液，振荡消化数分钟，再加入等量的 0.3% 苯扎溴铵混匀，室温放置 5 分钟后待接种。

（2）接种与培养　用无菌吸管取处理后的标本 0.1ml，均匀接种在改良罗琴（L-J）培养基斜面，每份标本接种 2 支培养基。接种后试管盖子稍松不要拧紧，斜面向上，于 37℃ 环境中平放 24 小时后，检查培养基的污染情况，拧紧瓶盖，直立放置，37℃ 继续培养至第 8 周。培养期间第 1 周观察两次，此后每周观察一次细菌生长情况。

3. 生化反应

（1）耐热触酶试验　取 3~4 周龄的结核分枝杆菌菌落 5~10 个，加入含 1ml PBS（0.067mmol/L；pH 7.0）的小试管内，制成细菌悬液，置 68℃ 水浴 20 分钟，取出冷却至室温。再沿管壁徐徐加入新鲜配制的 3% H_2O_2 溶液和 10% Tween80 等量混合液 0.5ml，勿摇动，观察结果。同时做阳性对照（堪萨斯分枝杆菌）、阴性对照（人型结核分枝杆菌）和空白试剂对照。

（2）烟酸试验　取 3~4 周的菌株 1 支，加 2ml 沸水于培养基斜面，振荡后平放，取 2 管上清液各 0.4ml 加入 3% 联苯胺乙醇溶液，其中一管加入 10% 溴化氰溶液，观察菌液颜色变化。

（3）硝酸盐还原试验　取 3~4 周的菌落，配成 10mg/ml 的菌悬液，在硝酸盐溶液中加入 0.5ml 菌悬液，37℃ 水浴 2 小时，再滴加盐酸 1 滴、0.2% 氨基苯磺酸和 0.1% N - 甲萘乙烯二胺盐酸盐水溶液各 2 滴，1 分钟后观察结果。

（4）脲酶试验　取 3~4 周的菌落 5~10mg，加入 3ml 0.12% 尿素液配成菌悬液，加入 0.1% 酚红液 1 滴于菌悬液中，37℃ 培养 3 天后观察结果。

（5）亚碲酸盐还原试验　取 3~4 周的菌落，配成 1.0mg/ml 的菌悬液，取 0.1ml 的菌悬液接种于 0.5% 苏通培养基，37℃ 培养 7 天，加入 0.2% 亚碲酸钾溶液 2 滴，再 37℃ 培养 3 天，每天观察一次。

【实验结果】

1. 形态特点

（1）抗酸染色法　镜下抗酸杆菌染成红色细长或略带弯曲的杆菌，并有分枝生长趋向，其他细菌和细胞染成蓝色。若在痰、脑脊液或胸腹水中找到抗酸染色阳性菌，具有较大的诊断意义。油镜下所见结果按下列标准报告。

阴性（－）：大于 300 个视野未发现抗酸杆菌；

可疑（±）：1~2 条抗酸杆菌/300 个视野；

阳性（＋）：1~9 条抗酸杆菌/100 个视野；

阳性（＋＋）：1~9 条抗酸杆菌/10 个视野；

阳性（＋＋＋）：1~9 条抗酸杆菌/1 个视野；

阳性（＋＋＋＋）：9 条以上抗酸杆菌/1 个视野。

（2）金胺"O"染色法　在荧光显微镜高倍镜下观察涂片，暗视野背景下抗酸杆菌呈黄绿色或橙黄色荧光。镜下所见结果按下列标准报告。

阴性（－）：大于 70 个视野未发现抗酸杆菌；

可疑（±）：1~2 条抗酸杆菌/70 个视野；

阳性（＋）：2~18 条抗酸杆菌/50 个视野；

阳性（＋＋）：4~36 条抗酸杆菌/10 个视野；

阳性（＋＋＋）：4~36 条抗酸杆菌/1 个视野；

阳性（＋＋＋＋）：36 条以上抗酸杆菌/1 个视野。

2. 分离培养结果 结核分枝杆菌生长缓慢，培养 2～4 周，结核分枝杆菌在培养基表面可形成干燥、粗糙、颗粒状、乳白色或米黄色、凸起、形似花菜心或粟米粒状菌落。接种后第 3 天、第 7 天各观察一次菌落生长情况。发现菌落生长，经抗酸染色证实后，可报告快速生长分枝杆菌阳性。此后每周观察一次，记录菌落生长及污染情况。阳性生长物经抗酸染色证实后，可报告分枝杆菌生长。满 8 周后未见菌落生长方可报告未培养出分枝杆菌。

3. 生化反应 结核分枝杆菌生化反应结果见表 13－1。

表 13－1 结核分枝杆菌的生化反应

生化反应	反应现象与结果
耐热触酶试验	液面出现气泡者为阳性，20 分钟内无气泡者为阴性。人型和牛型结核分枝杆菌为阴性，堪萨斯分枝杆菌为强阳性
烟酸试验	出现红色或桃红色沉淀为阳性，白色沉淀为阴性，空白对照不变色。结核分枝杆菌为阳性，牛分枝杆菌为阴性
硝酸盐还原试验	1 分钟后呈红色者为阳性，无色者为阴性。结核分枝杆菌为阳性
脲酶试验	菌液呈红色者为阳性，不变色者为阴性。结核分枝杆菌为阳性
亚碲酸盐还原试验	有黑色或深棕色沉淀物者为阳性，反之为阴性，结核分枝杆菌为阴性

【注意事项】

1. 做抗酸染色的痰标本不能用蜡盒盛放，否则会导致涂片结果假阳性。

2. 处理痰标本用的酸、碱或胰酶－苯扎溴铵等不可随意提高其浓度和延长处理标本时间，否则会杀伤标本中的结核分枝杆菌。

3. 临床上用于分枝杆菌属培养的标本都会不同程度地受其他杂菌所污染，因此这些标本大都要经由消化去污染处理及离心浓缩的步骤才可以接种培养基，以免影响生长缓慢的分枝杆菌。样本数较多时，应分批处理，痰标本的整个处理时间不得超过 30 分钟。

4. 废弃标本、痰盒和污染物均须经高压蒸汽灭菌后方能丢弃或清洗；试验操作工作面应以 3% 苯酚擦拭，再用紫外线灭菌灯照射 2 小时。所有涉及标本的涂片、接种培养基、操作生化试验均须在生物安全柜中进行，特别是接种环，在转种培养物后，先投放沸水中灭菌 1 分钟，后再置于火焰上烧灼，不可直接在火焰上烧灼，以免环上菌团爆炸污染。

5. 烟酸试验要求接种物在以鸡蛋为基础的培养基上充分生长后再检测，以免造成假阴性。

6. 荧光染色标本当日应尽快观察，以免荧光强度随时间而衰减。

【思考题】

1. 试述结核分枝杆菌的细菌检验程序及检验方法。

2. 试述结核分枝杆菌的染色及培养特点。

二、非结核分枝杆菌

【实验目的】

熟悉 非结核分枝杆菌与结核分枝杆菌常用的鉴别试验。

【仪器和材料】

1. 菌株 结核分枝杆菌、非结核分枝杆菌。

2. 培养基 L－J 培养基、对硝基苯甲酸（P－nitrobenzoic acid，PNB）培养基、0.5% 苏通培养基。

3. **试剂** 0.2%亚碲酸钾溶液、pH 7.0 PBS、3% H_2O_2 溶液和10% Tween80 水溶液。

4. **其他** 恒温培养箱、生理盐水、水浴箱、Ⅱ级生物安全柜等。

【实验步骤】

1. 糖发酵试验。

2. **耐热触酶试验** 同结核分枝杆菌。

3. **亚碲酸盐还原试验** 同结核分枝杆菌。

4. **对硝基苯甲酸培养基** 是否生长。

【实验结果】

结核分枝杆菌与非结核分枝杆菌常用的鉴别试验结果见表13-2。

表13-2 结核分枝杆菌与非结核分枝杆菌常用的鉴别

菌种	糖发酵	耐热触酶	亚碲酸盐还原	PNB 培养基
结核分枝杆菌	−	−	−	−
非结核分枝杆菌	+	+	+	+

【注意事项】

同结核分枝杆菌。

【思考题】

非结核分枝杆菌与结核分枝杆菌常用的鉴别试验有哪些?

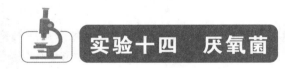

实验十四 厌氧菌

微课/视频2　　微课/视频3

一、厌氧芽胞梭菌

【实验目的】

1. **掌握** 破伤风梭菌、产气荚膜梭菌、肉毒梭菌以及艰难拟梭菌的形态特征和培养特性。

2. **熟悉** 梭状芽胞杆菌的分离培养方法和鉴别要点。

【实验仪器和材料】

1. **仪器** 光学显微镜、厌氧罐或厌氧袋、水浴箱。

2. **菌种** 破伤风梭菌、产气荚膜梭菌、肉毒梭菌及艰难拟梭菌。

3. **标本** 新鲜粪便样本。

4. **试剂** 庖肉培养基、厌氧血琼脂平板、牛乳培养基、厌氧菌(葡萄糖、乳糖、麦芽糖、甘露醇、蔗糖)专用糖发酵管、卵黄琼脂平板、溴甲酚紫牛乳培养基、头孢西丁-环丝氨酸-果糖-卵黄琼脂(cefoxitin-cycloserine-fructose agar,CCFA)平板、芽胞染液、革兰染液、产气荚膜梭菌抗血清、凡士林以及艰难拟梭菌抗原及毒素检测试剂盒。

5. **材料** 无菌吸管、无菌注射器、剪刀、镊子、366nm 紫外灯、小鼠等。

【实验步骤】

1. 形态观察 无菌挑取破伤风梭菌、产气荚膜梭菌、肉毒梭菌及艰难拟梭菌的疱肉培养物涂片、固定、进行革兰染色和芽胞染色，观察以上各菌形态、染色及芽胞的特点。

2. 分离培养 分别在疱肉培养基和厌氧血琼脂平板上接种破伤风梭菌、产气荚膜梭菌、肉毒梭菌，在厌氧血琼脂平板和 CCFA 平板接种艰难拟梭菌。接种后立即将平板放入厌氧环境（厌氧袋或厌氧罐），置 35℃ 条件下培养。除产气荚膜梭菌外，大多数厌氧菌的初代培养生长较慢，故厌氧培养在 35℃ 孵育应不少于 48 小时。分别观察破伤风梭菌、产气荚膜梭菌、肉毒梭菌在疱肉培养基和厌氧血平板以及艰难拟梭菌在厌氧血平板的生长特点。常用的厌氧培养方法有厌氧罐法、厌氧气袋法、厌氧盒法和厌氧手套箱法。

（1）厌氧罐法 常用方法有抽气换气法、冷触媒法。接种好标本的平板或液体培养基试管，放入厌氧罐内培养，采用厌氧指示剂监测罐内是否为无氧状态，一般使用亚甲蓝指示剂，有氧为蓝色，无氧为白色。

（2）厌氧气袋法 放入已接种好的平板后，尽量挤出袋内空气，然后密封袋口，先折断气体发生管，袋内在半小时内造成无氧环境，后折断亚甲蓝指示剂管，如指示剂不变成蓝色表示袋内已达厌氧状态，可以孵育。

（3）厌氧盒法 将已接种好的平板置于厌氧盒中，把 H_2、CO_2 气体发生袋剪开口，加入 15ml 蒸馏水，同时将钯粒放在盒内，并把厌氧指示盒内亚甲蓝指示管打开，将盒盖盖紧，置 35℃ 培养。

（4）厌氧手套箱法 厌氧手套箱为一个密闭的大型金属箱，箱的前面有一个有机玻璃制的透明面板，板上装有两个手套，可通过手套在箱内进行操作。箱侧有一交换室，具有内外两门，内门通箱内先关闭。欲放物入箱，先打开外门，放入交换室，关上外门进行抽气和换气（H_2、CO_2、N_2）达到厌氧状态，然后手伸入手套把交换室内门打开，将物品移入箱内，关上内门。箱内保持厌氧状态，也是利用充气中的氢在钯的催化下和箱中残余氧化合成水的原理，该箱可调节温度，本身是孵育箱或孵育箱附在其内，还可放入解剖显微镜便于观察厌氧菌菌落，这种厌氧箱适于做厌氧细菌的大量培养研究，可放入大量培养基做预还原和厌氧性无菌试验。

3. 生化反应 鉴定梭菌属常用的生化反应有以下几种。

（1）厌氧菌 专用糖发酵与牛乳消化试验 将厌氧菌专用糖发酵管与牛乳培养基置于水浴箱中加热煮沸 10 分钟，迅速冷却，以驱除培养基中的空气。以无菌吸管吸取待检菌培养物，分别滴加于厌氧菌专用糖发酵管和牛乳培养基中，接种完毕后，在液面上加一薄层融化的凡士林。经 35℃ 孵育 24～48 小时，观察结果。

（2）卵磷脂酶试验（Nagler 试验） 将卵黄琼脂平板划分两个区，其中一半均匀涂上产气荚膜梭菌抗血清，置 35℃ 待干后，先在未涂抗血清的一半划线接种，然后再接种已涂过抗血清的一半，置 35℃ 厌氧孵育 24～48 小时，观察结果。

（3）汹涌发酵试验 用无菌吸管或接种环取产气荚膜梭菌疱肉培养物接种于溴甲酚紫牛乳培养基，置 35℃ 孵育 24～48 小时，观察结果。

（4）脂酶试验 将待检菌接种于卵黄琼脂平板，置 35℃ 厌氧孵育 48～72 小时，观察结果。

4. 动物实验

（1）破伤风梭菌的动物实验 取破伤风梭菌培养液 0.2ml 注入小鼠左后肢肌肉，逐日观察发病情况。

（2）产气荚膜梭菌的动物实验 取产气荚膜梭菌培养液 0.5ml 注入小鼠腹腔，5 分钟后断髓处死，置 35℃ 孵育 4～6 小时，观察小鼠腹腔是否膨胀、有气肿现象，然后解剖小鼠，观察各脏器尤其是肝脏的变化。

5. 艰难拟梭菌抗原及毒素检测实验

（1）原理　实验方法为酶联免疫层析法，将艰难拟梭菌谷氨酸脱氢酶、毒素 A 以及毒素 B 的特异性抗体包被于单一反应孔中不同位置。结合物由与 HRP 偶联的谷氨酸脱氢酶抗体及与 HRP 偶联的毒素 A 和毒素 B 抗体组成。进行试验时，将样本加入到含有稀释液和结合物的试管中。处理后的样本加入到反应板的样本孔中，在此处被检测线上固定的谷氨酸脱氢酶特异性抗体、毒素 A 和毒素 B 特异性抗体捕获。达到同时检测艰难拟梭菌谷氨酸脱氢酶抗原和毒素 A 及毒素 B 的一种快速膜酶免疫试验。该试验检测艰难拟梭菌谷氨酸脱氢酶抗原，作为艰难拟梭菌的筛选试验；并通过检测疑似感染艰难拟梭菌患者粪便样本中的毒素 A 和毒素 B 证实存在艰难拟梭菌产毒菌株。

（2）步骤　具体操作步骤按照实际使用试剂盒说明书进行。

1）取一支试管加入 750μl 样本稀释液，再加入一滴结合物，使用一次性塑料吸管取 25μl 粪便样本，充分混匀。

2）用移液器吸取 500μl 的混合物，加入反应板的样本孔中，室温下放置 15 分钟。

3）加入 300μl 清洗缓冲液到反应窗口中，彻底吸收后，滴加 2 滴底物到反应窗口中，10 分钟后观察并记录结果。

【实验结果】

1. 形态与染色特点

（1）破伤风梭菌　革兰阳性细长杆菌，散在排列；芽胞正圆形，在菌体顶端，大于菌体的宽度，呈鼓槌状；在形成芽胞时常为革兰染色阴性，在鉴定上应予以注意。

（2）产气荚膜梭菌　革兰阳性短粗大杆菌，单独或成双排列；芽胞大，卵圆形，位于菌体的次端，直径小于菌体。

（3）肉毒梭菌　革兰阳性粗短杆菌，两端钝圆，单独或成双排列，有时呈短链；芽胞卵圆形，大于菌体，位于菌体次端，使菌体呈匙形或"网球拍"状。

（4）艰难拟梭菌　革兰阳性粗长杆菌，但培养 2 天后易变为革兰阴性，芽胞为卵圆形，大于菌体，位于次端。

2. 分离培养结果

（1）破伤风梭菌　在庖肉培养基中生长良好，培养液变浑浊，肉渣部分消化，微变黑，有少量气体，可将覆盖在肉汤上面的凡士林向上推，有臭味。在厌氧血琼脂平板中菌落约 1mm，呈不规则圆形、扁平而中心结实，四周有疏松羽毛样细丝，在菌落周围有明显的透明溶血环。

（2）产气荚膜梭菌　在庖肉培养基中生长迅速，呈浑浊生长，肉渣呈肉粉色，不被消化，产生大量气体，可将覆盖在肉汤上面的凡士林明显向上推。厌氧血琼脂平板中培养 24 小时菌落可达 2～4mm，灰白色、光滑、圆形、扁平、半透明、边缘整齐，偶尔可见边缘呈锯齿状或放射条纹状的粗糙型菌落；有双层溶血环，内环是狭窄的 β 溶血，外环是较宽的 α 溶血。

（3）肉毒梭菌　在庖肉培养基中生长旺盛，呈均匀浑浊，产生少量气体，肉渣被消化变黑色，有腐败性恶臭，在厌氧血琼脂平板上形成较大的、圆形、中心凸起而光滑、边缘不整齐、略带绒毛状的菌落，有 β 溶血。

（4）艰难拟梭菌　在厌氧血平板上培养 48 小时后，菌落直径可达 3～5mm，圆形，白色或者淡黄色，边缘不整齐，表面粗糙，出现连串状菌苔，菌落较扁平、中央稍隆起，不溶血菌落。在 CCFA 平板上菌落呈白色或者黄色，不透明，边缘不整齐、表面粗糙或呈毛玻璃样，在紫外灯照射下发金黄荧光。

3. 生化反应 厌氧芽胞梭菌主要的生化反应结果见表 14 - 1。

表 14 - 1 厌氧芽胞梭菌主要的生化反应

菌种	卵黄平板		明胶液化	牛乳消化	葡萄糖	麦芽糖	乳糖	蔗糖	甘露醇
	卵磷脂酶	脂酶							
破伤风梭菌	-	-	+	d	-	-	-	-	-
产气荚膜梭菌	+	-	+	cd	+	+	+	+	-
肉毒梭菌	-	+	+	d	+	v	-	-	-
艰难拟梭菌	-	-	+	-	+	-	-	-	+

注：+：阳性；-：阴性；d：消化；c：凝固；cd：即凝固又消化；牛乳消化-：不消化不凝固；v：结果不定。

（1）厌氧菌专用糖发酵和牛乳消化试验 破伤风梭菌对前述五糖均不分解，牛乳培养基无变化；产气荚膜梭菌对五糖均可分解，产酸产气，牛乳凝固，陈化变清；肉毒梭菌能分解葡萄糖和麦芽糖，不分解乳糖、蔗糖与甘露醇，牛乳培养基一般无变化；艰难拟梭菌能分解葡萄糖和甘露醇产酸，不分解乳糖、麦芽糖和蔗糖，牛乳培养基无变化。

（2）卵磷脂酶试验（Nagler 试验） 未涂抗血清的一半平板，菌落周围形成较大的浑浊不透明区，为卵磷脂酶试验阳性；涂抗血清的一侧，菌落周围无不透明区，表示卵磷脂酶活性已被抗毒素中和，为 Nagler 试验阳性；如两侧菌落周围均无不透明区，表示该菌不产生卵磷脂酶。产气荚膜梭菌卵磷脂酶试验阳性，破伤风梭菌、肉毒梭菌和艰难拟梭菌为阴性。

（3）汹涌发酵试验 一般孵育 6 小时后可见"汹涌发酵"现象，产气荚膜梭菌迅速分解乳糖，产酸产气，酪蛋白被酸凝固，形成凝块与乳清，产生的大量气体冲击凝块，可形成分散的海绵状碎块，将部分培养基冲至试管口塞处，可作为本菌的重要鉴定试验之一。

（4）脂酶试验 菌落表面有珠光层，菌落下面的培养基中有不透明区者为脂酶阳性。各型肉毒梭菌（G 型除外）脂酶试验阳性，破伤风梭菌、产气荚膜梭菌和艰难拟梭菌为阴性。

4. 动物实验

（1）破伤风梭菌的动物实验 发病的小鼠尾部强直，注射侧肢体麻痹，强直性痉挛，动物于 1～3 天内死亡。

（2）产气荚膜梭菌的动物实验 小鼠腹部膨胀，剖检时腹部放出大量气体，各脏器均肿胀，并有许多气泡，尤以肝脏为甚，呈泡沫肝。取内脏组织涂片、革兰染色、镜检，可见具有荚膜的革兰阳性的粗大杆菌。

5. 艰难拟梭菌抗原及毒素检测实验 按实际使用试剂盒说明书进行。

（1）观察反应板中反应窗口中呈现的表示内部质控的线。任何质控点的出现均表示内部控制有效。反应完成时如果质控点没有出现，则表示试验结果无效。

（2）内部质控有效，则观察艰难拟梭菌抗原的检测线，在加入底物后 10 分钟之内的任意时间里出现阳性结果都可判读为抗原阳性。阳性结果表示存在艰难拟梭菌。加入底物后直到 10 分钟结束，才可以解读阴性或无效结果。

（3）如果抗原结果阳性，则继续解释毒素 A 和毒素 B 的结果。加入底物后 10 分钟之内的任意时间里可以解释阳性毒素结果。阳性结果表示存在艰难拟梭菌毒素。

【注意事项】

1. 本属细菌革兰染色通常阳性，但有的菌种经过夜培养后革兰染色易被染成阴性，导致鉴定结果错误，可用氢氧化钾拉丝试验进行鉴别。

2. 厌氧芽胞梭菌中有些菌种在有氧的条件下亦可生长，与需氧芽胞杆菌属兼性厌氧菌种易混淆，但厌氧芽胞梭菌仅在厌氧条件下产生芽胞，菌落比有氧环境下更大，触酶阴性可予以鉴别。

3. 艰难拟梭菌对氧特别敏感。因此，从标本采集到培养鉴定均须在严格的无氧环境下进行。

4. 艰难拟梭菌抗原及毒素检测实验阴性结果解释时应注意所用试剂盒的检测低限。阳性结果解释时应注意观察，不得把膜上污点解释为阳性结果。另外，少数样本可能出现抗原阴性而毒素阳性，这些样本应当被看作是不确定的，用新鲜的样本重新检测，如果样本重新检测仍然出现抗原阴性而毒素阳性，则应报告毒素阳性结果。

5. 梭状芽胞杆菌对外界抵抗力很强，实验时注意严格无菌操作，废弃的标本和污染物等均须高压灭菌或焚烧后方能移出实验室。

【思考题】

1. 破伤风梭菌有哪些形态学特点？如何进行微生物学鉴定？

2. 常用的产气荚膜梭菌鉴定试验有哪些？

二、无芽胞厌氧菌

【实验目的】

1. 掌握 脆弱拟杆菌和厌氧消化链球菌的形态特点和培养特性。

2. 熟悉 无芽胞厌氧菌的常用鉴别方法。

【实验仪器和材料】

1. 仪器 光学显微镜。

2. 菌种 脆弱拟杆菌、厌氧消化链球菌。

3. 试剂 厌氧血琼脂平板、拟杆菌胆汁七叶苷琼脂平板（BBE）、七叶苷琼脂培养基、20%胆汁培养基、明胶培养基、0.2g/L七叶苷水溶液、200g/L糖溶液、20g/L尿素、L-色氨酸基质液、0.5g/L硝酸钠溶液、糖发酵缓冲液、0.025mol/L pH 6.0 酚红磷酸盐缓冲液、0.025mol/L pH 6.8 磷酸盐缓冲液、30g/L KOH溶液、硝酸盐还原试剂、二甲苯、欧氏试剂、蒸馏水等。

4. 材料 无菌吸管、透明微孔板、厌氧罐或厌氧袋、水浴箱、紫外灯等。

【实验步骤】

1. 形态观察 无菌挑取脆弱拟杆菌的庖肉培养物涂片、固定、革兰染色，观察染色性、形态特点。

2. 分离培养 分别接种脆弱拟杆菌于厌氧血琼脂平板和BBE培养基中，接种厌氧消化链球菌于厌氧血琼脂平板，置厌氧环境，培养48小时，分别观察两种细菌在平板上的生长特点。

3. 生化反应

（1）七叶苷水解试验

1）斜面法：将待检菌接种在七叶苷琼脂斜面上，经24～48小时厌氧培养，观察结果。

2）微量斑点法：将0.2g/L七叶苷水溶液（淡蓝色）滴加于透明微孔板中2孔，再于其中一个孔滴加1滴待检菌菌液，另一个孔滴加蒸馏水（对照），置于35℃ 30～60分钟后，于366nm紫外灯下照射。

（2）20%胆汁（或2g/L胆盐）刺激生长试验 将待检菌分别接种至20%胆汁（或2g/L胆盐）培养基和不含胆汁的对照管中，置于35℃厌氧孵育24～48小时观察结果。

（3）明胶液化试验 将待检菌接种于明胶管中，另外用一支未接种细菌的明胶管作为对照。经37℃厌氧孵育2～5天，取出置于4℃冰箱30分钟，观察培养基是否变化。

（4）胞外酶快速生化试验 将待测菌用直径2mm的接种环取一满环菌苔加于0.5ml磷酸盐缓冲液中配成浓厚菌液，再按表14－2进行操作，在一次性微量板中依次加入基质和高浓度菌液，观察结果。

表14－2 胞外酶快速生化试验

	糖发酵试验	脲酶试验	吲哚试验	硝酸盐还原试验
基质	200g/L糖溶液2滴	20g/L尿素水溶液3滴	L－色氨酸液4滴	0.5g/L硝酸钠溶液2滴
缓冲液	糖发酵缓冲液5滴	糖发酵缓冲液5滴 0.025mol/L pH 6.0酚红磷酸盐缓冲液3滴	—	0.025mol/L pH 6.8磷酸盐缓冲液2滴
浓菌液	2滴，需氧条件下，35℃水浴4小时			
添加试剂	—	—	二甲苯2滴，混匀，再加欧氏试剂3滴	硝酸盐还原试剂甲液及乙液各3滴，混匀
结果阳性（＋）	黄色	红色	红色	红色
结果阴性（－）	红色	黄色	不变色	不变色

（5）拉丝试验 加30g/L氢氧化钾溶液1滴于载玻片上，取1接种环的细菌与之混合，1分钟后用接种环轻轻挑起，观察结果。

【实验结果】

1. 形态与染色特点

（1）脆弱拟杆菌 革兰阴性短杆菌，着色不均，两端圆而浓染，菌体中间不易着色，染色较浅，犹如空泡。

（2）厌氧消化链球菌 革兰阳性球菌，圆形或卵圆形，排列成双，成链或不规则。

2. 分离培养结果

（1）脆弱拟杆菌 在厌氧血琼脂平板上生长良好，菌落直径2～3mm，圆形，中心略凸起，半透明，灰白色，表面光滑，边缘整齐，多数菌株不溶血，在BBE平板上生长旺盛，菌落黑色较大，菌落周围有黑色晕圈。

（2）厌氧消化链球菌 在厌氧血琼脂平板上形成直径0.5～1.0mm、圆形、凸起、不透明、灰白色、表面光滑、边缘整齐的小菌落，一般不溶血。

3. 生化反应

（1）七叶苷水解试验 ①斜面法：培养基变黑表示七叶苷已经水解，为阳性。脆弱拟杆菌能水解七叶苷。②微量斑点法：对照孔呈淡蓝色荧光，加菌液孔无荧光者为阳性，说明七叶苷被水解后荧光消失，与对照相同者则为阴性。

（2）20%胆汁（或2g/L胆盐）刺激生长试验 如果含胆汁的培养管中细菌生长旺盛（＋＋），而不含胆汁的对照管细菌生长一般（＋），说明胆汁刺激生长试验阳性，在含胆汁的培养管中抑制生长者为阴性。脆弱拟杆菌胆汁刺激生长试验阳性。

（3）明胶液化试验 对照管37℃时呈液化状态，4℃冰箱中应凝固，接种细菌的明胶管置于4℃冰箱中30分钟仍不凝固者为阳性，凝固者为阴性。脆弱类杆菌和厌氧消化链球菌明胶液化试验为阴性。

（4）胞外酶快速生化试验 脆弱拟杆菌的生化实验结果见表14－3。目前各种商品化的快速装置都是以测定厌氧菌胞外酶活性为原理，在4小时内就可对厌氧菌做出鉴定，比常规方法缩短了24～48小时。

表 14 – 3　脆弱拟杆菌和厌氧消化链球菌的生化反应

菌种	20%胆汁生长试验	葡萄糖	乳糖	七叶苷	明胶液化	脲酶	吲哚	硝酸盐
脆弱拟杆菌	+	+	+	+	–	–	–	–
厌氧消化链球菌	–	+	–	–	–	–	–	–

（5）拉丝试验　经 1 分钟后用接种环轻轻挑起，能拉起丝者为革兰阴性菌，不能拉起丝者为革兰阳性菌。

【注意事项】

1. 无芽胞厌氧菌对氧特别敏感，因此对无芽胞厌氧菌的分离培养、鉴定的全过程均应防止氧气进入。标本采集后应在 20～30 分钟内处理完毕，最迟不超过 2 小时。

2. 每次进行厌氧培养前，应检查厌氧罐是否完好，不能漏气。

3. 钯粒在每次使用前，应放在火炉上加热至灼红进行活化。

4. 厌氧触酶试验采用 10%～15% H_2O_2 溶液，而不是需氧菌使用的 3% H_2O_2 溶液。

【思考题】

脆弱拟杆菌和厌氧消化链球菌具有什么形态特点和培养特性？

 # 实验十五　螺旋体、支原体和衣原体

微课/视频 4

一、梅毒螺旋体

【实验目的】

1. 掌握　梅毒螺旋体的镜下形态特点和常用血清学试验的操作方法。

2. 熟悉　梅毒螺旋体血清学筛查及其确证试验的基本原理。

3. 了解　梅毒螺旋体血清学筛查及其确证试验的临床应用。

【实验仪器和材料】

1. 仪器　光学显微镜、移液器。

2. 样本　梅毒螺旋体镀银染色示教片、疑似梅毒患者血清。

3. 试剂　TRUST 试剂盒、TPPA 试剂盒。

4. 材料　湿盒、无菌滴管、擦镜纸、香柏油、记号笔等。

【实验步骤】

1. 形态观察　油镜下观察梅毒螺旋体镀银染色示教片。

2. 甲苯胺红不加热血清试验（TRUST）

（1）原理　试验使用的是由牛心肌中提取的心磷脂、胆固醇、卵磷脂所构成的性病研究室抗原（VDRL 抗原），将这些抗原混悬于含有特制甲苯胺红的溶液中，与待检血清中的抗类脂质抗体反应素相结合，在反应卡片上出现肉眼可见的凝集。以此来检测血清或血浆中反应素。

（2）步骤　具体操作步骤按照实际使用的试剂盒说明书进行，基本步骤如下：①取阴性质控血清、阳性质控血清及待检血清或血浆各 50μl，分别加入反应卡的圆环内，并使其扩散至整个圆环。②使用滴管及针头垂直在每个检测环上滴加 1 滴抗原试剂。③放在水平旋转仪上，以 100r/min 的速度旋转摇动 8 分钟，立即用肉眼观察结果。

3. 梅毒螺旋体明胶颗粒凝集试验（TPPA）

（1）原理 将梅毒螺旋体 Nichols 株的精制菌体成分包被于人工载体明胶颗粒上，这种致敏的颗粒与抗梅毒抗体相遇时，即可产生肉眼可见的凝集。由此可以检测出血清或血浆中的梅毒螺旋体特异性抗体，并且可用来测定抗体效价。

（2）步骤 具体操作步骤按照实际使用试剂盒说明书进行。定性试验只做 4 孔，半定量试验做 10 孔（表 15 - 1）。①选用适合量程的移液器，按照表 15 - 1 中的信息将标本稀释液加至反应板 1 ~ 10 孔中。②加待检血清至第 1 孔，混匀后进行倍比稀释，第 10 孔稀释混匀后弃去 25μl。③用试剂盒内专用滴管于第 3 孔加未致敏粒子 25μl 作为阴性对照，第 4 孔至最后一孔加致敏粒子 25μl，作为试验反应孔。④加样完成后，将反应板置振荡器振荡 30 秒，或用手轻拍反应板侧缘混匀。⑤加盖，水平静置于室温（18 ~ 25℃）。2 小时后，对其进行观察并记录结果。

表 15 - 1 TPPA 试验操作表

孔号	1	2	3	4	5	6	7	8	9	10
样本稀释液（μl）	100	25	25	25	25	25	25	25	25	25
待检血清（μl）	25	25	25	25	25	25	25	25	25	25
标本稀释倍数	1：5	1：10	1：20	1：40	1：80	1：160	1：320	1：640	1：1280	1：2560
未致敏粒子			25							
致敏粒子				25	25	25	25	25	25	25
标本最终稀释度				1：80	1：160	1：320	1：640	1：1280	1：2560	1：5120

4. 荧光密螺旋体抗体吸收试验（FTA - ABS）

（1）原理 采用间接荧光抗体法，将待检血清与吸收剂（由密螺旋体非致病 Reiter 株制成）混合，以除去血清中交叉抗体。在涂有梅毒螺旋体 Nichols 株抗原的载玻片上加入吸收过的血清，再加入荧光素标记的抗人 IgG，在荧光显微镜下进行观察，若有发荧光的螺旋体即为阳性。

（2）步骤 具体操作步骤按照实际使用试剂盒说明书进行。①制备抗原片：用 Nichols 株梅毒螺旋体抗原悬液，在玻片上涂数个直径为 5mm 的菌膜（每高倍视野不少于 30 条），晾干。②甲醇固定：将甲醇滴加到标本涂布的区域，确保甲醇完全覆盖标本，浸泡固定 5 ~ 10 分钟。固定完成后，将玻片取出，用蒸馏水轻轻冲洗，去除多余的甲醇。将玻片再次自然风干，待用。③待检血清的预处理：先将待检血清经 56℃灭活 30 分钟，将 50μl 血清与 200μl 吸附剂（Reiter 株非致病密螺旋体）混匀，37℃作用 30 分钟，目的是有效地去除血清中非特异性的抗体。④夹心法荧光显色：吸附后的待检血清用磷酸盐缓冲液（PBS）按照从 1：20 到 1：320 的比例进行倍比稀释，将稀释后的血清分别滴加于抗原菌膜上，置湿盒内 37℃作用 30 分钟，然后用 PBS 洗片，并将玻片在 PBS 中浸洗，换液 3 次，每次 5 分钟，吹干。各抗原反应片上滴加工作浓度的荧光素标记的羊抗人 IgG 抗体，置湿盒 37℃作用 30 分钟，再用 PBS 按前法洗片，晾干后用甘油缓冲液封片，于荧光显微镜下进行观察。试验时设阳性、阴性、非特异性血清对照。

【实验结果】

1. 形态特征 油镜下梅毒螺旋体呈棕褐色或棕黑色，菌体直硬、两端尖直，螺旋较细密而规则。

2. 甲苯胺红不加热血清试验（TRUST） 在 TRUST 试验反应圈内，若出现明显红色颗粒或凝集成块为阳性；若反应圈内不出现红色凝集，呈均匀分散状态即为阴性。其中，阴性对照血清反应圈内不出现红色凝集，呈均匀分散状态。阳性对照血清反应圈内出现明显红色颗粒凝集成块。如果待检血清试验结果为阳性，应在反应卡上将血清做 1∶2 到 1∶32 等 6 个稀释度，然后按上述试验步骤再做半定量试验。

3. 明胶颗粒凝集试验结果

（1）判定标准　凡出现明胶颗粒凝集者为阳性，不出现凝集者为阴性。明胶颗粒集中在孔中央，呈纽扣状，边缘光滑，则为 −（阴性，不凝集）；明胶颗粒浓集呈边缘光滑、圆整的小圆环，则为 ±（可疑）；明胶颗粒形成较大的环状凝集，外周边缘不光滑 +（凝集）；明胶颗粒覆盖在整个孔底，呈多形性膜状，边缘粗糙，则为 + + ~ + + + +（强凝集）。

（2）结果判定

阳性：第 3 孔为阴性（−）、第 4 孔为阳性（+ ~ + + + +）时，以显示反应为阳性（+），此时的血清最高稀释倍数作为抗体效价。

阴性：无论第 3 孔呈现何种反应，只要第 4 孔的反应显示为阴性（−），最终判断即为阴性。

可疑：第 3 孔为阴性（−）、第 4 孔为可疑（±）时，最终判断为可疑。结果为可疑时需要用 FTA − ABS 等其他方法进一步复检。

4. 荧光密螺旋体抗体吸收试验　阴性对照血清无荧光菌体或偶见荧光；阳性对照血清可见多数（高倍镜视野 15 条）荧光菌体出现，并以此为参照做出待检标本的判定。

参照阳性对照血清的荧光强度判定结果：每高倍视野若半数（10 条左右）出现荧光则为 + +；多半视野（15 条左右）呈荧光则为 + + +；全部（约 20 条）出现强荧光则为 + + + +。未达到阳性标准的"可疑"结果参照非特异性血清的荧光强度判定为 + + 或 +。阴性结果参照阴性对照血清判定为 − 或 +。

【注意事项】

1. 甲苯胺红不加热血清试验所使用的抗原为非特异的抗原，是检测梅毒螺旋体非特异性抗体的试验。因此，在检测抗体时应注意排除假阳性反应。一些生理性的（妊娠期妇女可有 0.4% 假阳性）和急、慢性疾病的情况下，如自身免疫病（麻风、红斑狼疮、类风湿患者等）会出现假阳性。另外，某些急性发病（风疹、水痘、肺炎等）及免疫接种后，也可出现暂时性假阳性。一般来说患者血清滴度在 1∶8 以上时梅毒的可能性大，低于 1∶8 时，应考虑到上述疾病的可能，并应用特异性试验加以证实。

2. 梅毒螺旋体明胶颗粒凝集试验虽然特异性强，但据统计，也可有 1% 生物学假阳性存在，如红斑狼疮、传染性单核细胞增多症、麻风患者等，所以临床诊断时应结合病史。

3. 试验操作时严格按说明书进行。试剂盒从冰箱中取出后须先在室温平衡，试验应在 23 ~ 29℃ 条件下进行。不同批试剂组分不得混用。待检血清应新鲜、无污染。每次实验都需要做阳性和阴性对照。血清及试剂盒应按含有传染性材料处理。

【思考题】

1. 患者疑似一期梅毒时最简便、特异的检验方法是什么？

2. 试述梅毒螺旋体非特异性血清学试验的临床检测意义。

二、肺炎支原体

【实验目的】

1. 掌握　肺炎支原体的菌落特征及鉴定方法。

2. 熟悉　肺炎支原体冷凝集试验的原理及临床意义。

【实验仪器和材料】

1. 仪器 酶标仪、移液器。

2. 样本 肺炎支原体 Giemsa 染色形态及菌落示教片。

3. 试剂 2%"O"型人红细胞悬液、肺炎支原体检测 ELISA 试剂盒、生理盐水。

4. 材料 无菌滴管、聚苯乙烯微孔板、擦镜纸、香柏油、记号笔等。

【实验步骤】

1. 形态观察 油镜观察肺炎支原体 Giemsa 染色形态示教片。

2. 菌落观察 低倍镜观察肺炎支原体菌落示教片。

3. 肺炎支原体冷凝集试验

（1）原理 肺炎支原体感染患者血清中常产生冷凝集素，在 0~4℃ 条件下可与"O"型人红细胞或自身红细胞发生凝集，凝集现象在 37℃ 时又呈可逆性消失。

（2）步骤 试验在聚苯乙烯微孔板上进行（表 15-2）。

表 15-2 冷凝集试验操作表

试液	1	2	3	4	5	6	7	8	9	10
生理盐水（ml）	0.1	0.1	0.1	0.1	0.1	0.1	0.1	0.1	0.1	0.1
待检血清（ml）	0.1	0.1	0.1	0.1	0.1	0.1	0.1	0.1	0.1	0.1
2%红细胞（ml）	0.1	0.1	0.1	0.1	0.1	0.1	0.1	0.1	0.1	0.1
血清稀释度	1:4	1:8	1:16	1:32	1:64	1:128	1:256	1:512	1:1024	对照

注：摇匀，置4℃过夜。

4. 肺炎支原体抗体检测—ELISA 法

（1）原理 在聚苯乙烯微孔板内包被肺炎支原体抗原，待检血清中的抗体与固相抗原反应，形成固相抗原-待检抗体复合物，加入酶标记抗人 Ig 抗体，与固相上的免疫复合物反应，形成固相抗原-待检抗体-酶标抗体复合物，再加入酶底物显色，颜色的深度与待测血清中特异性抗体的量成正比。

（2）步骤 操作方法按试剂盒使用说明书进行。基本步骤如下：①标本处理：将待检血清按照说明书用样品稀释液进行稀释；②将已稀释过的样本加入到微孔板孔内，同时设置阴性和阳性对照孔，37℃ 孵育，30 分钟；③用洗液重复洗涤板孔 3~5 次；④加入酶标抗体于相应孔内，37℃ 孵育 30 分钟；⑤洗液清洗板孔 3~5 次；⑥再向每孔中加入底物 A 和 B 各 50μl，37℃ 孵育 10~15 分钟；⑦终止反应：每孔加入终止液 50μl，轻微振荡微孔板以混合溶液；⑧以空白孔调零，用酶标仪测定各孔的 OD 值。

【实验结果】

1. 肺炎支原体形态特点 油镜下可见肺炎支原体个体微小，形态大小不一，多为球形、双球形或丝状，呈淡紫色。

2. 肺炎支原体菌落特征 低倍镜下可见支原体菌落中央厚、四周薄，呈油煎蛋样，大小不一。

3. 肺炎支原体冷凝集试验结果

（1）从冰箱内取出反应板，取出时尽量避免震动，立即观察结果。

（2）先观察孔底红细胞沉淀形状，再轻摇反应板，对照孔内红细胞轻摇后应完全分开，无凝集现象。试验孔如有明显的凝集现象，记录凝集效价。

（3）如有凝集，将反应板再置于 37℃，5~30 分钟重新观察，如凝集的红细胞完全散开，则证实为冷凝集现象。冷凝集效价 ≥1:64 方有诊断价值。如动态观察双份血清呈 4 倍以上升高，则诊断价值更高，说明近期感染肺炎支原体的可能性越大。

4. 肺炎支原体抗体检测结果判定　按实际使用试剂盒说明书进行，基本步骤如下。

（1）根据阳性和阴性对照结果，判断实验结果的有效性，否则应重新实验。

（2）判定待测样品肺炎支原体抗体阳性或阴性。

（3）肺炎支原体 IgM 抗体阳性说明近期感染肺炎支原体；IgG 抗体阳性说明既往感染肺炎支原体；如肺炎支原体 IgG 抗体滴度在恢复期比发病初期升高 4 倍，说明患者近期感染肺炎支原体。

【注意事项】

1. 从冰箱内取出试管后，尽量避免振荡，立即观察结果。

2. 尽管大多数正常人的冷凝集试验结果为阴性，但该试验并非特异性的。即使试验结果呈阳性，也不能百分之百确定患者患有某一种特定疾病。因为除了肺炎支原体肺炎外，其他的一些疾病，如流行性感冒、传染性单核细胞增多症以及肝硬化等，也可能导致冷凝集试验呈现阳性反应。

【思考题】

疑似肺炎支原体感染临床常用的实验室诊断方法有哪些？

三、解脲脲原体

微课／视频 5

【实验目的】

1. 掌握　解脲脲原体的分离培养技术及鉴定方法。

2. 熟悉　解脲脲原体临床意义。

【实验仪器和材料】

1. 仪器　光学显微镜、水浴箱、二氧化碳培养箱或烛缸、移液器。

2. 标本　非淋菌性尿道炎患者前段尿。

3. 试剂　解脲脲原体专用液体培养基及固体选择培养基、抗解脲脲原体血清、Diene′s 染液。

4. 材料　无菌滴管、手术刀片、镊子、直径 6mm 的无菌滤纸片、生理盐水、载玻片、擦镜纸、香柏油、记号笔等。

【实验步骤】

1. 分离培养

（1）标本采集　无菌采集非淋菌性尿道炎患者前段尿，离心，取沉渣接种。

（2）分离培养　首先按照试剂说明书的要求将尿标本接种于解脲脲原体专用选择液体培养基中，置 5%～10% CO_2 环境中 35℃ 培养 1～2 天，每日观察培养基颜色的变化（产酸的变黄、产碱的变红）。若培养基变红色，取 0.1～0.2ml 液体菌液转种于固体平板，待固体培养基出现红色区域（菌落）后，低倍镜下观察菌落特征。

2. 生长抑制试验　从疑为解脲脲原体生长的液体培养基中，吸取 0.3ml 培养液涂布于固体平板上，用 0.025ml 解脲脲原体抗血清浸湿直径 6mm 的无菌滤纸片，并将其贴在接种完的平板上，置 5%～10% CO_2 环境中 35℃ 培养，直到显微镜下可见到菌落时再进行判定。

3. 代谢抑制试验　取两支无菌试管，一支加入解脲脲原体专用液体培养基 0.8ml 和抗解脲脲原体血清 0.1ml 作为试验管，另一支加入解脲脲原体专用液体培养基 0.9ml 不加血清作为对照管，在两支试管中分别加入可疑解脲脲原体的液体培养物 0.1ml，将两支试管置于 5%～10% CO_2 环境中 35℃ 培养 2～3 天后观察结果。

【实验结果】

1. 解脲脲原体培养结果　选择有菌落的区域，用刀片切下琼脂块，置于一载玻片上，菌落面朝下，将载玻片以 45°角斜置入 90℃左右热水中，待琼脂融化后取出放入另一 90℃热水缸中洗掉表面琼脂，自然干燥后滴加 Diene's 染色液，15 分钟后用生理盐水冲洗。低倍镜下观察：菌落被染成蓝色，中央深，四周较浅，形状似油煎蛋状。

2. 生长抑制试验结果　观察纸片周围出现抑制生长环者，生长抑制试验为阳性，即可确定可疑菌为解脲脲原体。

3. 代谢抑制试验结果　观察如果对照管颜色变红而试验管颜色不变，则代谢抑制试验为阳性，即可确定可疑菌为解脲脲原体。

【注意事项】

1. 培养基接种到药敏板前应充分摇匀。

2. 培养基变红但浑浊，可能污染所致，不能报阳性，应重做试验。

【思考题】

疑似解脲脲原体感染的尿道炎患者，如何为其进行相关的病原学检验？

四、沙眼衣原体

【实验目的】

1. 掌握　沙眼衣原体包涵体的形态特征。

2. 熟悉　临床常用衣原体感染检测方法。

微课/视频 6

【实验仪器和材料】

1. 仪器　荧光显微镜。

2. 标本　沙眼患者眼结膜刮片、宫颈炎患者上皮细胞标本。

3. 试剂　荧光素标记的沙眼衣原体单克隆抗体试剂盒、胶体金法检测衣原体试剂盒、吉姆萨（Giemsa）染液、无水甲醇、磷酸盐缓冲液（PBS）、甘油。

4. 材料　滴管、载玻片、盖玻片、湿盒、擦镜纸、香柏油、无菌拭子等。

【实验步骤】

1. 沙眼衣原体包涵体观察

（1）原理　衣原体在宿主细胞内生长繁殖，以原体和始体两种发育类型存在，原体是发育成熟的衣原体，原体与易感宿主细胞表面的特异受体吸附后，通过吞噬作用进入细胞内，形成细胞膜包裹的吞噬小泡或吞噬体，阻止吞噬溶酶体融合，原体在泡内细胞壁变软，增大形成网状体，RNA 增多。6～8 小时后，始体二分裂增殖，在细胞膜包裹的空泡内聚集、扩增，即称为包涵体。

（2）步骤　①制备沙眼患者眼结膜刮片，将沙眼患者眼结膜上的颗粒刮破，用力擦拭创面，保证刮片上含有大量上皮细胞；②待标本自然干燥后，用无水甲醇固定 5～10 分钟，PBS 冲洗，晾干；③加 Giemsa 染色 30 分钟；④PBS 洗涤，干燥后镜检。

2. 直接免疫荧光法检测沙眼衣原体

（1）原理　荧光素标记的沙眼衣原体单克隆抗体与沙眼衣原体结合，荧光显微镜观察荧光的数量及特征。

（2）步骤　操作方法按试剂盒使用说明书进行。基本步骤如下：①用棉拭子擦拭局部黏膜，如尿道黏膜、子宫颈内膜等，获得至少 1000 个的上皮细胞。②取一载玻片标记 3 个圆圈，将待检标本拭子及阴性、阳性对照物分别轻轻涂满玻片上的圆圈内，晾干，甲醇固定 15 分钟。③在待检标本及阴性、阳性对应圆圈内各加 30μl 荧光素标记的单克隆抗体，置湿盒内，37℃培养 30 分钟。④用磷酸缓冲液洗涤 3 次，加 1 滴缓冲甘油做封片剂，荧光显微镜下观察并计数。⑤结果判定：阴性对照在细胞中无荧光出现，阳性对照在细胞质内见到散在或成堆的、圆形或卵圆形的较明亮的黄绿色荧光；待检标本中凡出现圆形或卵圆形荧光，数目在 10 个以上，即可确认为衣原体感染。如用沙眼衣原体分型抗体检测，可将沙眼衣原体鉴定到型别。

【实验结果】

1. 沙眼衣原体包涵体形态　上皮细胞胞浆内观察到散在型、帽型、桑葚型或填塞型的紫色包涵体。

2. 直接免疫荧光法检测结果　阴性对照在细胞中无荧光出现，阳性对照在细胞质内见到散在或成堆的、圆形或卵圆形的较明亮的黄绿色荧光；待检标本中凡出现圆形或卵圆形荧光，数目在 10 个以上，即可确认为衣原体感染。

【注意事项】

1. 直接免疫荧光法时，洗片应认真，防止非特异性荧光。

2. 直接免疫荧光法结果判断主观性强，需要丰富的经验。

【思考题】

1. 包涵体是如何形成的？

2. 检测沙眼衣原体抗体的方法有哪些？

3. 简述直接免疫荧光法（DFA）检测沙眼衣原体的操作程序及结果判断。

第三章　常见真菌检验

 实验十六　真菌检验基本技术

一、真菌形态结构观察和染色技术

【实验目的】

1. 掌握　常用真菌的乳酸酚棉蓝染色法和不染色标本直接检查技术。

2. 熟悉　常见真菌菌丝和孢子的形态及结构特点。

微课/视频1

【实验仪器和材料】

1. 菌种　白念珠菌、阿萨希毛孢子菌、烟曲霉沙氏葡萄糖蛋白胨琼脂培养基72小时培养物。

2. 标本　甲真菌病患者的甲屑、皮屑、毛发等。

3. 试剂和材料　沙氏葡萄糖蛋白胨琼脂培养基（Sabouraud's dextrose agar，SDA）、100～200g/L KOH溶液、乳酸酚棉蓝染液、革兰染液、透明胶带、剪刀、载玻片、盖玻片、金属镊子、酒精灯等。

【实验步骤】

1. 不染色标本直接检查　用小镊子取甲屑或皮屑少许或病发1根，置于载玻片中央，滴加100～200g/L KOH溶液1～2滴，盖上盖玻片，静置20分钟。显微镜检查时用低倍镜查找标本中有无真菌菌丝和孢子，再换以高倍镜观察菌丝孢子的特征。

2. 乳酸酚棉蓝染色（粘胶带法）　取一段透明粘胶带，以黏面稍用力下按粘取沙氏葡萄糖蛋白胨琼脂培养基表面的曲霉。将粘有菌丝和孢子的透明胶带贴于滴有1～2滴乳酸酚棉蓝染液的载玻片上，显微镜观察。

3. 真菌革兰染色　取培养好的白念珠菌、阿萨希毛孢子菌革兰染色后，显微镜观察。

【实验结果】

1. 不染色标本直接检查　低倍镜下，菌丝折光性强，多呈分枝状排列，可见其深入表皮细胞或组织内部。高倍镜下可见分枝分隔的菌丝和不同的孢子形态。

2. 乳酸酚棉蓝染色法　酸性染料棉蓝使真菌着色呈蓝色，易于观察。曲霉具有典型曲霉头结构和45°角分枝。

3. 真菌革兰染色　革兰染色后，镜下观察白念珠菌菌体形态和假菌丝以及阿萨希毛孢子菌的关节孢子。

【注意事项】

1. 不染色标本直接检查只能报告有无查找到菌丝和孢子，不宜用于鉴定，镜检时宜调暗显微镜视野。

2. 为避免真菌孢子播散，应在生物安全柜内操作。

【思考题】

常用真菌染色技术和应用特点是什么？

二、真菌分离培养与鉴定

【实验目的】

1. 掌握 常见病原性真菌的接种、分离培养方法。

2. 熟悉 常见病原性真菌的实验室常规鉴定方法。

【实验仪器和材料】

1. 菌种 白念珠菌、新型隐球菌72小时培养物；红色毛癣菌、犬小孢子菌沙氏葡萄糖蛋白胨琼脂培养基8～10天培养物。

2. 标本 患者毛发、甲屑、皮屑等。

3. 试剂和材料 沙氏葡萄糖蛋白胨琼脂培养基、沙氏葡萄糖蛋白胨琼脂斜面、马铃薯葡萄糖琼脂（potato dextrose agar，PDA）培养基、玉米粉Tween80琼脂、念珠菌显色培养基、商品化酵母菌鉴定条、无菌生理盐水、75%乙醇、乳酸酚棉蓝染液、接种环、接种针、培养皿、无菌试管、盖玻片、载玻片、金属镊子和刀片等。

【实验步骤】

1. 标本的接种与分离培养

（1）将白念珠菌、新型隐球菌接种于沙氏葡萄糖蛋白胨琼脂培养基；将红色毛癣菌、犬小孢子菌接种于PDA培养基，37℃需氧培养3～10天，每日观察生长情况和菌落特征。

（2）患者毛发、甲屑、皮屑等特殊标本应先经75%乙醇浸泡2～3分钟杀死杂菌，并用无菌生理盐水洗净后，再用无菌镊子夹取标本点种于沙氏葡萄糖蛋白胨琼脂斜面上，置28℃需氧培养7天～4周，每日观察生长情况和菌落特征。

2. 真菌的鉴定

（1）菌落肉眼和镜下形态观察 重点观察菌落大小、形态、色素、质地、有无气生菌丝等，因酵母菌（白念珠菌、新型隐球菌）较丝状真菌（红色毛癣菌、犬小孢子菌）生长快，一般2～3天后可观察，丝状真菌培养至少4周才能确认为阴性。挑取酵母菌菌落进行革兰染色，对于丝状真菌常用透明胶带法观察其镜下形态。

（2）小培养 ①取一无菌琼脂块，在其四个侧面用接种针点植待检菌，盖上盖玻片。②将制作好的小培养置于垫有饱含水分的无菌滤纸的平皿中，28℃孵育2～7天。③每日取小培养置显微镜下观察，描述菌丝和孢子形态。④成熟后取下盖玻片，将此盖玻片置于新载玻片上，用无菌刀片取一小块约1cm³大小的方形灭菌培养基，放在载玻片中央。⑤在琼脂块染色镜检。

（3）显色培养 取白念珠菌，划线接种念珠菌显色培养基，37℃需氧培养24～48小时，观察菌落显色情况。

（4）生化试验 采用商品化酵母菌鉴定条，鉴定方法参见产品使用说明书。

【实验结果】

1. 菌落肉眼和镜下形态观察 白念珠菌和新型隐球菌菌落为奶酪色，边缘整齐，类似细菌菌落，无气生菌丝。白念珠菌镜下形态为革兰阳性卵圆形，新型隐球菌镜下形态为正圆形（单细胞酵母菌）。红色毛癣菌和犬小孢子菌有气生菌丝，两者菌落中心呈羊毛状或颗粒状，但镜下不同，红色毛癣菌以梨状小分生孢子为特点，罕见大分生孢子，有卷曲菌丝和圭字样菌丝，犬小孢子菌以纺锤状大分生孢子为特点，大分生上有分隔和棘突。

2. 小培养 观察真菌的孢子和分生孢子的特点，可动态展示真菌生长发育全过程。

3. 显色培养　念珠菌显色培养基上白念珠菌为翠绿色。

4. 生化试验　采用商品化酵母菌鉴定条，鉴定结果参见产品使用说明书。

【注意事项】

1. 在进行丝状真菌培养时，为避免孢子扩散，应用胶带将平板封闭。

2. 红色毛癣菌和犬小孢子菌都具有亲脂性，实验时应特别注意生物防护。

【思考题】

1. 如何在肉眼和镜下区分单细胞酵母菌和多细胞丝状真菌？

2. 试述商品化酵母菌鉴定条的鉴定原理。

 实验十七　单细胞真菌的培养与鉴定

一、念珠菌属

【实验目的】

1. 掌握　白念珠菌的培养特性和鉴定试验。

2. 熟悉　热带念珠菌、库德里阿兹威毕赤酵母（克柔念珠菌）在念珠菌显色培养基上的鉴定特点。

【实验仪器和材料】

1. 仪器　生物安全柜、恒温培养箱、显微镜、MALDI – TOF 质谱仪。

2. 菌种　白念珠菌、热带念珠菌、克柔念珠菌沙氏葡萄糖琼脂培养基 24 小时培养物。

3. 试剂、材料　沙氏葡萄糖琼脂培养基、玉米粉 Tween80 琼脂、念珠菌显色培养基、商品化酵母菌鉴定试剂条、革兰染液、小牛血清、质谱试剂（基质、甲酸）、盖玻片、载玻片、小试管、接种环等。

【实验步骤】

1. 形态观察　无菌操作挑取白念珠菌、热带念珠菌、克柔念珠菌培养物制片，革兰染色镜检。

2. 分离培养　无菌操作挑取上述 3 种菌，分区划线分别接种于沙氏葡萄糖琼脂培养基，37℃培养 24 ~48 小时后观察菌落特征。

3. 鉴定试验

（1）念珠菌显色培养基鉴定　无菌操作挑取上述 3 种菌，分别分区划线接种于念珠菌显色培养基上，37℃培养 24 ~48 小时后观察菌落颜色和质地。

（2）芽管形成试验　取无菌小试管 3 支，加入 0.2ml 小牛血清。分别接种少量上述 3 种菌株，充分振荡混匀数分钟后，置 37℃孵育。每隔 1 小时用接种环取出含菌血清置于载玻片上，加上盖玻片后镜检。

（3）厚壁孢子形成试验　将制备好的玉米粉 Tween80 琼脂加热熔化，取适量置于洁净的载玻片上，将上述待测菌水平方向穿刺接种。盖上盖玻片，置潮湿平皿内，25℃孵育 24 ~48 小时，显微镜下观察厚膜孢子和假菌丝。

（4）生化试验　采用商品化酵母菌鉴定试剂条，鉴定方法参见产品使用说明书。

（5）质谱鉴定　采用甲酸直涂法进行点样后上机鉴定，操作参见产品使用说明书。

【实验结果】

1. 菌落形态和菌体形态　3 种念珠菌的菌落均为酵母样，灰白色或奶酪色，表面湿润、奶油状，边缘整齐。镜下上述 3 种菌细胞均为革兰染色阳性，卵圆形。白念珠菌可见假菌丝。

2. 念珠菌显色培养基鉴定　白念珠菌为翠绿色菌落；热带念珠菌为蓝灰色菌落；克柔念珠菌为粉红色菌落，干燥且呈毛玻璃样。

3. 芽管形成试验　白念珠菌在 37℃ 2 ～ 3 小时可产生芽管。其他两种多不产生芽管。

4. 厚壁孢子形成试验　白念珠菌菌丝顶端或侧枝产生厚壁孢子。其他两种都不产生厚壁孢子。

5. 生化试验　采用商品化酵母菌鉴定试剂条，鉴定结果参见产品使用说明书。

6. 质谱鉴定　查看质谱匹配结果及置信度，判读标准参见产品使用说明书。

【注意事项】

大多数白念珠菌在念珠菌显色培养基孵育 24 小时可得到准确鉴定，鉴定率约 96%，而热带念珠菌、克柔念珠菌的鉴定率略低，因此显色结果无法判断时应延长孵育时间至 48 小时。

【思考题】

白念珠菌的主要鉴定要点是什么？

二、隐球菌属

【实验目的】

掌握　新型隐球菌的培养特征和鉴定要点。

【实验仪器和材料】

1. 仪器　生物安全柜、恒温培养箱、显微镜、MALDI - TOF 质谱仪。

2. 菌种　新型隐球菌沙氏葡萄糖琼脂培养基 72 小时培养物。

3. 标本　隐球菌性脑膜炎患者脑脊液。

4. 试剂、材料　沙氏葡萄糖琼脂培养基、尿素琼脂培养基、商品化酵母菌鉴定试剂条、革兰染液、印度墨汁、质谱试剂（基质、甲酸）、载玻片、盖玻片、吸管、接种环等。

【实验步骤】

1. 形态观察

（1）墨汁染色检查　将脑脊液离心后取沉淀，置于洁净载玻片上，取 1 滴印度墨汁与其混合，盖上盖玻片于显微镜下检查。

（2）革兰染色检查　无菌操作挑取新型隐球菌培养物，经革兰染色，镜下观察其菌体和芽生孢子特征。

2. 分离培养　将新型隐球菌接种于沙氏葡萄糖琼脂培养基 37℃ 培养 48 小时，观察其菌落特征。

3. 鉴定试验

（1）生化试验　新型隐球菌可使用商品化酵母菌鉴定试剂条进行鉴定，方法参见产品使用说明书。

（2）尿素水解试验　接种新型隐球菌于尿素琼脂培养基，37℃ 培养 48 ～ 72 小时，观察结果。

（3）质谱鉴定　采用甲酸直涂法进行点样后上机鉴定，操作参见产品使用说明书。

【实验结果】

1. 菌落形态　新型隐球菌在沙氏葡萄糖琼脂培养基上菌落为酵母型，24 ～ 48 小时培养菌落较湿润，48～72 小时为白色，奶油状菌落。

2. 菌体形态与染色特点 新型隐球菌为正圆形酵母细胞，可见芽生孢子，菌体细胞周围有一层宽厚的荚膜。墨汁不能使荚膜着色但能提供黑色背景使荚膜更透亮而易于观察。

3. 生化试验 采用商品化酵母菌鉴定试剂条进行生化试验，鉴定结果参见产品使用说明书。

4. 尿素水解试验 新型隐球菌尿素水解试验结果为阳性。

5. 质谱鉴定 查看质谱匹配结果及置信度，判读标准参见产品使用说明书。

【注意事项】

临床隐球菌性脑膜炎患者的脑脊液标本在墨汁染色后才可观察到新型隐球菌的宽厚荚膜，如用新型隐球菌人工培养物涂片检查一般无荚膜。

【思考题】

新型隐球菌的实验室鉴定要点是什么？

三、毛孢子菌属

【实验目的】

熟悉 阿萨希毛孢子菌的培养特性和镜下特点。

【实验仪器和材料】

1. 仪器 生物安全柜、恒温培养箱、显微镜、MALDI – TOF 质谱仪。

2. 菌种 阿萨希毛孢子菌沙氏葡萄糖琼脂培养基 48 小时培养物。

3. 试剂、材料 沙氏葡萄糖琼脂培养基、马铃薯葡萄糖琼脂培养基、尿素琼脂培养基、革兰染液、商品化酵母菌鉴定试剂条、质谱试剂（基质、甲酸）、载玻片、盖玻片、加样器等。

【实验步骤】

1. 形态观察 无菌操作挑取阿萨希毛孢子菌培养物，革兰染色或乳酸酚棉蓝染色镜检。

2. 分离培养 将该菌种接种于沙氏葡萄糖琼脂培养基和马铃薯葡萄糖琼脂培养基上（各接种 2 个平板），分别置 28℃ 和 37℃ 培养 48～72 小时，观察其菌落特征。

3. 鉴定试验

（1）生化试验 阿萨希毛孢子菌可使用商品化酵母菌鉴定试剂条进行鉴定，方法参见产品使用说明书。

（2）尿素水解试验 接种阿萨希毛孢子菌于尿素琼脂培养基，37℃ 培养 48～72 小时，观察结果。

（3）质谱鉴定 采用甲酸直涂法进行点样后上机鉴定，操作参见产品使用说明书。

【实验结果】

1. 形态与染色特点 阿萨希毛孢子菌为革兰阳性，最大特点为关节孢子丰富，末端呈圆形，有芽生孢子，也可见菌丝断裂为关节孢子。

2. 菌落形态 阿萨希毛孢子菌菌落形态随培养基及温度变化不大，28℃ 和 37℃ 培养 48～72 小时后，菌落直径 5～10 mm，中心呈白色粉状，表面呈放射状或脑回状皱褶。

3. 生化试验 采用商品化酵母菌鉴定试剂条进行生化试验，鉴定结果参见产品使用说明书。

4. 尿素水解试验 阿萨希毛孢子菌尿素水解试验结果为阳性。

5. 质谱鉴定 查看质谱匹配结果及置信度，判读标准参见产品说明书。

【思考题】

阿萨希毛孢子菌的培养特性和镜下特点是什么？

实验十八　丝状真菌的培养与鉴定

一、常见浅部真菌的培养与鉴定

【实验目的】

掌握　毛癣菌属中红色毛癣菌、须癣毛癣菌的培养特性和鉴定要点；小孢子菌属中犬小孢子菌的培养特性和鉴定要点。

【实验仪器和材料】

1. 仪器　显微镜、生物安全柜、恒温培养箱。

2. 菌种　红色毛癣菌、须癣毛癣菌、犬小孢子菌马铃薯葡萄糖琼脂培养基5天培养物。

3. 试剂、材料　沙氏葡萄糖琼脂培养基、马铃薯葡萄糖琼脂培养基、尿素琼脂培养基、乳酸酚棉蓝染液、盖玻片、载玻片、透明胶带、擦镜纸等。

【实验步骤】

1. 形态观察　取上述3种临床常见皮肤癣菌透明胶带法制片，乳酸酚棉蓝染色，镜下观察其菌丝和孢子的特点。

2. 分离培养　将红色毛癣菌、须癣毛癣菌、犬小孢子菌分别接种于沙氏葡萄糖琼脂培养基上，28℃培养3~7天，观察菌落特点。

3. 鉴定试验

（1）尿素水解试验　将红色毛癣菌和须癣毛癣菌接种于尿素琼脂培养基，28℃培养3~7天后观察。

（2）色素形成试验　将红色毛癣菌和须癣毛癣菌接种于马铃薯葡萄糖琼脂培养基28℃培养3~7天后观察。

【实验结果】

1. 形态与染色特点

（1）毛癣菌属　红色毛癣菌菌丝有隔，可见较多侧生的棒状或梨状小分生孢子，无柄或短柄。大分生孢子罕见，呈棒状或腊肠样。须癣毛癣菌镜下可见大量棒状大分生孢子，小分生孢子散在或呈葡萄状排列，并有球拍状和螺旋样菌丝等。

（2）小孢子菌属　犬小孢子菌的大分生孢子多呈纺锤形。有4~6个分隔，壁薄光滑或有棘突，菌丝两侧可有少数无柄或短柄的棍棒样小分生孢子。

2. 菌落形态　红色毛癣菌菌落呈白色绒毛状。须癣毛癣菌菌落呈淡黄色或白色粉状颗粒。犬小孢子菌菌落呈粉状，质地顺滑，中心突起呈棕黄色。

3. 鉴定试验

（1）尿素水解试验　须癣毛癣菌在7天内，使尿素琼脂培养基由黄变红（阳性），红色毛癣菌不能使尿素琼脂培养基变红（阴性）。

（2）色素形成试验　红色毛癣菌在马铃薯葡萄糖琼脂培养基上产生红色色素，仅见于菌落背面，须癣毛癣菌不产生色素。

【注意事项】

1. 红色毛癣菌产生的红色色素仅见于菌落背面，菌落表面仍呈白色绒毛状。

2. 红色毛癣菌和犬小孢子菌菌落常混淆，不易辨别，需观察孢子着生方式。

【思考题】

临床常见皮肤癣菌有哪些？分别有什么培养特性？

二、曲霉菌属、毛霉菌属的培养与鉴定

【实验目的】

1. 掌握　烟曲霉的培养特性和鉴定要点。

2. 熟悉　总状毛霉的培养特性和鉴定要点。

【实验仪器和材料】

1. 仪器　显微镜、生物安全柜、恒温培养箱、MALDI - TOF 质谱仪。

2. 菌种　烟曲霉、总状毛霉马铃薯葡萄糖琼脂培养基 3 天培养物。

3. 试剂、材料　沙氏葡萄糖琼脂培养基、马铃薯葡萄糖琼脂培养基、乳酸酚棉蓝染液、质谱试剂（无水乙醇、提取试剂盒、基质）、盖玻片、载玻片、透明胶带、滴管等。

【实验步骤】

1. 形态观察　取烟曲霉和总状毛霉培养物用透明胶带法制片，乳酸酚棉蓝染色后镜检观察其分生孢子头及分生孢子的特征。

2. 分离培养　将烟曲霉和总状毛霉分别接种于沙氏葡萄糖琼脂培养基上，28℃培养 2 ~ 3 天，观察菌落特点。

3. 质谱鉴定　将烟曲霉和总状毛霉使用甲酸乙腈提取法进行前处理后，上机鉴定，操作方法参见产品使用说明书。

【实验结果】

1. 形态与染色特点

（1）烟曲霉菌丝呈 45°角分枝，分生孢子头呈短柱状，近顶端膨大形成倒立的烧瓶样顶囊，密集排列的单层小梗覆盖顶囊表面。分生孢子柄光滑，小分生孢子呈球形。

（2）毛霉菌丝不分隔，孢囊梗直接由菌丝生长出来，以单轴式长出不规则的分枝，分枝常呈 90°角。分枝顶端产生较大的球形孢子囊，内有孢子囊孢子，成熟后孢子囊壁消失。孢子囊孢子呈圆形，表面光滑。

2. 菌落形态

（1）烟曲霉菌落生长迅速，开始为白色，2 ~ 3 天后转为绿色，边缘仍为白色，延长培养变为深绿色。菌落质地起初为绒状或絮状，延长培养时间逐渐为粉末状。反面无色或带黄褐色。

（2）总状毛霉菌落生长迅速，广泛蔓延，棉絮样菌落铺满整个平板。生长前期为白色羊毛状，逐渐变为灰色、灰黄，背面淡黄色，成熟后菌丝顶端有黑点。

3. 质谱鉴定　查看质谱匹配结果及置信度，判读标准参见产品使用说明书。

【注意事项】

1. 烟曲霉在 37℃甚至 45℃培养生长也良好。

2. 由于烟曲霉和毛霉的孢子可经肺吸入致病，因此制片和操作必须在 Ⅱ 级生物安全柜中进行，并

注意做好生物安全防护。

【思考题】

烟曲霉有哪些培养和镜下特征？

实验十九　双相型真菌的培养与鉴定

微课/视频2

【实验目的】

1. 掌握　马尔尼菲篮状菌的培养特性和鉴定要点。

2. 熟悉　申克孢子丝菌的培养特性和鉴定要点。

【实验仪器和材料】

1. 仪器　恒温培养箱、显微镜

2. 菌种　马尔尼菲篮状菌、申克孢子丝菌沙氏葡萄糖蛋白胨琼脂7天丝状真菌相培养物和3天酵母相培养物。

3. 试剂、材料　沙氏葡萄糖蛋白胨琼脂、马铃薯葡萄糖琼脂、半胱氨酸葡萄糖血琼脂平板、乳酸酚棉蓝染液、盖玻片、载玻片、透明胶带、滴管等。

【实验步骤】

1. 形态观察　分别取马尔尼菲篮状菌和申克孢子丝菌的丝状真菌相培养物和酵母相培养物透明黏胶带法制片，用乳酸酚棉蓝染色后镜检观察菌体形态。

2. 分离培养　将马尔尼菲篮状菌接种于沙氏葡萄糖蛋白胨琼脂和马铃薯葡萄糖琼脂（各接种2个平板），分别置于28℃和37℃培养1~2周后观察菌落及菌体特点。将申克孢子丝菌接种于沙氏葡萄糖蛋白胨琼脂和半胱氨酸葡萄糖血琼脂平板，分别置于28℃和37℃培养5~7天后观察菌落及菌体特点。

【实验结果】

1. 形态与染色特点

（1）马尔尼菲篮状菌有无色透明的分隔菌丝，分生孢子梗光滑，帚状枝分散。菌丝端可见单瓶梗，其顶端有分生孢子链，链长微弯。37℃酵母相可见直径3~6μm、圆形或卵圆形、腊肠样菌体，可见关节孢子。

（2）申克孢子丝菌有纤细的直径为1~2μm的分隔分枝菌丝，分生孢子梗位于菌丝两侧呈直角关系，顶端有3~5个梨形分生孢子，呈梅花状排列。孢子可对称分布于菌丝两侧，呈"套袖样"结构，孢子无色或淡褐色。37℃酵母相可见圆形、长形或梭形孢子，有时出芽。

2. 菌落形态

（1）马尔尼菲篮状菌28℃时在沙氏葡萄糖蛋白胨琼脂生长较快，2天后开始生长，初为浅白色绒毛状，不久逐渐变成淡黄色或黄绿色，背面红色，7天左右整个培养基被染成葡萄酒红色。28℃时在PDA上培养，生长速度及产孢较沙氏葡萄糖蛋白胨琼脂稍快，菌落形态特征及色素与沙氏葡萄糖蛋白胨琼脂培养相似。37℃培养为酵母相，生长缓慢，菌落酵母样湿润，膜状，有皱褶，浅灰褐色或奶酪色，不产生色素。

（2）申克孢子丝菌28℃在沙氏葡萄糖蛋白胨琼脂生长缓慢，开始为白色光滑酵母样，表面湿润，继续培养，菌落呈皮革状或绒毛状，可产生皱褶，颜色多变，从白色到奶油色到黑色渐变。PDA培养菌落形态与沙氏葡萄糖蛋白胨琼脂上相似。在 37℃ 培养 2～3 天，可形成白色或灰黄色柔软的酵母样菌落。

【注意事项】

疑为马尔尼菲篮状菌感染者，取其骨髓涂片后直接镜检或血培养物进行革兰染色镜检，观察其特征性腊肠样孢子。

【思考题】

马尔尼菲篮状菌和红色毛癣菌所产生的红色色素有何不同？

第四章　常见病毒检验

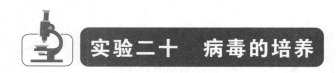
实验二十　病毒的培养

一、组织细胞培养

（一）鸡胚单层细胞培养

【实验目的】

1. 掌握　原代细胞培养技术。

2. 熟悉　病毒感染鸡胚单层细胞后的细胞病变效应（cytopathic effect，CPE）。

【实验原理】

原代细胞培养是将动物机体的各种组织从机体中取出，经各种酶（常用胰蛋白酶）、螯合剂（常用 EDTA）或机械方法处理，分散成单细胞，置合适培养基培养，使细胞得以生存、生长和繁殖，形成单层细胞。然后将病毒液接种于单层细胞培养，逐日观察病毒增殖指标。多数病毒在细胞内增殖后可引起细胞形态学改变，常见 CPE 为细胞变圆、坏死、溶解、脱落等。

【实验仪器和材料】

1. 仪器　CO_2 孵箱、水浴锅、倒置显微镜。

2. 标本　水疱性口炎病毒（vesicular stomatitis virus，VSV）病毒液、9～11 日龄鸡胚。

3. 试剂、材料

（1）培养基　细胞生长液（含 5%～10% 小牛血清及 100U/ml 双抗的 RPMI 1640 液）、细胞维持液（不含血清的 RPMI 1640 液）。

（2）试剂　2.5g/L 胰酶、Hank's 液、0.4% 台盼蓝染液、无菌蒸馏水。

（3）其他　培养瓶、培养皿、吸管、滴管、小试管等无菌器皿、100 目不锈钢网、无菌手术器械、血细胞计数器等。

【实验步骤】

1. 取胚　取 9～11 日龄鸡胚用碘酒将卵壳消毒后，将鸡胚直立于卵架上。无菌操作取出鸡胚放于平皿内，去头、爪、内脏及骨骼，用 Hank's 液洗涤 3 次，除去残存血液。

2. 剪碎　将组织块移入链霉素小瓶内，用无菌剪刀将鸡胚剪碎成 0.5～1.0mm³ 的小块，用含有双抗的 Hank's 液（约 10ml）洗涤，静置 1～2 分钟，用毛细吸管吸去液体，用同样方法再洗涤 2 次直至组织发白为止，然后将洗液上清吸出弃去。

3. 消化　按 1∶5 的体积比例向装有组织小块的链霉素瓶里加入 2.5g/L 胰酶，置 37℃ 水浴箱消化 15～20 分钟，每 10 分钟轻轻摇瓶一次，直至其组织碎块变松散（聚合成一团、边缘毛样模糊）即可。轻轻吸出消化液，用含双抗的 Hank's 液洗涤 1～3 次，除去剩余的胰酶。

4. 吹打　加入 2ml 细胞生长液，用毛细管反复吹打（吹打时要轻柔，以免破坏细胞）使细胞分散，制成细胞悬液。静置 1 分钟，待未冲散的组织块沉淀，吸出细胞悬液经无菌不锈钢网过滤入另一三角瓶中。重复之前操作 3 次，收集细胞悬液，直至鸡胚发白为止。

5. 细胞计数　吸取 0.1ml 细胞悬液加 0.8ml Hank′s 液及 0.1ml（0.4%）台盼蓝染液，混匀后滴入血细胞计数器内，按白细胞计数法计细胞数：

$$细胞数/ml ＝（4 大方格细胞总数/4 \times 10000）\times 稀释倍数（10）$$

6. 培养　用细胞生长液将细胞稀释成 30 万～50 万/ml，每培养瓶 1.5ml，平放 CO_2 孵箱 37℃ 培养 3～4 天可形成单层细胞。

7. 接种病毒　取已长成单层细胞瓶 2 瓶，弃去培养液用 Hank′s 液洗一次，一瓶接种 1ml VSV 病毒液，另一瓶只加细胞维持液 1.5ml 作对照，将两瓶置 37℃ CO_2 孵箱中培养 1 小时取出，试验瓶弃去病毒液，补加 1.5ml 细胞维持液，两瓶细胞均置 37℃ 5%～10% CO_2 孵箱培养 24 小时。

8. 观察细胞病变　用低倍镜观察细胞。试验瓶中细胞变圆缩、堆聚及脱落。

【实验结果】

病变程度用"＋"表示。－：无细胞变化；＋：1/4 的细胞出现病变；＋＋：1/4～1/2 的细胞病变；＋＋＋：1/2～3/4 的细胞病变；＋＋＋＋：3/4 至全部的细胞病变。

【注意事项】

1. 自取材开始，保持所有组织细胞处于无菌条件。细胞计数可在有菌环境中进行。

2. 在超净台中，组织细胞、培养液等不能暴露过久，以免溶液蒸发。

3. 判定细胞病变程度时必须对整个细胞单层进行全面的观察，然后加以判定，不能只看几个视野。因有些病毒感染可引起特殊的细胞病变，所以根据病毒所引起的病变特点可进行初步推断，缩小鉴定范围。

【思考题】

原代细胞适合哪些病毒的培养？

（二）HeLa 细胞传代培养法

【实验目的】

掌握　传代细胞的培养技术。

【实验原理】

采用能在体外无限传代的细胞系（如 HeLa、Vero 细胞系）制备单层细胞，接种病毒后加入适量细胞维持液，在合适条件下孵育培养，逐日观察细胞增殖指标（如细胞病变、红细胞吸附、干扰现象等）评估病毒生长、繁殖情况。

【实验仪器和材料】

1. 仪器　CO_2 孵箱。

2. 标本　冻存的 HeLa 细胞。

3. 试剂、材料

（1）培养基　细胞生长液（Eagle′s 液或 RPMI 1640 液）、细胞维持液（不含血清的 RPMI 1640 液）、细胞冻存液（含 30% 血清、10% DMSO 的 RPMI 1640 液）。

（2）试剂　Hank′s 液、2.5g/L 胰蛋白酶（或 0.02% EDTA，胰酶－EDTA 消化液）。

（3）其他　培养瓶、吸管、毛细滴管等无菌器皿。

【实验步骤】

1. 复苏 HeLa 细胞

（1）从液氮中取出冻存管，迅速投入 32～37℃温水中，并不时摇动使细胞尽快融化。

（2）将细胞转种至含细胞生长液的细胞瓶中，于 37℃ 5% CO_2 的孵箱内孵育。

（3）次日换液，以去除 DMSO，继续 37℃ 5% CO_2 的孵箱内孵育至细胞长成单层。

（4）培养形成单层细胞后，可传代或供感染病毒等实验用。

2. 细胞的传代

（1）选生长良好的 HeLa 细胞一瓶，轻轻摇动培养瓶数次，悬浮在细胞表面的碎片，连同细胞生长液一起倒掉，用 Hank′s 液洗一次。

（2）从培养瓶无细胞一侧加入 2.5g/L 胰蛋白酶 4～5ml，翻转培养瓶，使消化液浸没细胞 1 分钟左右，再翻转培养瓶使细胞层在上，放置 5～10 分钟，至肉眼观察细胞面出现布纹状网孔为止。

（3）倒出消化液，再翻转培养瓶使细胞层在下，沿细胞层一侧加入适量细胞生长液，并用吸管吹打数次，稀释细胞悬液，分装培养瓶，每瓶 1ml 左右，置 37℃ 5%～10% CO_2 的孵箱内孵育，细胞在接种后 30 分钟左右贴壁。48 小时可换细胞生长液，一般 3～4 天形成单层，形成单层后可换细胞维持液供试验用。

3. 冻存细胞 将生长成单层细胞培养物，同传代法将细胞脱下，收集后按每毫升 100 万细胞的浓度悬于细胞冻存液中，分装于无菌冻存管内，每管 1ml 封口并加标记，后冻于液氮罐中。

4. HeLa 细胞的感染试验 同鸡胚细胞的感染试验。

【实验结果】

组织培养在感染了不同的病毒后可以通过观察细胞病变、空斑试验、中和试验、免疫荧光、代谢抑制、红细胞吸附、干扰现象等判断是否有病毒存在。

【注意事项】

1. 用吸管吹打细胞时不可用力过大，以免破坏细胞。

2. 消化细胞的时间需要根据每次培养的细胞的不同状态灵活掌握，没有固定时间。消化时间长短是实验成败的关键，宁可短消化，不能过消化。否则细胞会死亡。在倒置显微镜下观察，当细胞质回缩、胞间间隙加大，为消化适宜。

3. 冻存细胞时，冻存管先置 4℃冰箱 4 小时后移入 −20℃低温冰箱过夜，次日将冻存管置纱布袋中，缓慢浸入液氮罐保存（从液氮罐口至浸入液中下降的时间约为 3 分钟）。

【思考题】

HeLa 传代时，细胞能贴壁，但是生长缓慢，可能是哪些因素造成的？

（三）组织半数感染量的测定

【实验目的】

了解 组织半数感染量的测定方法。

【实验原理】

测定病毒能使 50% 的组织培养细胞发生感染的最小量。一般是将病毒悬液作 10 倍的倍比稀释，分别接种细胞，经一定时间观察 CPE、血细胞吸附等指标，以最高稀释度能感染 50% 细胞的量为终点。最后用统计学方法计算出 50% 组织细胞感染量（50% tissue culture infectious dose，$TCID_{50}$），即组织半数感染量。

【实验仪器和材料】

1. 仪器 CO_2 孵箱、倒置显微镜。

2. 标本 水疱性口炎病毒（VSV）病毒液、消化分散好的鸡胚细胞悬液。

3. 试剂、材料 细胞生长液、细胞维持液等。

【实验步骤】

1. 细胞浓度调整 将消化分散好的鸡胚细胞悬液用细胞生长液调整至细胞浓度为 $3 \times 10^5/ml$。

2. 单层细胞培养 预先将 96 孔培养板设计好，并做好标记，用微量移液器将细胞悬液加入微孔中，每孔 0.1ml，将培养板置于 37℃ 5% CO_2 孵箱中孵育 18～24 小时，使细胞长成单层细胞。

3. 稀释病毒液 取无菌小试管 10 支，各管分别加含 3% 小牛血清的细胞维持液 2.7ml，然后向第一管加 VSV 病毒液 0.3ml，混匀后，再换一新吸管，从第一管内吸取混匀的病毒液 0.3ml 加入第二管内，混匀后，再换一新吸管，从第二管内吸液 0.3ml 加入第三管内，混匀，以此类推，将待测的 VSV 病毒液作连续 10 倍稀释，使病毒稀释度为 10^{-1}、10^{-2}、10^{-3}……10^{-10}。

4. 病毒接种 将长好单层细胞的培养板各孔培养液全部倾弃，用微量移液器把各稀释度的 VSV 病毒液从低浓度开始，依次加入各微孔中，每稀释度平行加 4 孔，每孔 0.1ml，细胞对照孔不加病毒液、只加细胞维持液，置 37℃ 5% CO_2 孵箱中孵育。

【实验结果】

1. 接种病毒的细胞培养板孵育 18 小时、24 小时、36 小时、96 小时后，在倒置显微镜下观察细胞病变效应，病毒可引起细胞圆缩、堆聚及脱落现象。再观察整个"单层区"，以发生 CPE 细胞比例表示其程度，并以下列符号记录结果。

－：无细胞变化；＋：1/4 的细胞出现病变；＋＋：1/4～1/2 的细胞病变；＋＋＋：1/2～3/4 的细胞病变；＋＋＋＋：3/4 至全部的细胞病变。其中以 ＋＋ 以上者判为阳性填入表 20-1。

表 20-1　Reed-Muench 法计算 $TCID_{50}$

病毒稀释液	细胞培养			累积孔数			阳性率
	病变孔/接种孔	阳性	阴性	阳性	阴性	比例	累积（%）
10^{-3}	4/4	4	0	9	0	9/9	100
10^{-4}	3/4	3	1	5	1	5/6	83
10^{-5}	2/4	2	2	2	3	2/5	40
10^{-6}	0/4	0	4	0	7	0/7	0

2. $TCID_{50}$ 的计算步骤

（1）计算累积孔数阳性和累积阴性　从高稀释度向低稀释度累加阳性和阴性孔数。

（2）确定 50% 阳性和阴性之间的稀释度　找出累积阳性孔数和累积阴性孔数分别大于和小于 50% 的稀释度。例如，上表中分别为 10^{-4} 和 10^{-5}。

（3）计算 $TCID_{50}$　通常按 Reed-Muench 法计算 $TCID_{50}$，由表 20-1 可知该病毒的 $TCID_{50}$ 介于 $10^{-5}～10^{-4}$ 两个稀释度之间，两稀释度之间的距离比例为：

距离比例 =（高于 50% 感染百分数 -50%）/（高于 50% 感染百分数 - 低于 50% 感染百分数）

= （83% - 50%）/（83% - 40%）

= 33%/43%

= 0.767 ≈ 0.8

$$\text{lgTCID}_{50} = \text{距离比例} \times \text{稀释度对数之间的差} + \text{高于} 50\% \text{病变率的稀释度的对数}$$
$$= 0.8 \times (-1) + (-4)$$
$$= -4.8$$

$$\text{TCID}_{50} = 10^{-4.8}/0.1\text{ml}$$

含义：将该病毒稀释 $10^{-4.8}$ 接种 $100\mu l$ 可使 50% 的细胞发生病变。

【注意事项】

1. 实验过程应注意无菌操作。

2. 病毒稀释过程中一定将病毒液与维持液充分混匀。

【思考题】

如何避免细胞培养过程中的污染？

二、鸡胚接种

【实验目的】

1. **掌握** 常用的鸡胚接种方法和收获方法。

2. **熟悉** 鸡胚的解剖结构。

3. **了解** 鸡胚接种的主要实验器材。

【实验原理】

鸡胚为活的动物机体，组织分化程度低，病毒易于增殖，根据多种病毒对鸡胚敏感性不同，可选择不同的日龄和接种途径（常见的四种接种途径：尿囊腔、羊膜腔、卵黄囊、绒毛尿囊膜）进行接种，感染病毒的组织和液体中含有大量病毒。此方法可用于进行多种病毒的分离、培养，毒力的滴定，中和试验以及抗原和疫苗的制备等。

【实验仪器和材料】

1. **仪器** 超净工作台、孵箱。

2. **标本** 流行性感冒病毒液、乙型脑炎病毒液和 2 型单纯疱疹病毒液。

3. **试剂、材料** 新鲜鸡受精卵、卵架、卵杯、检卵灯、铅笔、打孔器（三棱针）、1ml 无菌注射器、75% 乙醇棉球、2.5% 碘酊棉球、无菌镊子、医用胶带、无菌液体石蜡、无菌生理盐水、无菌毛细吸管、无菌平皿等。

【实验步骤】

1. **鸡胚接种前准备** 选择健康来亨鸡的受精卵，将受精卵置相对湿度 40%～70% 的 38～39℃孵箱孵育 3 天，每天翻动鸡胚 1～2 次，防止蛋白粘连。第 4 日起，用检卵灯观察鸡胚发育情况，活受精卵可看到清晰的血管和鸡胚的明显自然运动，未受精卵只可见模糊的卵黄阴影，不见血管和鸡胚痕迹，若出现血管昏暗模糊，没有胚动，说明鸡胚生长不良，应随时清除。生长良好的鸡胚一直孵育到适当的胚龄。

2. **尿囊腔接种法**

（1）取 9～11 日龄的鸡胚在检卵灯下画出气室和胚胎位置，在胚胎与气室交界的边缘上约 1mm 处避开血管做一记号作为注射点。

（2）将鸡胚竖放在卵杯上，钝端向上，先用 2.5% 碘酊棉球消毒气室的蛋壳，再用 75% 乙醇棉球脱碘，用打孔器在注射点处打一长约 2mm 的小口，勿损伤壳膜。

（3）再次消毒钻孔区，用无菌注射器吸取流行性感冒病毒液 0.1～0.2ml，将针头垂直或斜行从小孔处刺入，经尿囊膜进入尿囊腔，注入病毒液。

（4）消毒后随即用医用胶带封孔，蜡笔标记号码及日期等，放 37℃ 孵育 48～72 小时。在此期间每天翻动 1 次，检视 1 次，于接种后 24 小时内死亡的鸡胚为非特异性死胚，应弃去。

（5）收获前先将鸡胚放 4℃ 冰箱 6 小时或过夜，以避免收获时出血。次日取出鸡胚，消毒气室部分卵壳，用无菌小镊子去除该部位卵壳，撕去卵膜，以无菌毛细吸管吸取尿囊液，放无菌小瓶中，一般一个鸡胚可收集 5～10ml 尿囊液。若操作时损伤血管，则病毒会吸附在红细胞上，尿囊液中则无。经无菌试验后，将尿囊液保存于 4℃ 或低温冰箱中备用，也可以直接作血凝试验和血凝抑制试验对病毒进行鉴定及分型。

3. 羊膜腔接种法

（1）取 10～12 日龄的鸡胚于检卵灯下标记气室、胚胎位置。

（2）消毒气室卵壳，在气室顶端开出约 10mm×6mm 方形天窗，揭去卵壳及外层卵膜，滴 1 滴无菌液体石蜡于下层壳膜上，使其透明，以便在检卵灯下清晰观察鸡胚位置。

（3）用无菌注射器刺向胚胎的颚下胸前，以针头拨动下颚及腿，当进入羊膜腔内时，可看到鸡胚随针头的拨动而动，此时可注入 0.1～0.2ml 病毒液。

（4）拔出针头，孔区消毒后用医用胶带将卵壳的窗口封住，于 37℃ 孵育 48～72 小时，要保持鸡胚钝端朝上。

（5）收获前先将鸡胚放 4℃ 冰箱 6 小时或过夜，但不能放置时间过长，否则会引起散黄，收获时，钝端向上放置在卵杯上，先消毒气室部分，剪去壳膜及绒毛尿囊膜，吸弃尿囊液，夹起羊膜，用毛细吸管吸取羊水，收集于无菌小瓶内冷藏备用。

4. 卵黄囊接种法

（1）取 6～8 日龄鸡胚，垂直放于卵杯，钝端朝上，在检卵灯下画出胚胎和气室的位置，消毒气室端。

（2）用开孔器在气室中央的卵壳上钻一小孔，以 1ml 无菌注射器吸取乙型脑炎病毒悬液 0.2～0.5ml 自小孔沿胚的纵轴迅速刺入约 3cm 接种于卵黄囊内，医用胶带封口。

（3）37℃ 孵育箱培养 3～8 天，时间长短应根据病毒的种类而定，每天翻卵 2 次，弃掉 24 小时内死亡的鸡胚（东方型和西方型马脑炎病毒可能在接种 15～24 小时内死亡）。

（4）收获时，取出孵育 24 小时以上濒死鸡胚，先将鸡胚预冷，然后消毒气室端卵壳，无菌条件下剪掉卵壳，去除壳膜，用镊子将卵黄囊和绒毛尿囊膜分开，夹出卵黄囊放在灭菌平皿内，提起卵黄囊蒂，挤出卵黄囊液，用无菌生理盐水洗去卵黄囊上的卵黄囊液后，将卵黄囊置于另一无菌平皿内，低温保存，以进一步鉴定。

5. 绒毛尿囊膜接种法

（1）取 10～13 日龄的鸡胚，在检卵灯下画出胚胎、气室位置，于胚胎面略近气室端无大血管处画一个边长约 1cm 的等边三角形，用碘酒、乙醇消毒。

（2）用打孔器在卵壳上沿该等边三角形开一裂痕，并于气室中央开一小孔。

（3）用针头挑去三角形之卵壳，勿伤及卵壳膜，滴加无菌生理盐水 1 滴于壳膜上，用针尖循卵壳膜纤维方向划破一小隙口，勿伤及紧贴的绒毛尿囊膜。

（4）用针尖刺破气室小孔处的壳膜，再用橡皮乳头紧按气室小孔向外吸气，可见盐水小滴自裂隙流至绒毛尿囊膜上，从而使绒毛尿囊膜下沉形成人工气室。

（5）吸取 0.1～0.2ml 单纯疱疹病毒液滴于绒毛尿囊膜上，然后旋转鸡胚使接种物扩散到整个绒毛尿囊膜上，医用胶带封口，胚横卧于卵架上，不得翻动，保持卵窗向上，37℃孵育4～5天后收获。

（6）剪开气窗，观察绒毛尿囊膜上病变，可在绒毛膜尿囊膜上见到明显的疹斑，用无菌剪刀沿人工气室边缘剪下此膜，置于加有无菌生理盐水的无菌平皿中，低温保存，以备进一步鉴定用。

【实验结果】

1. 流感病毒用尿囊液和羊水做血凝试验和血凝抑制试验，根据试验结果判断是否有病毒增殖。

2. 流行性乙型脑炎病毒可引起鸡胚死亡。

3. 疱疹病毒在绒毛尿囊膜上可形成特殊的痘疮。

【注意事项】

1. 防止污染　鸡胚是活的有机体，因此接种全过程要求无菌操作，同时动作应仔细，以免造成物理死亡。接种24小时内死亡不计入结果。

2. 温度适宜　在室温较低的冬季要采取保温措施才能进行鸡胚接种以减少死亡，接种过的鸡胚要根据所接种的病原体生长增殖所需要的温度置温箱中孵育。

3. 做标记　将待接种的鸡胚取出，用检卵灯照视，划出气室范围，并在鸡胚黑影或绒毛囊膜发育中心等处按接种途径需求做记号。

【思考题】

1. 鸡胚接种的途径有哪些？分别适于哪些病毒的培养？

2. 如何筛选活鸡胚接种病毒？

三、动物接种

【实验目的】

了解　病毒检验中常用的实验动物接种方法。

【实验原理】

动物接种是最原始的病毒接种方法，常用的实验动物有小鼠、大白鼠、豚鼠、家兔等，接种时应根据病毒对动物嗜性不同选择特定部位，如鼻腔、皮内、皮下、腹腔、脑内、静脉等。动物接种在病毒学研究中主要用于分离鉴定病毒，通过传代增殖或减弱病毒毒力，制备免疫血清。

【实验仪器和材料】

1. 标本　乙型脑炎病毒液、流感病毒液。

2. 试剂、材料　易感健康小鼠、1ml无菌注射器、4号针头、碘酒、75%乙醇棉球、无菌毛细管、无菌生理盐水、无菌小试管、乙醚麻醉剂、鼠笼等。

【实验步骤】

1. 乳鼠脑内接种法

（1）1ml无菌注射器抽取乙型脑炎病毒液0.1ml，去除注射器内的气泡。

（2）左手拇指及食指挟住小鼠颈部皮肤，在小鼠眼耳之间用碘酒、75%乙醇棉球消毒。

（3）右手持注射器，于小鼠头部右眼与左耳、左眼与右耳连线交点处刺入颅腔（其深度为针头的1/3），注入0.02～0.03ml乙型脑炎病毒液。

（4）注射完毕，将用过的器材一并煮沸消毒。

2. 小鼠滴鼻感染法

（1）首先将1只小鼠投入带盖的、内放有浸蘸乙醚的棉球的鼠笼内进行全身麻醉。

（2）用无菌毛细滴管吸取少许流感病毒液，连同毛细滴管插在无菌小试管内备用。

（3）用左手拇指及食指抓住小鼠耳部使其头部朝前并呈仰卧位置，右手将事先吸有病毒液的滴管靠近动物鼻尖，使液滴随动物呼吸时进入鼻腔，一般滴入 2 ~ 3 滴（0.03 ~ 0.05ml）。

（4）动物慢慢苏醒，放回鼠笼中逐日观察。

（5）滴注完毕，将用过的器材一并煮沸消毒。

【实验结果】

1. 脑内接种后每天观察数次，一般在 3 ~ 4 天后开始发病，表现为食欲减退、活动迟钝、耸毛、震颤、卷曲、尾强直、逐渐导致麻痹、瘫痪甚至死亡。取脑组织、制备匀浆上清，可进一步传代并进行病毒鉴定。

2. 滴鼻感染后逐日观察，通常在数日后开始发病，发病的症状常为耸毛、咳嗽、不食甚至死亡，解剖可观察到肺脏有肺炎或出血性病灶。

【注意事项】

1. 注射器刺入颅腔不可过深，注射器在小鼠眼和耳根连线的中点略偏耳朵的方向注入，进入颅腔，一般进针 2 ~ 3mm。

2. 乳鼠有异常表现时可作旋转试验，手提小鼠尾部，先向一个方向旋转，再向另一方向旋转，然后放下，如小鼠已发病，则有旋转或抽搐现象，可即行解剖。

3. 小鼠全身麻醉的深度不宜过深或过浅，太深时易致麻痹死亡或非特异性吸入肺炎，太浅则易在滴鼻时打喷嚏，影响接种效果。

4. 小鼠滴鼻感染的病毒液量不宜过多，如被吸入肺内，容易引起动物肺水肿，往往于接种后 1 天内死亡。

【思考题】

小鼠滴鼻感染法和乳鼠脑内接种法可应用于哪些病毒的接种？

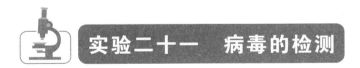

实验二十一　病毒的检测

一、电子显微镜观察轮状病毒

【实验目的】

熟悉　电镜负染色技术观察轮状病毒的方法。

【实验原理】

电镜负染色技术是利用重金属染液（如磷钨酸钠、醋酸铀等）里的金属原子作为电子"染料"，把密度较低的生物标本（病毒）包绕而形成明显反差的方法。电子光束能够通过低电子密度的病毒颗粒，而不能通过金属背景，从而使病毒颗粒呈现出明亮清晰的结构，即负反差。在电镜照片黑背景中呈现出"白色"样品。

【实验仪器和材料】

1. 仪器　透射电子显微镜。

2. 标本　含有轮状病毒的粪便标本，2 ~ 8℃保存 24 小时，超过时间需要在 −80℃保存。

3. 试剂、材料　20g/L 磷钨酸钠（用双蒸馏水配制 20g/L 磷钨酸钠溶液，用 1mol/L NaOH 校正 pH

至 6.8）、双蒸馏水、涂有炭及聚乙烯醇缩甲醛的铜网、平皿、滤纸、游丝镊子、微量毛细管。

【实验步骤】

1. 标本制备　取粪便制成 1% 悬液，3000r/min 离心 30 分钟，弃沉淀。取上清液 15000r/min 离心 60 分钟，留取沉淀。

2. 磷钨酸（phosphotungstic acid，PTA）染色处理后的标本用毛细吸管吸取滴在铜网上，根据悬液内病毒的浓度，立即或放置数分钟后，用滤纸从液珠边缘吸去多余液体，滴加磷钨酸钠染液，染色时间 1~2 分钟，滤纸吸去多余染料，干燥后电镜观察。

【实验结果】

电镜下观察轮状病毒的形态，呈现特征轮状。

【注意事项】

1. 超速离心后上清液必须充分吸干再用双蒸馏水制成悬液，否则残留的蛋白质会干扰病毒颗粒的观察。

2. 操作时吸管不能离铜网太近，应让液滴离开吸管后自然滴下，否则液滴易将铜网吸起。

3. 磷钨酸钠不能杀灭病毒，故标本制备后应在火焰上或沸水中消毒，用过的镊子、铜网也应消毒。

4. 对未知病毒应将标本稀释不同倍数，选用清晰的悬液，应做必要的对照，以排除假阳性。

5. 用过的铜网应用滤纸充分吸干残留标本，以免污染其他标本出现假阳性。

【思考题】

在用负染色法制片时，磷钨酸钠起什么作用？

二、酶联免疫吸附法检测乙型肝炎病毒

【实验目的】

1. **掌握**　酶联免疫吸附法的原理。
2. **熟悉**　酶联免疫吸附法检测乙型肝炎病毒表面抗原的检测方法。

【实验原理】

酶联免疫吸附试验（enzyme-linked immunosorbent assay，ELISA）采用抗原与抗体的特异反应将待测物与辣根过氧化物酶连接，然后酶催化底物发生水解、氧化或还原反应，形成有色物质，其颜色的深浅与标本中的抗原或抗体浓度直接相关，可用于标本中抗原或抗体的定量测定。乙型肝炎病毒表面抗原（hepatitis B virus surface antigen，HBsAg）阳性是乙型肝炎病毒感染和携带的标志，用于乙型肝炎的鉴别诊断、流行病学研究和输血安全保证；本实验采用 ELISA 双抗体夹心法定性检测 HBsAg。

【实验仪器和材料】

1. **仪器**　水浴锅、酶标检测仪、洗板机。
2. **标本**　待检患者血清，2~8℃可保存 7 天，超过时间需要在 −20℃ 或更低温度保存。
3. **试剂、材料**　商品化乙型肝炎病毒表面抗原检测试剂盒（酶联免疫法），组分包括检测 HBsAg 微孔板、酶结合物、阴性对照、阳性对照、浓缩洗涤液（20×）、底物液 A、底物液 B、终止液，2~8℃ 保存。去离子水（无须高压灭菌）或蒸馏水、微孔板架、封板膜、各种规格移液器和吸头等。

【实验步骤】

1. 从冷藏或冷冻环境中取出待检患者血清，从冷藏环境中取出试剂盒，分别置于室温平衡 30 分

钟后使用。

2. 将浓缩洗涤液用去离子水或蒸馏水 20 倍稀释备用。

3. 根据样本数，将需要数量的微孔板置于微孔板架上。

4. 设置空白对照 1 孔，加入样本稀释液 50μl；设置阴性对照和阳性对照各 2 孔，在相应微孔中用移液器分别加入阴性对照或阳性对照各 50μl；在其他反应孔中各加入待检标本 50μl。

5. 在上述微孔板每孔中加入 50μl 酶结合物，在板上加盖封板膜，振荡混匀，置于 37℃ 水浴反应 60 分钟。

6. 弃去反应液，在每孔中加入 300μl 稀释后的洗液，静置 10 秒，甩弃洗液，重复 5 次后在吸水纸上拍干。

7. 在每孔中加入底物 A、B 液各 50μl，加盖封板膜，振荡混匀，37℃ 避光显色 15 分钟。

8. 在每孔中加入 50μl 终止液，振荡混匀终止反应。

9. 用空白对照孔调零，用酶标检测仪在 450nm 测定各孔 OD_{450} 并打印输出或记录检测值；结果必须在加入终止液后 10 分钟内读取。

【实验结果】

1. 实验质控　测定结果中，阳性对照 OD_{450} 值不低于 1.0 且阴性对照 OD_{450} 值不高于 0.1 时的实验结果有效，否则应重复实验。

2. 临界值计算　临界值 = 阴性对照 OD_{450} 均值 ×2.1，其中阴性对照 OD_{450} 值均小于 0.05 时按 0.05 计算，高于 0.05 时按实测数计算。

3. 样本结果判定

HBsAg 阳性：样本测定 $OD_{450} \geqslant$ 临界值。

HBsAg 阴性：样本测定 $OD_{450} <$ 临界值。

【注意事项】

1. 检测样本尽量避免反复冻融、溶血，否则可能影响检测结果。

2. 各种试剂使用前要混匀，部分溶液（如洗涤液等）如有结晶析出，轻微加热或摇匀后不影响使用。

3. 所有标本、阳性对照和废液等必须被当作具有潜在感染性的物质进行处理。

4. 终止液中含 0.46mol/L 硫酸，避免接触皮肤和眼睛。如果终止液接触到这些部位应立即用水冲洗。

【思考题】

ELISA 检测病毒抗原的优点有哪些？

三、免疫印迹法检测人类免疫缺陷病毒

【实验目的】

1. 掌握　免疫印迹技术的原理。

2. 熟悉　免疫印迹法检测人类免疫缺陷病毒的方法。

【实验原理】

采用免疫印迹法（western blotting，WB）可定性检测人血清或血浆中人类免疫缺陷病毒（human immunodeficiency virus，HIV）1 型和 2 型抗体，适用于 HIV 初筛检验，如 ELISA 法呈阳性结果的标本需要进一步进行确认检验时。硝酸纤维试剂膜条上预先电泳分离转移结合了天然灭活的 HIV－1 型病毒蛋白分离颗粒，以及添加结合了特异性的 HIV－2 型合成多肽抗原，在膜条上分别加入稀释的血清

或血浆标本、对照，孵育。如果标本中含有 HIV – 1 和 HIV – 2 型特异性抗体，则抗体会与试剂膜上的 HIV – 1 蛋白和 HIV – 2 多肽抗原结合，通过清洗去除试剂膜上的未结合物，与 HIV 蛋白特异性结合的抗体再通过与带有碱性磷酸酶的羊抗人 IgG 抗体结合，加入 5 – 溴 – 4 – 氯 – 3 – 吲哚基 – 磷酸盐（5 – bromo – 4 – chloro – 3 – indolyl phosphate，BCIP）/硝基四氮唑（nitroblue tetrazolium，NBT）底物等一系列反应即可显色（硝化纤维膜条带上呈现紫色表示阳性反应），实现标本中微量 HIV 特异性抗体的高敏检测。

【实验仪器和材料】

1. 仪器　往复式摇床。

2. 标本　待检血清或血浆，2～8℃可保存 7 天，超过时间需要在 –20℃或更低温度保存。

3. 试剂、材料　商品化人类免疫缺陷病毒（HIV 1 + 2 型）抗体检测试剂盒（免疫印迹法），组分包括 HIV – 1/2 硝酸纤维试剂膜条、阳性对照、弱阳性对照、阴性对照、浓缩洗涤缓冲液（10×）、浓缩样本稀释液（10×）、酶结合物、碱性磷酸酶底物液、封闭粉，储存于 2～8℃，避光保存。去离子水或蒸馏水、孵育板、记录表、参照卡、镊子、各种规格移液器和吸头、塑料手套等。

【实验步骤】

1. 每次使用前新鲜配制下列工作溶液

（1）分别按 1∶10 稀释比例，用去离子水将浓缩洗涤缓冲液（10×）和浓缩样本稀释液（10×）稀释，配制成洗涤缓冲液（1×）、样本稀释液（1×）。

（2）按每 20ml 样本稀释液加入 1g 封闭粉，充分混匀溶解，配制为封闭缓冲液。

（3）用封闭缓冲液按 1∶500 比例稀释酶结合物，如吸取 10μl 酶结合液加入 5ml 封闭缓冲液，配制为酶结合物工作溶液。

2. 室温快速法检测

（1）在孵育板每个槽内加入 2ml 洗涤缓冲液（1×）中，用镊子小心取出需要的试剂膜条（包括待检标本、一条强阳性对照、一条弱阳性对照和一条阴性对照），有号码的一端朝上，分别放入孵育板槽内。

（2）在室温（25℃±3℃）下将孵育板置于摇床（每分钟摇摆 12～16 次）上振荡孵育 1～2 分钟；用吸引器吸出缓冲液。

（3）在每槽中加入 2ml 配制好的封闭缓冲液，随后分别加入 20μl 待测血清或血浆、强阳性对照、弱阳性对照、阴性对照，盖好孵育板，于室温下在摇床上振荡孵育 1 小时。

（4）小心打开孵育板盖以避免液体溅出，用吸引器吸出反应液。不同的样品需要更换吸头以避免交叉污染。

（5）在每槽中加入 2ml 洗涤缓冲液（1×），置摇床上振荡 5 分钟，弃洗液，再重复 2 次。

（6）在每槽中加入 2ml 酶结合物工作溶液，盖好孵育板，于室温下在摇床上振荡孵育 1 小时。

（7）小心打开孵育板盖，用吸引器吸出酶结合物工作溶液，重复步骤（5）。

（8）在每槽中加入 2ml 底物液，盖好孵育板，于室温下在摇床上振荡孵育 15 分钟。

（9）小心打开孵育板盖，用吸引器吸出底物，以去离子水洗涤数次终止反应。

（10）用镊子小心夹取出试剂膜条，放在滤纸上，并覆以滤纸吸干水分。

（11）把试剂膜条贴在工作表格的纸上（非吸水纸），记录观察结果。试剂膜条应小心保存于暗处，不要在膜条显色区粘贴胶带纸。

【实验结果】

必须等到试剂膜条风干后进行结果分析，膜条中印有数字号码的一面统一向上且这一端统一置于下方，并和参照卡结果（图21-1）比较，判读待检标本结果。

（1）阴性对照 没有出现HIV-1和HIV-2型的特异性条带，如图21-1a。

（2）弱阳性对照 应出现p24、gp120/gp160和（或）gp41弱阳性条带，还有一些弱阳性条带可能出现也可能不出现，如图21-1b。

（3）强阳性对照 所有相关分子量条带都必须出现，包括p17、p24、p31、gp41、p51、p55、p66和gp120/gp160，与核心抗原相关的条带如p39也可能出现，如图21-1c。

（4）典型的HIV-2型阳性条带 HIV-2的特异性条带清晰可见，还会出现一些和HIV-1呈现交叉反应的条带。

各分子量条带与HIV基因组、抗原的对应关系如表21-1所示。

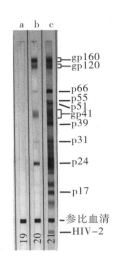

图21-1 免疫印迹法检测HIV-1/2抗体结果

a. 阴性对照；b. 弱阳性对照；c. 强阳性对照

表21-1 各分子量条带与HIV基因组、抗原的对应关系

条带名称	基因组	抗原	条带描述
gp160	ENV	gp41的聚合体	宽的扩散糖蛋白带
gp120	ENV	外膜蛋白	扩散糖蛋白带
p66	POL	逆转录酶	细窄条带
p55	GAG	前体蛋白	细窄条带
p51	POL	逆转录酶	窄带，位于p55下面
p39	GAG	p55的碎片	细窄条带
gp41	ENV	跨膜蛋白	扩散糖蛋白带
p31	POL	核酸内切酶	双重条带
p24	GAG	核心蛋白	宽阔条带
p17	GAG	核心蛋白	宽阔条带

同时，检测结果分析也随不同国家和地区组织政策规定而不同，如中国疾病预防控制中心将样本检测至少有2条ENV条带（gp41和gp160/gp120）出现，或至少有1条ENV条带和p24条带同时出现作为HIV-1抗体阳性的判定标准（2004年）。如标本检测出现HIV特异性抗体带，但带型不足以确认阳性的，判读为该标本HIV-1抗体不确定；"不确定"结果不能作为HIV感染的诊断依据。

【注意事项】

1. 每次实验前，均应设置阴性、强阳性和弱阳性对照这三个质控品，应在质控品结果符合要求的前提下判读待检标本结果。

2. 应使用新鲜稀释配制的工作溶液进行实验，吸取液体后立即把试剂放回2~8℃，实验在室温（25℃±3℃）下进行。

3. 实验中使用的摇床必须是左右摇摆式而不是平面旋转式，避免实验结果偏差。

4. 实验中不要将样品直接加到试剂膜条上，加样品时倾斜槽板，将样品加入缓冲液汇集的低处，避免由样品引起的斑点。

5. 避免使用稀释或冻干的样本，可能会影响检测结果。

6. 试剂盒的质控品含有叠氮化钠、底物液中含有 BCIP/NBT，待检标本中含有潜在感染物质，实验时应注意生物安全防护。

【思考题】

1. 免疫印迹法试剂膜条中 HIV 包膜抗原 gp41、gp120 和 gp160 条带为什么呈现扩散状？

2. 免疫印迹法样本检测结果出现 HIV 抗体"不确定"结果，后续需要采取什么措施确定结果？

四、免疫层析（胶体金）法检测肠道腺病毒

【实验目的】

熟悉　免疫层析（胶体金）法检测肠道腺病毒抗原的检测方法。

【实验原理】

本方法基于双抗体夹心法胶体金免疫层析技术原理，适用于定性检测人粪便样本中肠道腺病毒抗原。鼠抗肠道腺病毒单克隆抗体-1-金结合物预先包被到玻璃纤维上，鼠抗肠道腺病毒单克隆抗体-2预包被于硝酸纤维素膜（NC 膜）表面。测试时，当样本中腺病毒抗原待测物达到一定浓度，将与胶体金标记的抗体反应形成复合物，在层析作用下，反应复合物沿着 NC 膜向前移动到检测线（T），与膜上包被的抗体反应形成抗体-抗原-抗体复合物，使得 T 线呈红色，此时结果为阳性。当样本中不含有相应的待测物或待测物浓度低于检出限时，T 线无红色反应，此时结果为阴性。无论样本中是否含有相应待测物，质控线（C）都显示红色，红色质控线是判定试剂是否正常的标准。

【实验仪器和材料】

1. **标本**　待检人粪便样本在 2~8℃可保存 2 天，超过时间需要在 -20℃或更低温度保存。

2. **试剂、材料**　商品化肠道腺病毒抗原检测试剂盒（胶体金法），组分包括检测卡、样本释放液、密封袋，常温（2~30℃）保存。

【实验步骤】

1. **样本处理**

（1）使用前将待测样本从储存条件下取出，冻存样本需完全融化，恢复到室温。

（2）将样本稀释液管口处的铝箔撕开。

（3）用采便棒挑取 50mg（大约 1/4 个豌豆大小）粪便样本，插入到样本处理管的样本释放液内；如果粪便是液态或半固体，用滴管吸取样本 2 滴（50~80μl）到样本处理管的样本释放液内。

（4）旋紧管盖，用力摇匀，建议处理好的样本立即检测。

2. **样本检测**

（1）撕开试剂盒中铝箔袋，取出检测卡，放平，记录相应的样品信息。

（2）折断样本处理管盖尖端，向检测卡的加样孔中加入 3 滴（大约 100μl）处理好的样本，并开始计时。

（3）10~20 分钟内在自然光或室内灯光照明下肉眼读取结果，20 分钟后判断无效。

（4）将使用过的拭子、检测卡和样本放入密封袋中。

【实验结果】

待检标本实验结果可参考图 21-2。

1. **阳性**　两条红色或紫色条带出现，一条位于 T 区，另一条位于 C 区；T 区条带颜色可深可浅，

均为阳性结果。

2. 阴性　仅 C 区出现一条红色或紫色条带，T 区无条带出现。

3. 无效　C 区未出现红色或紫色条带，无论 T 区是否出现条带，表明结果无效，需重新取检测卡检测。

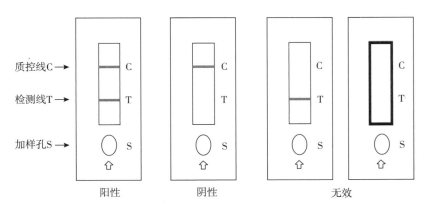

图 21 – 2　胶体金法检测肠道腺病毒抗原

【注意事项】

1. 病毒检测应收集有腹泻症状患者样本进行。

2. 请勿在光线昏暗处判读结果；并在规定的时间内判读结果。

3. 样本释放液中含有少量防腐剂，待测样本必须被当作具有潜在感染性的物质进行处理，操作时注意做好生物安全措施。

【思考题】

1. 免疫层析法检测病毒抗原的优缺点有哪些？

2. 除了胶体金，还有哪些标记物也常用于免疫层析法？

五、荧光 PCR 法检测流感病毒

【实验目的】

1. 掌握　荧光 PCR 扩增技术的原理。

2. 熟悉　荧光 PCR 法检测流感病毒的分子生物学方法。

【实验原理】

基于多重荧光 PCR 方法分别选择甲型流感病毒 M2 基因（matrix protein 2）、乙型流感病毒 NEP 基因（nuclear export protein）保守区的特异性片段作为扩增的靶序列，并以人核糖核酸酶 P 基因（RNaseP）作为内参检测靶序列，分别设计检测的三组特异性引物和荧光探针，并配制一步法荧光 PCR 反应体系。临床标本经过核酸提取后，加入反应体系中通过一步法荧光 RT – PCR 扩增并检测荧光信号，对标本中的甲型流感病毒、乙型流感病毒进行区分检测。使用的内参可以对样本采集、保存和运输以及核酸提取、扩增检测进行监控，避免假阴性结果的误判。

【实验仪器和材料】

1. 仪器　生物安全柜、荧光 PCR 扩增仪。

2. 标本　待检口咽拭子在 2 ~ 8℃可保存 3 天，超过时间需要在 – 20℃或更低温度保存。

3. 试剂、材料

（1）适用于口咽拭子类型的商品化核酸提取及纯化试剂（磁珠法），组分包括裂解液、磁珠悬浮液、洗涤液Ⅰ、洗涤液Ⅱ、洗脱液，常温保存。

（2）核酸扩增反应液，主要含100mmol/L KCl、6mmol/L MgCl$_2$、20mmol/L Tris-HCl、400μmol/L dNTPs混合液（dATP、dCTP、dGTP、dTTP），用量12.5μl/反应。

（3）混合酶，主要含Taq DNA聚合酶、逆转录酶，用量3.5μl/反应。

（4）引物探针混合液，将甲型流感病毒（FluA）引物和探针、乙型流感病毒（FluB）引物和探针，以及RNaseP内参引物和探针按比例混合，用量4μl/反应，引物和探针序列可参考国家流感中心发布的《全国流感监测技术指南（2017年版）》，FluA、FluB、RNaseP荧光探针序列的5′端分别标记FAM、VIC、ROX荧光基团，3′端标记BHQ淬灭基团。

（5）磁分离架、各种量程移液器和吸头、PCR反应管、塑料手套等。

【实验步骤】

1. 样本处理与核酸提取

（1）裂解结合　在离心管加入500μl裂解液、30μl磁珠悬浮液，每个离心管中分别加入200μl待测样本、阳性对照、弱阳性对照以及阴性对照，涡旋混匀5秒，室温放置15分钟（期间涡旋混匀2~3次）；用磁分离架吸附磁珠，弃上清液。

（2）洗涤　加入500μl洗涤液Ⅰ，涡旋混匀20秒；瞬间离心，用磁分离架吸附磁珠，弃上清液。

（3）洗涤　加入500μl洗涤液Ⅱ，涡旋混匀20秒；瞬间离心，用磁分离架吸附磁珠，弃上清液。重复该步骤一次，小心弃去所有液体。

（4）干燥　室温干燥3~5分钟，去除乙醇残留。

（5）洗脱　加入50μl洗脱液，温和混匀15秒，室温静置3分钟后瞬间离心，用磁分离架吸附磁珠，回收含核酸洗脱液至RNase-free离心管内，用于后续检测。

2. 试剂准备　取出核酸扩增反应液、混合酶、引物探针混合液，室温融化，充分振荡混匀后瞬间离心。

计算试剂使用反应份数N（N=样本数+1管阳性对照+1管弱阳性对照+1管阴性对照），根据表21-2配制反应体系，加入一适当体积离心管中，充分振荡混匀后瞬间离心，按20μl分装至PCR反应管中。

表21-2　检测反应体系配制比例

组分名称	加入体积（μl）/反应	终浓度
核酸扩增反应液	12.5	1×
酶混合液	3.5	Taq DNA聚合酶3.5U、逆转录酶7U
引物探针混合液	4	引物各0.3μmol/L，探针各0.1μmol/L
总体积	20	

3. 核酸加样　在上述准备好的PCR反应管中分别加入待测样本、阳性对照、弱阳性对照和阴性对照核酸各5μl，终体积为25μl/管，盖紧管盖，瞬时离心。

4. PCR扩增检测　将PCR反应管置于荧光PCR扩增仪上检测，可根据引物不同设置参数进行扩增，参考PCR程序为：50℃逆转录15分钟，95℃预变性5分钟；然后按95℃ 15秒、55℃ 40秒循环45次，并在55℃采集FAM、VIC、ROX通道荧光。仪器运行结束后设置基线和阈值，分析自动获得结果。

【实验结果】

首先观察阴性对照、弱阳性对照、阳性对照结果，应符合检测试剂质控要求，确认实验有效。然后，在样本检测 ROX 通道 Ct ≤ 40（内参阳性）条件下，进行待测样本结果的分析和判读：

1. FAM 通道 Ct ≤ 40，样本中甲型流感病毒阳性；
2. VIC 通道 Ct ≤ 40，样本中乙型流感病毒阳性；
3. FAM 通道或 VIC 通道 Ct 无数值，样本低于检测限，判为阴性。

如样本检测 ROX 通道 Ct > 40，且 FAM 通道和 VIC 通道 Ct 无数值，判断为结果无效，需要重复检测。

【注意事项】

1. 检测的病原体核酸为 RNA，操作过程中使用的所有耗材应不含 DNA 酶和 RNA 酶。
2. PCR 实验建议分区进行：配液区、样本处理区、扩增区。
3. PCR 操作过程注意避免污染，同时应注意生物安全防护。

【思考题】

1. PCR 法检测流感病毒结果是否存在假阴性结果的可能性？主要有哪些原因？
2. 还有哪些分子生物学方法可用于病毒的检测？

六、宏基因组高通量测序法检测呼吸道标本中致病微生物

【实验目的】

熟悉　宏基因组高通量测序检测呼吸道标本中致病微生物的方法。

【实验原理】

宏基因组高通量测序也称为宏基因组新一代测序技术（metagenomic next generation sequencing, mNGS），它不依赖于传统的微生物培养，直接对临床样本中的核酸进行高通量测序，然后与数据库进行比对分析，根据比对到的序列信息来判断样本包含的病原微生物种类，能够快速、客观地检测临床样本中已知或未知的较多病原微生物，且无需特异性扩增，尤其适用于急危重症和疑难感染的诊断，与传统微生物学检查联合使用可以提高感染病原诊断的敏感性和特异性。

【实验仪器和材料】

1. 仪器　生物安全柜、核酸定量分析仪、PCR 扩增仪、核酸片段长度分析仪、高通量核酸测序仪。

2. 标本　待测呼吸道标本（支气管肺泡灌洗液或痰液），严格按操作规程采集并置于无菌采样管中，在 24 小时内开始检测。DNA 测序标本保存于 −20℃ 不超过 7 天，RNA 测序保存于 −80℃，避免标本反复冻融。

3. 试剂、材料

（1）适合呼吸道标本的商品化核酸提取及纯化试剂盒，常温保存。

（2）商品化双链 DNA 高灵敏度定量试剂盒，2~8℃ 保存。

（3）商品化全基因组 DNA 文库构建试剂盒，−20℃ 保存。

（4）商品化高灵敏度 DNA 试剂盒，−20℃ 保存。

（5）磁分离架、各种量程移液器和吸头、PCR 反应管、塑料手套等。

【实验步骤】

1. 标本处理与核酸提取

（1）在核酸提取前需要对标本进行灭活处理，痰液样本在灭活后还需要进行液化去黏度处理。

（2）待测标本、阳性对照、阴性对照按照核酸提取试剂盒说明书进行操作，完成核酸提取。

（3）向核酸定量专用管中加入 198μl 定量工作液，加入 2μl 提取后的核酸，充分振荡后避光孵育 2 分钟，在核酸定量分析仪上进行核酸浓度定量质控，并记录结果。

2. 文库构建和上机测序 采用提取的核酸，按照全基因组 DNA 文库构建试剂盒说明书进行操作，文库制备过程包括 DNA 打断、接头连接、PCR 扩增、文库纯化等过程，构建好的文库使用核酸定量分析仪进行浓度测定、使用核酸片段长度分析仪进行长度分布测定质控，确认符合上机测序所需的合格文库质量标准。

然后按照仪器操作规范，在高通量核酸测序仪上对合格文库进行上机测序，产生数百万条短读长序列，形成测序数据。

3. 生物信息学分析 对测序产生的原始数据进行处理和分析，包括数据质控、数据过滤、序列比对、报告解读等步骤。

【实验结果】

1. 首先进行测序数据质控，根据送检标本类型、报告形式及内容判断检测结果是否规范可信；考虑到微生物序列同源性较高，对于检出序列数（Reads）读长要求 50bp 以上，在没有去除人源化基因组成分前提下，有效测序数据量不低于 20M。

2. 通过生物信息学分析方法进行数据过滤，获取高质量序列并去除人源宿主数据。

3. 采用比对算法和软件，对经过数据过滤的序列与病原数据库中的参考序列进行比对，得到最终病原比对结果；并对 mNGS 检测出的微生物进行分级：判断 mNGS 检出的微生物为致病性微生物、条件致病微生物还是定植微生物。

4. 最后参考疑似背景微生物与阴性对照结果，并结合所提供的临床信息，输出检测报告，内容应包括检测病原微生物列表、检出病原序列数量、所检测病原范围、检测方法及检测技术说明等。

【注意事项】

1. 每次实验都应包括内参、阴性和阳性对照。内参可以帮助识别分析失败或异常的样本，达到质控作用。

2. 由于文库构建过程对于核酸初始投入量有一定的要求，应在每次核酸提取完成后对样本核酸进行定量。

3. 每个检测项目应设定文库质量的要求，并设立明确的合格文库标准，在测序之前应对构建的文库质量进行质控。

4. 实验过程应注意污染和生物安全防护，实验后按照要求对所用到的设备和工作台面进行严格的清洁消毒，医疗垃圾应及时进行消杀处理。

【思考题】

1. mNGS 检测病原体的优缺点有哪些？

2. 采样和实验流程的污染等因素容易造成 mNGS 检测结果假阳性，有效避免因污染而误读 mNGS 结果的策略有哪些？

第五章　抗微生物药物敏感性试验与耐药性检测

 实验二十二　纸片扩散法药物敏感性试验

一、纸片扩散法药物敏感性试验

【实验目的】

1. 掌握　纸片扩散法药物敏感试验（K－B法）的方法和结果判定。

2. 熟悉　纸片扩散法的原理、注意事项。

3. 了解　纸片扩散法的质量控制。

【实验原理】

含有定量抗菌药物的纸片贴在已接种测试菌的MH琼脂平板上，纸片中所含的药物吸收琼脂中的水分溶解后不断地向纸片周围扩散，形成递减的浓度梯度。在纸片周围抑菌浓度范围内测试菌的生长被抑制，从而形成无菌生长的透明圈即抑菌圈。抑菌圈的大小反映测试菌对测定药物的敏感性，并与该药对测试菌的最低抑菌浓度（minimal inhibitory concentration，MIC）成负相关。

【实验仪器和材料】

1. 仪器　培养箱。

2. 菌种　临床分离的金黄色葡萄球菌、大肠埃希菌、铜绿假单胞菌和白念珠菌；金黄色葡萄球菌ATCC 25923、大肠埃希菌ATCC 25922、铜绿假单胞菌ATCC 27853和白念珠菌ATCC 90028。

3. 试剂、材料　MH平板、MH＋GMB平板（真菌药敏试验琼脂）、红霉素（15μg）、克林霉素（2μg）、头孢西丁（30μg）、青霉素（10U）、甲氧苄啶－磺胺甲噁唑（1.25/23.75μg）、氨苄西林（10μg）、头孢唑啉（30μg）、庆大霉素（10μg）、阿米卡星（30μg）、阿莫西林/克拉维酸（20μg/10μg）、头孢他啶（30μg）、哌拉西林（100μg）、环丙沙星（5μg）、美罗培南（10μg）和氟康唑（25μg）、无菌生理盐水、无菌棉签、刻度尺、0.5麦氏比浊管、镊子、酒精灯、火柴、记号笔等。

【实验步骤】

1. 分别挑取血琼脂平板上临床菌株和标准菌株的18~24小时培养物3~5个菌落，加入无菌生理盐水中配制成0.5麦氏单位的菌悬液。

2. 用无菌棉签蘸取菌液，在管内壁将多余菌液旋转挤去，在MH平板表面均匀涂布3次（白念珠菌用MH－GMB平板），每次旋转60°，最后沿平板内琼脂边缘涂抹一周。

3. 接种菌悬液后的MH平板置室温下干燥3~5分钟，用无菌镊子将药敏纸片紧密贴于平板上，两纸片中心间距≥24mm，纸片中心距边缘距离≥15mm，纸片贴上后不应再移动。不同菌种药敏试验药物选择见表22－1。

表 22 - 1　药敏试验选择药物

细菌	选择药物
金黄色葡萄球菌	红霉素、克林霉素、头孢西丁、青霉素、甲氧苄啶 - 磺胺甲噁唑
大肠埃希菌	氨苄西林、头孢唑啉、庆大霉素、阿米卡星、阿莫西林/克拉维酸
铜绿假单胞菌	头孢他啶、哌拉西林、阿米卡星、环丙沙星、美罗培南
白念珠菌	氟康唑

4. 贴上纸片 15 分钟内，把平板倒置放于培养箱，35℃空气环境下孵育 16～18 小时后测量抑菌圈直径。

【实验结果】

将平板置于黑色背景下，用反射光检查药敏平板的抑菌圈应该是均匀的圆形，并有融合生长的菌苔，用刻度尺在平板的背面测量无明显细菌生长区域的直径（含纸片），即抑菌圈直径，取整数位，单位为 mm。测量甲氧苄啶 - 磺胺甲噁唑的抑菌圈时，可忽略轻微生长（20% 或较少菌苔生长）而测量较明显抑制的边缘。根据抑菌圈直径解释标准判断药物的敏感程度（表 22 - 2 至表 22 - 5）。

表 22 - 2　金黄色葡萄球菌的抑菌圈直径解释标准*

抗菌药物	纸片含药量	抑菌圈直径解释标准（mm）		
		S	I	R
红霉素	15μg	≥23	14～22	≤13
克林霉素	2μg	≥21	15～20	≤14
头孢西丁	30μg	≥22	-	≤21
青霉素	10U	≥29	-	≤28
甲氧苄啶 - 磺胺甲噁唑	1.25μg/23.75μg	≥16	11～15	≤10

注：*：CLSI，M100 抗微生物药物敏感性试验执行标准，第 34 版。

表 22 - 3　大肠埃希菌的抑菌圈直径解释标准*

抗菌药物	纸片含药量	抑菌圈直径解释标准（mm）		
		S	I	R
氨苄西林	10μg	≥17	14～16	≤13
头孢唑啉	30μg	≥23	20～22	≤19
庆大霉素	10μg	≥18	15～17	≤14
阿米卡星	30μg	≥20	17～19	≤16
阿莫西林/克拉维酸	20μg/10μg	≥18	14～17	≤13

注：*：CLSI，M100 抗微生物药物敏感性试验执行标准，第 34 版。

表 22 - 4　铜绿假单胞菌的抑菌圈直径解释标准*

抗菌药物	纸片含药量	抑菌圈直径解释标准（mm）		
		S	I	R
头孢他啶	30μg	≥18	15～17	≤14
哌拉西林	100μg	≥22	18～21	≤17
阿米卡星	30μg	≥17	15～16	≤14
环丙沙星	5μg	≥25	19～24	≤18
美罗培南	10μg	≥19	16～18	≤15

注：*：CLSI，M100 抗微生物药物敏感性试验执行标准，第 34 版。

表 22 – 5 白念珠菌的抑菌圈直径解释标准*

抗真菌药物	纸片含药量	抑菌圈直径解释标准（mm）		
		S	SDD	R
氟康唑	25μg	≥17	14～16	≤13

注：*：CLSI，M27M44S Performance Standards for Antifungal Susceptibility Testing of Yeasts, 3rd Edition；SDD：剂量依赖敏感。

药敏纸片的质量控制允许范围如表 22 – 6 所示，白念珠菌 ATCC 90028 对 25μg 氟康唑的抑菌圈直径允许范围为 28～39mm。

表 22 – 6 纸片扩散法药敏纸片质量控制允许范围*

抗菌药物	纸片含药量	抑菌圈直径允许范围（mm）		
		金黄色葡萄球菌 ATCC 25923	大肠埃希菌 ATCC 25922	铜绿假单胞菌 ATCC 257853
红霉素	15μg	22～30	–	–
克林霉素	2μg	24～30	–	–
头孢西丁	30μg	23～29	23～29	–
青霉素	10U	26～37	–	–
甲氧苄啶 – 磺胺甲噁唑	1.25μg/23.75μg	24～32	23～29	–
氨苄西林	10μg	27～35	15～22	–
头孢唑啉	30μg	29～35	21～27	–
庆大霉素	10μg	19～27	19～26	17～23
阿米卡星	30μg	20～26	19～26	20～26
阿莫西林/克拉维酸	20μg/10μg	28～36	18～24	–
头孢他啶	30μg	16～20	25～32	22～29
哌拉西林	100μg	–	24～30	25～33
环丙沙星	5μg	22～30	29～38	25～33
美罗培南	10μg	29～37	28～35	27～33

注：*：CLSI，M100 抗微生物药物敏感性试验执行标准，第 34 版。

【注意事项】

1. 药敏试验前 1～2 小时将药敏纸片从冰箱中取出后平衡至室温后才能打开包装，以防产生冷凝水影响其效价。贴药敏纸片的过程中要特别注意无菌操作，防止带入其他细菌造成污染。

2. 应保证在室温环境下实验中所用培养基的 pH 为 7.2～7.4，pH 过高或过低均会导致一些药物的抑菌圈直径扩大或缩小。培养基厚度为 4mm、直径 90mm 的平皿需 MH 琼脂 25～30ml。

3. 菌悬液浓度要合适，浓度偏高会导致抑菌圈变小，浓度偏低会导致抑菌圈增大。

【思考题】

影响纸片扩散法药敏试验结果的影响因素有哪些？

二、联合药敏试验

【实验目的】

1. 掌握 联合药敏试验的方法和结果判定。

2. 熟悉 联合药敏试验方法的注意事项。

3. 了解 联合药敏试验的意义。

【实验原理】

抗菌药物联合用药可出现协同作用（即两种药物联合作用显著大于单独作用的总和）或出现拮抗作用（即两种药物联合作用显著低于单独抗菌活性）。将两种含有定量抗菌药物的药敏纸片相隔一定间距贴在接种了测试菌的 MH 琼脂平板上后，纸片中的抗菌药物吸收了琼脂中的水分溶解后向纸片周围扩散形成递减的梯度浓度，由于药物之间的相互作用，可以形成加强或受抑制的抑菌圈。

【实验仪器和材料】

1. 仪器 培养箱。

2. 菌种 临床分离的粪肠球菌、金黄色葡萄球菌。

3. 试剂、材料 MH 平板、青霉素（10U）、庆大霉素（120μg）、红霉素（15μg）、克林霉素（2μg）、无菌生理盐水、无菌棉签、0.5 麦氏比浊管、镊子等。

【实验步骤】

1. 分别挑取粪肠球菌、金黄色葡萄球菌的 18～24 小时培养物 3～5 个菌落至生理盐水中，配成 0.5 麦氏单位菌悬液。

2. 用无菌棉签蘸取配好的菌悬液，同纸片扩散法涂布 MH 平板。

3. 在涂布粪肠球菌的平皿上贴青霉素、庆大霉素纸片，两纸片边缘相距为 3～4mm。涂布金黄色葡萄球菌的平皿上贴红霉素和克林霉素纸片，两纸片边缘相距为 15～26mm。

4. 贴上纸片 15 分钟内，把平板倒置放于培养箱内，35℃空气环境下孵育 16～18 小时后观察结果。

【实验结果】

观察平皿上的两药敏纸片的抑菌圈形状。如出现图 22-1 形状，则表示两种药物有协同作用；出现图 22-2 形状，则表示两种药物有拮抗作用。

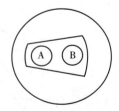

图 22-1 协同作用

A. 青霉素 B. 庆大霉素

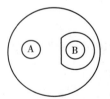

图 22-2 拮抗作用

A. 红霉素 B. 克林霉素

【注意事项】

贴药敏纸片时，两纸片间距要适当，如两纸片间距太远或太近都会影响其相互作用而不能显示正确结果。

【思考题】

1. 联合药敏试验的结果应如何判断？

2. 联合药敏试验的注意事项有哪些？

实验二十三 稀释法药物敏感性试验

一、琼脂稀释法药物敏感性试验

【实验目的】

1. 掌握 琼脂稀释法药物敏感性试验的方法和结果判读。

2. 熟悉 琼脂稀释法药物敏感性试验的原理和注意事项。

3. 了解 琼脂稀释法药物敏感性试验的主要实验器材。

【实验原理】

将不同浓度抗菌药物分别混匀于 MH 琼脂培养基中，配制出含各种浓度药物的平板，然后定量接种细菌，经一定温度和时间孵育后观察细菌在平板上的生长情况，以抑制细菌生长的平板所含的药物浓度测得最低抑菌浓度（minimal inhibitory concentration，MIC）。

【实验仪器和材料】

1. 仪器 培养箱、微量移液器、天平。

2. 菌种 临床分离的金黄色葡萄球菌、大肠埃希菌和铜绿假单胞菌；标准菌株金黄色葡萄球菌 ATCC 29213、大肠埃希菌 ATCC 25922 和铜绿假单胞菌 ATCC 27853。

3. 试剂、材料 MH 平板、环丙沙星标准品（100mg/支）、无菌蒸馏水、无菌生理盐水、0.5 麦氏比浊管、无菌试管、Tip 头。

【实验步骤】

1. 制备不同浓度的抗菌药物 称取 51.2mg 环丙沙星标准品至 10ml 无菌蒸馏水中，配成浓度为 5120μg/ml 的贮存液。按照表 23 - 1 方法，将储存液稀释成浓度为 1.25 ~ 640μg/ml 共 10 个浓度的应用液。

表 23 - 1 琼脂稀释法药敏试验抗菌药物的稀释方法

步骤	环丙沙星溶液			水（ml）	应用液浓度（μg/ml）	终浓度 1:10 琼脂稀释（μg/ml）
	浓度（μg/ml）	来源	取药体积（ml）			
1	5120	贮存液	1	7	640	64
2	640	步骤1	2	2	320	32
3	640	步骤1	1	3	160	16
4	640	步骤1	1	7	80	8
5	80	步骤4	2	2	40	4
6	80	步骤4	1	3	20	2
7	80	步骤4	1	7	10	1
8	10	步骤7	2	2	5	5
9	10	步骤7	1	3	2.5	0.25
10	10	步骤7	1	7	1.25	0.125

2. MH 琼脂稀释平板制备 按照表 21 - 1 应用液浓度准备不同浓度的环丙沙星溶液分别加入融化

并冷却至50℃左右的18ml MH 琼脂中，混匀后倾注到直径为90mm 的平板内 。

3. 待测菌悬液的稀释 挑取血平板上已培养18～24 小时的3～5 个待测菌落，用无菌生理盐水配制0.5 麦氏浊度的菌悬液（$1 \times 10^8 CFU/ml$），然后用生理盐水1：10 稀释，使菌含量为$1 \times 10^7 CFU/ml$。

4. 接种琼脂稀释平板 取2μl 菌液首先接种生长对照平皿，然后按含环丙沙星浓度由低到高的平板接种，最后接种第二个生长对照平皿，每个接种点最终接种菌量为$1 \times 10^4 CFU$。

5. 孵育 待接种点干燥后，将平板置35℃孵育16～24 小时观察结果。

【实验结果】

将孵育后平板置于深色不反光表面上观察，生长对照平板上的所有细菌均应生长，形成直径为5～8mm 的菌斑。含环丙沙星平板上以完全抑制菌落生长的最低药物浓度为环丙沙星对待测菌的 MIC。金黄色葡萄球菌、大肠埃希菌和铜绿假单胞菌对环丙沙星的 MIC 解释标准见表23－2。

表23－2　金黄色葡萄球菌、大肠埃希菌和铜绿假单胞菌的 MIC 结果解释标准*

抗菌药物	MIC 解释标准 （μg/ml）		
	S	I	R
环丙沙星（对金黄色葡萄球菌）	≤1	2	≥4
环丙沙星（对大肠埃希菌）	≤0.25	0.5	≥1
环丙沙星（对铜绿假单胞菌）	≤0.5	1	≥2

注：＊：CLSI，M100 抗微生物药物敏感性试验执行标准，第34 版。

标准菌株金黄色葡萄球菌 ATCC 29213、大肠埃希菌 ATCC 25922 和铜绿假单胞菌 ATCC 27853 对环丙沙星的 MIC 分别为0.125～0.5μg/ml、0.004～0.015μg/ml 和0.25～1μg/ml。

【注意事项】

1. 在读取和报告待检菌的 MIC 前，应检查生长对照平板的细菌生长情况是否良好，质控菌株的 MIC 值是否处于质控范围。

2. 单一菌落或由接种造成的微弱的薄雾状生长为阴性。

3. 如果出现有2 个以上菌落生长于含药浓度高于终点水平的平板上，或低浓度药物平板上不长而高浓度药物平板上生长现象，则应检查待测菌的纯度或重复试验。

【思考题】

1. 琼脂稀释法抗菌药物敏感性试验的原理是什么？

2. 琼脂稀释法抗菌药物敏感性试验的注意事项有哪些？

二、肉汤稀释法药物敏感性试验

【实验目的】

1. 掌握 肉汤稀释法药物敏感性试验的方法和结果判读。

2. 熟悉 肉汤稀释法药物敏感性试验的原理和注意事项。

3. 了解 肉汤稀释法的主要实验材料。

【实验原理】

用培养基将抗菌药物作不同浓度的稀释后再接种一定浓度的待测菌，定量测定抗菌药物抑制或杀灭待测细菌的最低抑菌浓度或最低杀菌浓度。

【实验仪器和材料】

1. 仪器 培养箱、微量移液器、天平。

2. 菌种 临床分离的金黄色葡萄球菌、大肠埃希菌和铜绿假单胞菌；标准菌株金黄色葡萄球菌 ATCC 29213、大肠埃希菌 ATCC 25922、铜绿假单胞菌 ATCC 27853 和白念珠菌 ATCC 90028。

3. 试剂、材料 MH 肉汤（细菌）、RPMI 1640（念珠菌）、环丙沙星标准品（100mg/支）、无菌蒸馏水、无菌生理盐水、0.5 麦氏比浊管、无菌试管、Tip 头。

【实验步骤】

1. 制备不同浓度的抗菌药物 称取 51.2mg 环丙沙星或氟康唑标准品至 10ml 无菌蒸馏水中，配成浓度为 5120μg/ml 的贮存液。按照表 23-3 配制浓度梯度为 0.125~64μg/ml 的 10 种不同浓度的环丙沙星药物和氟康唑溶液。

表 23-3 肉汤稀释法药敏试验抗菌药物的稀释方法

步骤	环丙沙星溶液或氟康唑溶液			MH 肉汤或 RPMI 1640 (ml)	应用液浓度 (μg/ml)	终浓度 1:10 琼脂稀释 (μg/ml)
	浓度 (μg/ml)	来源	体积 (ml)			
1	5120	贮存液	1	7	640	64
2	640	步骤1	2	2	320	32
3	640	步骤1	1	3	160	16
4	640	步骤1	1	7	80	8
5	80	步骤4	2	2	40	4
6	80	步骤4	1	3	20	2
7	80	步骤4	1	7	10	1
8	10	步骤7	2	2	5	5
9	10	步骤7	1	3	2.5	0.25
10	10	步骤7	1	7	1.25	0.125

注：MH 肉汤用于稀释环丙沙星，RPMI 1640 用于稀释氟康唑。

2. 常量肉汤稀释法

（1）待测菌悬液的稀释 挑取血平板上已培养 18~24 小时的 3~5 个待测菌落，用无菌生理盐水配制 0.5 麦氏浊度的菌悬液（细菌为 1×10^8 CFU/ml，念珠菌为 1×10^6 CFU/ml），然后用对应的培养基 1:10 稀释。

（2）待测菌的接种 取无菌试管 10 支排成一排，共排 6 排，分别加入上述制备好的不同浓度的环丙沙星溶液 2ml，每排中另加 2 个试管，分别加 2ml 不含抗生素的 MH 肉汤，作为生长对照和无菌对照。用微量加样器取 0.1ml 菌液依次由低浓度到高浓度加样 6 种细菌，使每管的最终菌液浓度为细菌 5×10^5 CFU/ml，生长对照管中细菌接种方法相同，无菌对照管中不加细菌。同样取无菌试管 10 支排成一排，共排 2 排，分别加入上述制备好的不同浓度的氟康唑溶液 2ml，另每排加 2 个试管，分别加 2ml 无抗菌药物的 RPMI 1640，作为生长对照和无菌对照。用微量加样器取 0.1ml 白念珠菌菌液依次由低浓度到高浓度加样，使每管的最终菌液浓度为 5×10^3 CFU/ml，生长对照管中接种菌液方法相同，无菌对照管中不加菌。

（3）孵育 将接种好的稀释管塞好塞子，置 35℃ 空气环境孵育，16~20 小时后观察细菌的 MIC 结果。

3. 微量肉汤稀释法

（1）待测菌的准备　从孵育过夜的平板挑取一定数量的单个待检菌落，用无菌生理盐水制备成 0.5 麦氏比浊标准（细菌为 1×10^8 CFU/ml，念珠菌为 1×10^6 CFU/ml）的菌液，然后细菌用对应的培养基按 1 : 20 稀释。

（2）待测菌的接种　在聚乙烯微量板中加入不同浓度的抗菌药物各 100μl，然后向各浓度孔中加入 10μl 已稀释待测菌液，则其最终浓度为细菌 5×10^5 CFU/ml，念珠菌 5×10^3 CFU/ml。同时做生长对照（无抗菌药物）和无菌试验（不含菌也不含抗菌药物）。

（3）孵育　将微量板振荡混匀 1 分钟加盖胶纸密封，置 35℃孵育 16～24 小时。

【实验结果】

1. 常量肉汤稀释法　首先观察生长对照管，必须出现明显的浑浊，然后观察试验管，以无细菌生长的清亮透明管的最低药物浓度为抗菌药物对待测菌的 MIC。金黄色葡萄球菌、大肠埃希菌和铜绿假单胞菌对环丙沙星的 MIC 解释标准见表 23 - 2。白念珠菌对氟康唑的 MIC 解释标准见表 23 - 4。

表 23 - 4　念珠菌的 MIC 结果解释标准[*]

抗真菌药物	MIC 解释标准（μg/ml）		
	S	**SDD**	**R**
氟康唑	≤2	4	≥8

注：[*]：CLSI，M59（2020）；SDD：剂量依赖性敏感。

标准菌株白念珠菌 ATCC 90028 对氟康唑的 MIC 为 0.25～1.0μg/ml。

2. 微量肉汤稀释法　首先观察生长对照孔，必须出现明显的浑浊或≥2mm 底部生长，然后观察试验孔，以在小孔内无可见生长的最低药物浓度为抗菌药物对待测菌的 MIC。金黄色葡萄球菌、大肠埃希菌和铜绿假单胞菌对环丙沙星的 MIC 解释标准见表 23 - 2。白念珠菌对氟康唑的 MIC 解释标准见表 23 - 4。

【注意事项】

1. 常量肉汤稀释法

（1）在读取和报告所测试菌株的 MIC 前，应检查生长对照管细菌生长情况是否良好，质控菌株的 MIC 值是否处于质控范围。

（2）如果出现跳管现象则应检查培养物纯度或重复试验。

2. 微量肉汤稀释法

（1）微量板孵育前一定要加盖胶纸，以减少孵育过程中的水分蒸发。

（2）为使结果清晰显示，可在每孔中加入 0.5% 氯化三苯四氮唑（TTC）5μl，35℃孵育 3 小时后有细菌生长则呈红色，有助于结果判断。

（3）出现 1 个跳孔现象时，应记录最高的 MIC 值。如出现多于 1 个跳孔的现象则不能报告，需重复试验。

【思考题】

1. 肉汤稀释法抗菌药物敏感性试验的结果如何判断？

2. 肉汤稀释法抗菌药物敏感性试验的注意事项有哪些？

实验二十四　梯度扩散法

微课/视频

【实验目的】

1. 掌握　梯度扩散法的操作方法和结果判定。

2. 熟悉　梯度扩散法的实验原理。

【实验原理】

梯度扩散法又称为浓度梯度琼脂扩散法，结合了稀释法和扩散法的原理，可定量测定微生物对抗菌药物的敏感度。梯度扩散法是将药敏条放至已接种受试菌的药敏琼脂平板时，药敏条载体上的抗菌药物可迅速且有效地释放入琼脂，从而在药敏条下形成一个抗菌剂浓度连续的梯度，经孵育后，在药敏条周围抑菌浓度范围内受试菌的生长被抑制，从而形成透明的梨形抑菌圈，抑菌圈边缘与药敏条交点的浓度刻度值即为受试菌的最低抑菌浓度（minimum inhibitory concentration，MIC）。

【实验仪器和材料】

1. 仪器　培养箱，比浊仪。

2. 菌种　标准菌株金黄色葡萄球菌 ATCC 29213、大肠埃希菌 ATCC 25922 和铜绿假单胞菌 ATCC 27853 在 35℃ ±2℃ 空气环境中培养 18 ~ 24 小时的纯培养物。

3. 试剂、材料　MH 琼脂平板（90mm），青霉素药敏条（梯度扩散法），亚胺培南药敏条（梯度扩散法），无菌生理盐水，0.5 麦氏比浊管，无菌棉签，无菌试管，镊子。

【实验步骤】

1. 菌悬液的制备　挑取血琼脂平板上已培养 18 ~ 24 小时的 3 ~ 5 个待测菌落，用无菌生理盐水配制 0.5 麦氏浊度的菌悬液。

2. 待测菌的接种　将无菌棉签浸泡在接种菌悬液中，在液面上方试管内壁处挤压棉签去除过多的菌液，然后在琼脂平板表面反复均匀涂抹 3 次，每涂一次旋转平板 60°，最后沿平板内缘涂一圈，保证涂布均匀。涂布后待平皿干燥后再贴条。

3. 贴条　打开药敏条包装，用灭菌后的镊子夹住药敏条的柄端并轻放在接种过待测菌的 MH 琼脂平板表面，确保药敏试纸条的 MIC 刻度朝上，且浓度最大端要靠近平板边缘，药敏条应与琼脂表面紧密接触，必要时可用无菌镊子轻轻压药敏条以驱赶其下方的气泡，并且总是从浓度最小端向上驱赶气泡。因为抗菌药物在短时间内吸收琼脂内的水分溶解后已经扩散进入琼脂平板，一旦放置好药敏条后，切勿再次移动。金黄色葡萄球菌贴青霉素药敏条，大肠埃希菌和铜绿假单胞菌贴亚胺培南药敏条。

4. 孵育　将贴好药敏条的 MH 琼脂平板放在 35℃ ±2℃ 空气环境中孵育 16 ~ 20 小时。

【实验结果】

观察孵育后 MH 琼脂平板上药敏条周围形成的抑菌圈，抑菌圈和药敏条横向相交处所对应的刻度即为该药对待测菌的 MIC。当无抑菌圈时，MIC 应报告为大于读数刻度的最高值。当抑菌圈延伸至药敏条下方即与药敏条无交点时，MIC 应报告为小于等于读数刻度的最低值。

金黄色葡萄球菌（ATCC 29213）对青霉素的 MIC 应为 0.25 ~ 2μg/ml，图 24 - 1 中对应 MIC 值为 0.75μg/ml；大肠埃

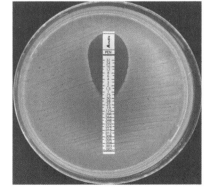

图 24 - 1　金黄色葡萄球菌（ATCC 29213）对青霉素的药敏检测结果

希菌（ATCC 25922）对亚胺培南的 MIC 应为 $0.06\sim0.25\mu g/ml$，图 24-2 中对应 MIC 值为 $0.19\mu g/ml$；铜绿假单胞菌（ATCC 27853）对亚胺培南的 MIC 应为 $1\sim4\mu g/ml$，图 24-3 中对应 MIC 值为 $4\mu g/ml$。

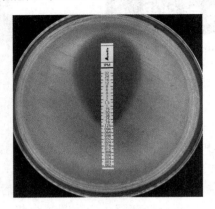

图 24-2　大肠埃希菌（ATCC 25922）
对亚胺培南的药敏检测结果

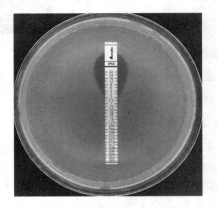

图 24-3　铜绿假单胞菌（ATCC 27853）
对亚胺培南的药敏检测结果

【注意事项】

1. 抑菌圈与药敏条相交处介于上下刻度之间时，应读取较高的刻度值。

2. 出现双层抑菌圈时，应读取生长被完全抑制的所示刻度值。

3. 抑菌圈与药敏条相交处出现散在菌落，应读取生长被完全抑制的所示刻度值。

4. 抑菌圈与药敏条相交处呈凹陷延伸时，应读取凹陷起始部位所示刻度值。

【思考题】

1. 梯度扩散法判读的注意事项有哪些？

2. 梯度扩散法影响实验结果的因素有哪些？

 实验二十五　特殊耐药菌及耐药酶的表型检测

一、β - 内酰胺酶的检测

【实验目的】

1. **掌握**　头孢硝噻吩纸片法检测 β - 内酰胺酶的方法和结果判定。

2. **熟悉**　头孢硝噻吩纸片法检测 β - 内酰胺酶的临床意义。

3. **了解**　头孢硝噻吩纸片法检测 β - 内酰胺酶的原理。

【仪器和材料】

1. **菌种**　临床分离的金黄色葡萄球菌（最低抑菌浓度 $\leqslant0.12\mu g/ml$ 或抑菌圈直径 $\geqslant29mm$）、流感嗜血杆菌；标准菌株：金黄色葡萄球菌 ATCC 29213 和金黄色葡萄球菌 ATCC 25923 18~24 小时培养物。

2. **试剂**　头孢硝噻吩纸片。

3. **其他**　无菌生理盐水、一次性接种环、无菌滴管和平皿等。

【实验步骤】

1. 原理　β - 内酰胺酶是多种不同类型以 β - 内酰胺类抗菌药物为底物的降解酶，通过水解 β - 内酰胺环造成 β - 内酰胺类药物失去活性。将待测菌与头孢硝噻吩作用一定时间后，如待测菌产生 β - 内酰胺酶，则可水解头孢硝噻吩的 β - 内酰胺环，颜色由黄色变为红色。

2. 步骤　将头孢硝噻吩纸片置于一无菌平皿中，用无菌生理盐水将头孢硝噻吩纸片湿润，用一次性接种环挑取血平板上 18～24 小时生长待测菌涂于纸片上，观察结果。

【实验结果】

涂上菌落的头孢硝噻吩纸片由黄色变为红色为阳性。金黄色葡萄球菌如未显色须在室温或 37℃ 放置 1 小时后再行观察。

金黄色葡萄球菌 ATCC 29213 为阳性，金黄色葡萄球菌 ATCC 25923 为阴性。

【注意事项】

挑取细菌时，菌量不要太多，尽量在纸片上涂布均匀。

【思考题】

1. β - 内酰胺酶检测的原理是什么？结果应如何判断？

2. β - 内酰胺酶检测的注意事项有哪些？

二、超广谱 β - 内酰胺酶的检测

【实验目的】

1. 掌握　纸片法检测 ESBLs 的方法。

2. 熟悉　纸片法检测 ESBLs 的原理。

3. 了解　稀释法检测 ESBLs 的方法。

【仪器和材料】

1. 菌种　临床分离的大肠埃希菌、肺炎克雷伯菌，以及肺炎克雷伯菌 ATCC 700603、大肠埃希菌 ATCC 25922 18～24 小时培养物。

2. 培养基　MH 琼脂平板、MH 肉汤。

3. 试剂　头孢泊肟（10μg）、头孢他啶（30μg）、氨曲南（30μg）、头孢噻肟（30μg）、头孢曲松（30μg）、头孢他啶/克拉维酸（30μg/10μg）、头孢噻肟/克拉维酸（30μg/10μg）。

4. 其他　无菌生理盐水、试管、试管架、无菌棉签、小镊子、0.5 麦氏比浊管、无菌移液管、无菌滴管、96 孔板、刻度尺、培养箱等。

【实验方法】

1. 纸片扩散法　超光谱 β - 内酰胺酶（extended - spectrum β - lactamases，ESBLs）由质粒介导，能水解所有青霉素类、头孢菌素类和单环 β - 内酰胺类氨曲南，不能水解头霉素类和碳青霉烯类药物，能被克拉维酸、舒巴坦和他唑巴坦等 β - 内酰胺酶抑制剂所抑制。根据 ESBLs 可被克拉维酸抑制特性检测 ESBLs。

（1）初筛试验　将大肠埃希菌和肺炎克雷伯菌配成 0.5 麦氏浊度的菌悬液，涂布于 MH 平板上，贴上头孢泊肟、头孢他啶、氨曲南、头孢噻肟或头孢曲松药敏纸片。将贴好纸片的 MH 琼脂平板培养基置于 35℃ 培养 16～18 小时后测量抑菌圈直径。

（2）表型确证试验　按照药敏试验的纸片扩散法，在涂有待测菌的 MH 平板上贴头孢他啶、头孢

噻肟、头孢他啶/克拉维酸和头孢噻肟/克拉维酸四种纸片，置于35℃培养16～18小时后测量抑菌圈直径。

2. 微量肉汤稀释法　原理同ESBLs纸片扩散法。

（1）初筛试验　将大肠埃希菌和肺炎克雷伯菌配成相应浊度的菌悬液，加入含有以下浓度药物的微量反应板中，头孢泊肟4μg/ml、头孢他啶1μg/ml、氨曲南1μg/ml、头孢噻肟1μg/ml、头孢曲松1μg/ml。然后将接种了待测菌的反应板置于35℃培养16～18小时后观察细菌在不同药物中的生长现象。

（2）表型确证试验　按照药敏试验的微量肉汤稀释法，将大肠埃希菌和肺炎克雷伯菌配成相应浊度的菌悬液，加入含有以下梯度浓度药物的微量反应板中，头孢他啶的浓度范围为0.25～128μg/ml，头孢他啶/克拉维酸为0.25/4～128/4μg/ml，头孢噻肟为0.25～64μg/ml，头孢噻肟/克拉维酸为0.25/4～64/4μg/ml。置于35℃培养16～18小时后观察在不同浓度药物中的生长现象。

【实验结果】

1. 纸片扩散法

（1）初筛试验　对于临床分离的大肠埃希菌和肺炎克雷伯菌抑菌圈直径在下列范围时，提示菌株可能产生ESBLs：头孢泊肟≤17mm、头孢他啶≤22mm、氨曲南≤27mm、头孢噻肟≤27mm、头孢曲松≤25mm。

大肠埃希菌ATCC 25922为不产ESBLs菌株，抑菌环直径均不在上述范围内；肺炎克雷伯菌ATCC 700603为产ESBLs菌株，抑菌环直径处于上述界值范围。

（2）表型确证试验　头孢他啶/克拉维酸的抑菌圈直径比头孢他啶的抑菌圈直径增大≥5mm，或头孢噻肟/克拉维酸的抑菌圈直径比头孢噻肟的抑菌圈直径增大≥5mm时，待测菌为产ESBLs菌株。

大肠埃希菌ATCC 25922的抑菌圈直径增大值应≤2mm，肺炎克雷伯菌ATCC 700603的头孢他啶/克拉维酸对单独头孢他啶抑菌圈直径增大值应≥5mm，头孢噻肟/克拉维酸对单独头孢噻肟抑菌环直径增大值应≥3mm。

2. 微量肉汤稀释法

（1）初筛试验　大肠埃希菌和肺炎克雷伯菌头孢泊肟MIC≥8μg/ml，头孢他啶、氨曲南、头孢噻肟、头孢曲松≥2μg/ml，怀疑为ESBLs产生株。

大肠埃希菌ATCC 25922的MIC值不在上述范围内。肺炎克雷伯菌ATCC 700603的MIC值处于上述界值范围。

（2）表型确证试验　头孢他啶/克拉维酸比头孢他啶或头孢噻肟/克拉维酸比头孢噻肟的MIC减低3个或3个以上倍比稀释度的菌株为ESBLs阳性菌株。

大肠埃希菌ATCC 25922与克拉维酸联合的药物MIC相对单独药物MIC减低小于3个倍比稀释度，肺炎克雷伯菌ATCC 700603的MIC值降低≥3个倍比稀释度。

【注意事项】

目前CLSI推荐的ESBLs检测方法只适用于大肠埃希菌、肺炎克雷伯菌、产酸克雷伯菌和奇异变形杆菌，不适用于其他菌。

【思考题】

1. 纸片扩散法检测ESBLs的初筛试验和表型确证试验的操作方法及结果如何判断？
2. ESBLs检测方法的注意事项有哪些？

三、碳青霉烯酶的检测

【实验目的】

1. 掌握 改良碳青霉烯类药物灭活试验（modified carbapenem inactivation methods，mCIM）的方法和结果判定。

2. 了解 mCIM 试验操作注意事项。

【仪器和材料】

1. 菌种 临床分离的大肠埃希菌、铜绿假单胞菌及大肠埃希菌 ATCC 25922、肺炎克雷伯菌 ATCC BAA1705、肺炎克雷伯菌 ATCC BAA1706 18~24 小时培养物。

2. 培养基 MH 平板。

3. 试剂 美罗培南（10μg）纸片。

4. 其他 无菌生理盐水、TSB 肉汤、试管、无菌棉签、接种环、小镊子、刻度尺、培养箱等。

【实验步骤】

取 1μl 接种环满环（肠杆菌科细菌）或 10μl 接种环满环（铜绿假单胞菌）的生长于血琼脂平板上的过夜培养纯菌落于 2ml TSB 肉汤中；振荡混匀 10~15 秒；每管放入一张含 10μg 美罗培南的药敏纸片，确认纸片浸没于菌悬液中；35℃±2℃培养 4 小时±15 分钟。孵育结束时，立即用营养肉汤或生理盐水制备 0.5 麦氏浊度的大肠埃希菌 ATCC 25922 菌悬液（直接菌悬法）。菌悬液制备和平板涂布必须 15 分钟内完成，干燥 3~10 分钟。用 10μl 接种环将美罗培南纸片从 TSB 肉汤中取出，将纸片贴于试管内壁，轻轻按压以挤去纸片上多余水分，然后将纸片取出贴于已涂布有大肠埃希菌 ATCC 25922 的 MH 平板上。100mm 的 MH 平板最多贴 4 张纸片，150mm 的 MH 平板最多贴 8 张纸片。倒置平板，35℃±2℃培养 18~24 小时后量取抑菌圈直径。

【实验结果】

1. 碳青霉烯酶阳性 美罗培南抑菌圈直径为 6~15mm 或直径为 16~18mm，但抑菌圈内有散在菌落。若待测株产生碳青霉烯酶，纸片中的美罗培南被该酶水解，该纸片的药效性能下降，结果表现为无抑菌圈或抑制大肠埃希菌 ATCC 25922 的活性降低。

2. 碳青霉烯酶阴性 抑菌圈直径≥19mm。若待测菌株不产碳青霉烯酶，纸片中的美罗培南不被水解，结果表现为仍能抑制大肠埃希菌 ATCC 25922 的生长。

3. 碳青霉烯酶中性 抑菌圈直径为 16~18mm 或直径为≥19mm，但抑菌圈内有散在菌落。无法判断是否存在碳青霉烯酶。

【注意事项】

1. 若为中性结果，需检查待测菌株和大肠埃希菌 ATCC 25922 的纯度或美罗培南的质控结果；重复 mCIM 实验。

2. CLSI 当前仅对 mCIM 实验中 1μl 满环的肠杆菌科细菌和 10μl 满环的铜绿假单胞菌接种菌量进行标准化。

【思考题】

在 mCIM 试验中，如果得到碳青霉烯酶中性的结果，应该如何分析？

四、耐甲氧西林金黄色葡萄球菌的检测

【实验目的】

1. 掌握 头孢西丁纸片扩散法检测 MRSA 的方法和结果判定。

2. 熟悉 头孢西丁纸片扩散法检测 MRSA 的注意事项。

【实验仪器和材料】

1. 菌种 临床分离的金黄色葡萄球菌、金黄色葡萄球菌 ATCC 25923、金黄色葡萄球菌 ATCC 43300、金黄色葡萄球菌 ATCC 29213 18~24 小时培养物。

2. 培养基 MH 平板。

3. 试剂 头孢西丁纸片（30μg）、头孢西丁粉剂。

4. 其他 无菌生理盐水、试管、接种环、0.5 麦氏比浊管、小镊子、刻度尺、培养箱等。

【实验步骤】

1. 头孢西丁纸片扩散法

（1）原理 同药敏试验纸片扩散法。

（2）步骤 挑选培养 18~24 小时的上述菌种，制备 0.5 麦氏浊度的菌液。按照纸片扩散法的要求，每种菌种接种一个 MH 平板，盖上平板的盖子，放置 3~10 分钟，将头孢西丁药敏纸片贴在接种了待检菌的 MH 平板上，置 35℃培养 16~18 小时后观察结果。

2. 肉汤稀释法

（1）原理 同微量肉汤稀释法。

（2）步骤 挑选培养 18~24 小时的上述菌种，制备 0.5 麦氏比浊度管标准的菌液。稀释后加入到含有 4μg/ml 头孢西丁的 MH 肉汤的反应板中，使最终菌液浓度为 5×10^5 CFU/ml，置 35℃环境下，孵育 16~20 小时后观察结果。

【实验结果】

1. 头孢西丁纸片扩散法

（1）金黄色葡萄球菌 头孢西丁≤21mm 报告为耐甲氧西林的金黄色葡萄球菌（methicillin – resistant staphylococcus aureus，MRSA），≥22mm 报告为甲氧西林敏感的金黄色葡萄球菌（MSSA）。

（2）质控菌株 金黄色葡萄球菌 ATCC 25923 的抑菌环直径在 23~29mm，为 MSSA；金黄色葡萄球菌 ATCC 43300 抑菌环直径≤21mm，为 MRSA。

2. 肉汤稀释法 MIC >4μg/ml 为阳性，报告为 MRSA；MIC≤4μg/ml 为阴性，报告为 MSSA。质控菌株金黄色葡萄球菌 ATCC 29213 的 MIC 为 1~4μg/ml，为阴性；金黄色葡萄球菌 ATCC 43300 的 MIC >4μg/ml，为阳性。

【注意事项】

检测 MRSA 的试验中，培养基的孵育温度应在 33~35℃，不能高于 35℃，高于这个温度时有些 MRSA 不能被检出。

【思考题】

1. 头孢西丁纸片扩散法检测 MRSA 的结果应如何判断？

2. 肉汤稀释法检测 MRSA 的注意事项有哪些？

五、D 试验

【实验目的】

1. 掌握　纸片扩散法克林霉素诱导试验的方法和结果判定。

2. 熟悉　纸片扩散法克林霉素诱导试验的原理。

3. 了解　克林霉素诱导试验肉汤稀释法操作方法及结果判定。

【实验仪器和材料】

1. 菌种　金黄色葡萄球菌和凝固酶阴性葡萄球菌（红霉素耐药，克林霉素敏感或中介）；金黄色葡萄球菌 ATCC 29213、金黄色葡萄球菌 ATCC BAA977 18～24 小时培养物。

2. 培养基　MH 平板、MH 肉汤。

3. 试剂　红霉素（15μg）纸片，克林霉素（2μg）纸片。

4. 其他　无菌生理盐水、试管、0.5 麦氏比浊管、无菌棉签、接种环、小镊子、微量移液器及配套 Tip 头、培养箱等。

【实验步骤】

1. 纸片扩散法

（1）原理　对大环内酯耐药的葡萄球菌可能有天然或诱导性对克林霉素的耐药，或只对大环内酯类耐药。本试验测定诱导性的克林霉素耐药。

（2）步骤　按照纸片扩散法涂抹细菌，采用纸片相邻试验进行检测。将红霉素和克林霉素纸片贴在涂布了待测菌的 MH 平板表面，两纸片间距离 15～26mm，置于 35℃培养 16～18 小时后观察结果。

2. 微量肉汤稀释法

（1）原理　同微量肉汤稀释法。

（2）步骤　在同一管 MH 肉汤中加入 4μg/ml 的红霉素和 0.5μg/ml 的克林霉素，接种待测菌悬液，使最终菌液浓度为 5×10^5 CFU/ml，35℃培养 18～24 小时后观察结果。

【实验结果】

1. 纸片扩散法　克林霉素的抑菌圈在红霉素一侧变截平，像字母 D 的形状为阳性，为诱导克林霉素试验阳性。

2. 微量肉汤稀释法　孔内有细菌生长则为阳性，应报告克林霉素耐药。质控菌株金黄色葡萄球菌 ATCC 29213 没有生长，为阴性；金黄色葡萄球菌 ATCC BAA977 有生长，为阳性，对克林霉素呈现诱导耐药。

【注意事项】

1. 注意两纸片间的距离应在 15～26mm。

2. 对于试验阳性的结果，应报告"克林霉素耐药"，此外应加入如下注解：此菌株检测为克林霉素诱导性耐药株。

【思考题】

1. 纸片扩散法克林霉素诱导试验方法的结果应如何判断？

2. 纸片扩散法克林霉素诱导试验方法的注意事项有哪些？

六、耐万古霉素肠球菌的检测

【实验目的】

掌握　耐万古霉素肠球菌的检测方法。

【实验仪器和材料】

1. 菌种 临床分离的肠球菌、粪肠球菌 ATCC 29212、粪肠球菌 ATCC 51299 的 18~24 小时培养物。

2. 培养基 MH 平板、脑心浸液（brain heart infusion，BHI）琼脂平板。

3. 试剂 万古霉素纸片（30μg）、万古霉素干粉。

4. 其他 无菌生理盐水、试管、无菌棉签、接种环、小镊子、微量移液器及配套 Tip 头、0.5 麦氏比浊管等。

【实验步骤】

1. 纸片扩散法 将万古霉素（30μg）纸片贴在接种了待检菌的 MH 平板表面，35℃培养 24 小时后观察结果。

2. 琼脂筛选法 按照标准琼脂稀释法进行。制备含万古霉素浓度为 6μg/ml 的 BHI 平板，用接种环或无菌棉签取 1~10μl 0.5 麦氏浊度的待检菌悬液，在 BHI 平板上涂布成直径 10~15mm 大小的区域，35℃培养 24 小时，观察结果。

【实验结果】

1. 纸片扩散法 使用透射光观察抑菌圈，在抑菌圈内出现云雾状或任何生长表示耐药，抑菌圈直径≤14mm 为耐药、15~16mm 为中介、≥17mm 为敏感。

2. 琼脂筛选法 在透射光下仔细观察是否有生长的迹象，>1 个菌落生长或模糊生长，表示万古霉素耐药。质控菌株粪肠球菌 ATCC 29212 对万古霉素敏感，粪肠球菌 ATCC 51299 对万古霉素耐药。

【注意事项】

1. 使用透射光观察抑菌圈。

2. 对于纸片扩散法检测为中介的菌株应检测其 MIC。

【思考题】

1. 纸片扩散法检测万古霉素耐药肠球菌结果应如何判断？

2. 琼脂筛选法检测万古霉素耐药肠球菌时万古霉素的浓度是多少？

七、耐青霉素肺炎链球菌的检测

【实验目的】

掌握 耐青霉素肺炎链球菌的检测方法。

【实验仪器和材料】

1. 菌种 临床分离的肺炎链球菌 18~24 小时培养物。

2. 培养基 含有 5% 羊血的 MH 平板、含血清的肉汤。

3. 试剂 苯唑西林纸片（1μg）、青霉素干粉、青霉素梯度扩散法试条。

4. 其他 无菌生理盐水、试管、无菌棉签、接种环、小镊子、微量移液器及配套 Tip 头、0.5 麦氏比浊管、培养箱等。

【实验步骤】

1. 纸片扩散法 原理同药敏试验纸片扩散法，步骤为将苯唑西林（1μg）纸片贴在涂布了待测菌的含 5% 羊血的 MH 平板表面，置于 35℃空气环境下，孵育 16~18 小时后观察结果。

2. 稀释法 原理和步骤同药敏试验稀释法或梯度扩散法。

【实验结果】

1. 纸片扩散法　肺炎链球菌苯唑西林的抑菌圈直径≥20mm 对青霉素是敏感的。如果抑菌圈直径≤19mm，需要检测青霉素的 MIC。

2. 稀释法　依据肺炎链球菌的来源和给药方式，青霉素的 MIC 解释标准不同（表 25 - 1）。

表 25 - 1　肺炎链球菌青霉素的 MIC 解释标准

抗菌药物	MIC 解释标准（μg/ml）		
	S	I	R
青霉素（脑膜炎）	≤0.06		≥0.12
青霉素（非脑膜炎）	≤2	4	≥8
青霉素（口服青霉素 V）	≤0.06	0.12 ~ 1	≥2

【注意事项】

肺炎链球菌对于青霉素的敏感性是使用苯唑西林药敏纸片来检测的，如果苯唑西林的抑菌环直径≤19mm，需要检测青霉素的 MIC。

【思考题】

1. 耐青霉素肺炎链球菌的检测方法是什么？

2. 在什么情况下需要检测肺炎链球菌对青霉素的 MIC？

第六章　临床标本的常见病原学检验（综合性实验）

 实验二十六　血液及骨髓标本的常见病原学检验

【实验目的】

掌握　血液及骨髓标本的正确采集方法；血液及骨髓标本常见细菌及真菌检验技术；血液及骨髓标本细菌及真菌的检验程序和方法。

微课/视频 1　微课/视频 2

【实验仪器和材料】

1. 仪器　全自动血培养仪、显微镜、二氧化碳孵箱、厌氧培养箱等。

2. 标本　疑为菌血症患者的血液或骨髓标本。

3. 试剂、材料　血培养瓶、血琼脂平板、巧克力琼脂平板、沙氏葡萄糖琼脂、克氏双糖铁培养基（KIA）、动力 - 吲哚 - 尿素培养基（MIU）、甘露醇发酵管等。3% H_2O_2 溶液、氧化酶试剂、吲哚试剂、革兰染液等。记号笔、擦镜纸、镜油、载玻片等。

【实验步骤】

1. 标本采集

（1）采血时间和次数　血液标本一般应在患者出现寒战或发热，并在未使用抗菌药物前采集。为提高检出阳性率，建议成人每次应采集 2~3 套（每套含需氧培养瓶和厌氧培养瓶各 1 瓶），每套从不同穿刺点进行采集。如怀疑感染性心内膜炎，应重复采集多套。儿童通常仅采集需氧瓶，有以下高危因素时应考虑厌氧瓶培养：其母产褥期患腹膜炎，或慢性口腔炎或鼻窦炎、蜂窝组织炎，有腹腔感染的症状和体征，咬伤、接受类固醇治疗的粒细胞缺乏患儿。考虑肺炎链球菌菌血症时，宜同时做脑脊液培养。

（2）采血部位和采血量　血液（骨髓）标本要求同时进行需氧和厌氧培养。一般多由肘静脉采血，采集一份标本分别注入需氧瓶和厌氧瓶。成人每瓶采血量 8~10ml，或按照说明书采集；婴幼儿及儿童采血量不应超过患者总血量的 1%，具体采血量参考说明书。若采血量充足，注射器采集的血液先注厌氧瓶，后注入需氧瓶，碟形针采集的血液反之。若采血量不足，优先注入需氧瓶。骨髓标本由于量少可选择小儿需氧瓶及厌氧瓶，无菌操作采集标本注入培养瓶后立刻送检。若标本无法马上送检必须放置室温，不可低温保存。对于正在使用抗菌药物患者的血液标本，以培养基量的 1/20 为宜。

（3）对疑为细菌性骨髓炎或伤寒患者，在病灶部位或髂前（后）上棘处严格消毒后抽取骨髓液 1~2ml 作细菌培养。

2. 标本检验　血液及骨髓标本的细菌学检验程序参见《临床微生物学检验》（第 5 版）相应章节。

（1）血培养瓶接收　实验室收到血培养瓶后，应尽快接收并评估和记录标本质量（如采集时间、血标本量、瓶数、转运时间和条件、申请单信息和标识等），评估合格后立即孵育。若培养瓶延迟送检而提示已有细菌生长，则直接进行涂片镜检。经评估后不合格血培养瓶（如血培养瓶标识错误或无标识，破碎，损坏，渗漏，凝块等情况）应拒收并尽快告知申请医师。

以下情况可以接收但应告知申请医师：①采血量不足；②血培养瓶套数或瓶数不够；③成人样本仅接种需氧或厌氧瓶。

（2）全自动血培养仪中培养　将血培养瓶置全自动血培养仪中培养。针对全自动血培养仪发出阳性警报的血培养瓶，先根据血培养仪的操作要求对阳性标本进行卸载，再及时进行涂片染色镜检，并发出初级报告，同时进行分离培养检查。当全自动血培养仪提示有阴性瓶产生时，根据血培养仪的操作要求对阴性标本进行卸载。

（3）分离培养检查　包括常规培养、厌氧培养和真菌培养。①常规培养：将阳性瓶卸载，用75%乙醇消毒瓶盖，待干。随后，用无菌注射器抽出培养液转种至血琼脂平板、巧克力琼脂平板，于35℃5% CO_2 孵箱孵育18～24小时。如发现可疑病原菌菌落，进行涂片、革兰染色、镜检，依据形态结果选择相应的生化试验和血清学方法进行鉴定。如果无细菌生长，继续孵育至48小时，观察并记录实验结果。对革兰阴性杆菌进行氧化酶试验、触酶试验和硝酸盐还原试验，如氧化酶试验阴性、触酶试验阳性和硝酸盐还原试验阳性，待检菌可初步判断为肠杆菌科细菌，接种 KIA、MIU 培养基。根据 KIA、MIU 培养基上的生化反应和其他生化结果，鉴定至种。如生物学特性符合沙门菌或志贺菌，须用血清学试验确认血清型；如果氧化酶阳性或氧化酶阴性但不发酵葡萄糖或不利用葡萄糖者，待检菌可初步判断为非发酵菌，按相关章节进行鉴定。对革兰阳性球菌进行触酶试验，阳性者初步判定为葡萄球菌；触酶阴性，链状或散在排列，初步判断待检菌为链球菌或肠球菌，按相关章节进行鉴定。②厌氧培养：无菌操作取瓶内液体接种预还原的血琼脂平板和巧克力琼脂平板，置厌氧培养箱中孵育48～72小时，观察并记录。厌氧菌的鉴定见相关章节。③真菌培养：无菌操作取瓶内液体接种沙氏葡萄糖琼脂，置37℃和25℃孵育24～48小时后观察菌落形态，如无真菌生长继续孵育至5天，观察并记录。真菌的鉴定见相关章节。

（4）药物敏感性试验　培养阳性标本加做药物敏感性实验，具体内容参见相关章节。

【实验结果】

1. 实验记录　实验过程中认真观察并做好各项记录，如实填写《临床标本检验实验记录表》（见附录相关内容）。

2. 阳性结果报告

（1）一级报告（初步报告）　血培养阳性，应立即进行涂片和革兰染色，尽量在1小时内报告给临床医师，包括：患者姓名、阳性血培养瓶类型、瓶数、报警时间、涂片革兰染色特性及形态等。此外，还应记录报告时间、接收报告者信息和报告者信息。同时将阳性培养液传种至适当的培养基。必要时可用培养液进行直接药敏试验。

（2）二级报告（补充报告）　将初步鉴定结果及时报告医师。如进行直接药敏试验，应报告药敏结果。

（3）三级报告（终报告）　包括菌种名称、血培养阳性时间（以小时计算）和标准药敏试验结果。

3. 阴性结果报告

（1）报告内容　"血培养经××天培养阴性"。自动化仪器细菌培养一般设定周期为5天，真菌14天，分枝杆菌42天；手工法细菌培养一般周期设定为7天，真菌14天，分枝杆菌60天。

（2）可在72小时培养阴性后，发布初步报告，但应说明"培养3天阴性，标本将延长培养至××天，如为阴性可不重复报告"。如72小时后阳性，应按血培养阳性报告程序处理，与临床沟通并补发阳性报告。

（3）手工法血培养在报告培养阴性前，应将血培养液盲传至血琼脂平板和巧克力平板，于 CO_2 培养箱内孵育24小时，培养阴性后再报告。

【注意事项】

1. 采集血液和骨髓液标本及接种时应严格无菌操作，规范消毒程序，防止皮肤和环境中微生物的污染。

2. 一般应在抗菌药物使用之前采集标本。

3. 手工法血培养在血液培养过程中应每日至少观察一次瓶内的颜色变化，如发现有细菌生长现象，须及时转种和涂片染色报告。

4. 疑为少见罕见菌血症时，可延长血培养时间，通常延长至 2~4 周。必要时可进行盲目传代。

5. 实验室应建立初步报告和最终报告的审核制度，并进行定期汇总分析，对实验室信息系统需进行传输和性能验证。实验室应对以上项目制订标准操作规程。

6. 血液细菌学培养是诊断菌血症和败血症的病原学依据。一般菌血症由一种细菌引起，但也有同时两种细菌或细菌和真菌混合感染的情况，有时也会出现罕见菌，这些情况不能随意判定为污染菌（表 26-1）。

表 26-1　血液标本的常见病原菌

种类	病原菌
革兰阳性球菌	金黄色葡萄球菌、凝固酶阴性葡萄球菌、肺炎链球菌、化脓链球菌、草绿色链球菌、粪肠球菌
革兰阳性杆菌	结核分枝杆菌、产单核细胞李斯特菌、阴道加德纳菌
革兰阴性球菌	脑膜炎奈瑟菌、淋病奈瑟菌、卡他莫拉菌
革兰阴性杆菌	伤寒及其他沙门菌、大肠埃希菌、铜绿假单胞菌、克雷伯菌属、肠杆菌属、变形杆菌属、沙雷菌属、不动杆菌属
真菌	酵母菌、曲霉菌属、隐球菌属、马尔尼非篮状菌、球孢子菌属
厌氧菌	类杆菌、产气荚膜梭菌、丙酸杆菌

【思考题】

1. 简述全自动血培养仪的检测原理。

2. 简述血液及骨髓标本的细菌学检验程序。

实验二十七　尿液标本的常见病原学检验

【实验目的】

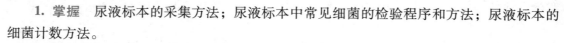

1. **掌握**　尿液标本的采集方法；尿液标本中常见细菌的检验程序和方法；尿液标本的细菌计数方法。

微课/视频 3

2. **熟悉**　尿液标本中特殊病原菌如淋病奈瑟菌、结核分枝杆菌、厌氧菌、支原体及真菌等的检验程序和方法。

【实验仪器和材料】

1. **仪器**　二氧化碳培养箱、显微镜等。

2. **标本**　尿液标本。

3. **试剂、材料**　血琼脂平板、巧克力琼脂平板、麦康凯琼脂平板及其他特殊培养基和常用生化反应管等。氧化酶试剂、3% H_2O_2 溶液、革兰染液、无菌生理盐水等。

【实验步骤】

1. 标本采集　正常人的尿液是无菌的，但在外尿道有如大肠埃希菌、表皮葡萄球菌、肠球菌等正常菌群以及条件致病菌的寄居，这些菌也是尿路感染中常见的病原菌，因此采集尿液标本时应避免污染。尿液标本采集以应用抗生素前、晨起第一次尿为宜。嘱患者睡前少喝水或不喝水，尿液在膀胱内潴留至少 4 小时以上，可降低假阴性率。无症状的患者应连续采集 3 天晨尿送检。尿液标本质量的影响因素较多，即使采用侵入性的尿液采集法仍可能被皮肤、会阴或尿道等处正常菌群污染，因此减少污染是保证尿液标本质量的关键。

根据感染部位不同，标本采集方法有中段尿采集法、直接导尿法、肾盂尿采集法、膀胱穿刺采集法、留置导尿管集尿法、24 小时集尿法、小儿尿液收集包等。其中中段尿为最常用的尿液标本：女性患者先以肥皂水清洗外阴部，再用清水冲洗外阴与尿道口周围，自然排尿，让尿流不间断，将前段尿排去，截留中段尿 5～20ml 直接排入专用的无菌容器中；男性患者应翻转包皮冲洗，用 1∶1000 苯扎溴铵消毒尿道口，后用清水冲洗，收集中段尿 5～20ml，盛于无菌容器内。

2. 标本运送　标本采集后应及时送检、及时接种，室温下保存时间不得超过 2 小时（夏季保存时间应适当缩短或冷藏保存），4℃冷藏保存时间不得超过 8 小时，注意冷藏保存的标本不能用于淋病奈瑟菌培养。

3. 标本检验　尿液标本的细菌学检验程序参见《临床微生物学检验》（第 5 版）相应章节。

（1）标本接收　①标本接收时应检查申请单是否填写完整，申请单应注明患者的基本信息、采集方法、采集时间、临床初步诊断（需注明有无尿路感染的临床表现）以及抗菌药物使用情况等，如留取标本前使用过抗生素，建议同时进行 L 型细菌培养，以防漏检 L 型细菌。②检查标本标识是否与申请单相符；检查标本容器有无溢漏、渗出，是否加盖；检查送检时间是否超过规定的标本保存时间。③收到不合格标本，应与临床医师联系，注明拒收的原因并退回，可要求重新留取标本，并做记录。若标本不合格又不能重新留取尿液而需培养时，应在报告中注明，并强调此培养结果仅供参考。

（2）直接显微镜检查　①革兰染色：取尿标本 5ml，放入无菌试管内，经 3000r/min 离心 30 分钟，倾去上清液，取沉淀涂片进行革兰染色镜检，报告细菌和真菌的形态特性和染色结果。②抗酸染色：对临床怀疑结核分枝杆菌感染或需要排除结核分枝杆菌感染的标本，尿液沉淀物涂片后进行抗酸染色查抗酸杆菌，抗酸染色具体操作步骤参见本书相应实验。

（3）分离培养与鉴定　①接种方法：采用定量培养法。所用培养基平板均放在 35℃培养箱内或室温平衡恢复至常温。轻摇混匀尿液，将定量接种环垂直浸入尿液标本表面下 3～5mm，将标本吸至环中。在血琼脂平板上划十字，再进行密集均匀涂布，或进行"丰"字形接种。除接种至血平板进行定量外，还需分区划线接种至麦康凯或中国蓝琼脂平板进行菌株筛查。置 35℃ 18～24 小时培养后计数平板上生长的菌落数，计算出每毫升尿液中细菌数。采用 1μl 接种量，计数结果为平板菌落数 × 10^3 CFU/ml；采用 10μl 接种量，计数结果为平板菌落数 × 10^2 CFU/ml。建议临床医师结合尿常规结果分析尿培养结果的临床意义。②常规细菌培养及鉴定：如发现疑似病原菌（表 27－1）菌落，且细菌计数达到表 27－2 标准，则进行涂片染色观察，选择相应的后续试验。如果未见生长，继续孵育至 48 小时，观察平板并记录和报告。③特殊病原菌培养与鉴定：淋病奈瑟菌、结核分枝杆菌、厌氧菌、支原体及真菌等特殊病原菌也可能在尿液标本中检出，其培养与鉴定的具体方法及注意事项参见《临床微生物学检验》（第 5 版）相应章节。

表 27 – 1　尿液标本的常见病原微生物

细菌	细菌	真菌
大肠埃希菌	金黄色葡萄球菌	白念珠菌
奇异变形杆菌	淋病奈瑟菌	新型隐球菌
产气肠杆菌	结核分枝杆菌	其他念珠菌
肺炎克雷伯菌	厌氧菌	
铜绿假单胞菌	钩端螺旋体	
肠球菌属	支原体	
阴沟肠杆菌	衣原体	

表 27 – 2　尿液标本不同培养类型细菌计数结果解释及后续试验

培养类型	适用人群	采集方法	生长情况（CFU/ml）	后续试验
常规	a. 门诊患者 b. 大部分非复杂性尿道感染患者	清洁中段尿	1 种革兰阴性或阳性菌≥10^5	鉴定 + 药敏
			1 或 2 种革兰阴性杆菌≥10^5，其他菌≤10^4	鉴定 + 革兰阴性杆菌进行药敏试验
			其他任何种类的细菌≥10^4	初步鉴定
监测	a. 神经性膀胱功能障碍患者 b. 留置导尿管患者 c. 老年患者	清洁中段尿	1 种革兰阴性或阳性菌≥10^4	鉴定 + 药敏
			1 种革兰阴性杆菌≥10^5，其他菌≤10^4	鉴定 + 革兰阴性杆菌进行药敏试验
			其他任何种类的细菌≥10^4	初步鉴定
特殊	a. 有持续症状既往培养未发现致病菌 b. 有持续症状但治疗无效的患者 c. 怀疑为少见菌感染患者	a. 耻骨上膀胱穿刺采集 b. 膀胱导尿采集 c. 经前列腺按摩后排尿采集的尿液	1 种革兰阴性或阳性菌≥10^2	鉴定 + 药敏
			2 种菌≥10^2	鉴定 + 革兰阴性菌进行药敏

（4）药物敏感性试验　培养阳性标本需加做药物敏感性试验，具体内容参见本书相应实验。

【实验结果】

1. 结果解释

（1）清洁中段尿定量培养后，单种细菌菌落数 > 10^5 CFU/ml 可能为感染；< 10^4 CFU/ml 可能为污染，10^4 ~ 10^5 CFU/ml 需要根据患者的临床表现进行评估，大部分肾盂肾炎和膀胱炎可以根据这些参数正确地予以判断。尿液标本培养结果应结合尿常规中白细胞数、白细胞酯酶等指标综合判断。对于复杂性尿道感染可多次送检。连续 3 次清洁中段晨尿培养 > 10^5 CFU/ml 高度怀疑尿路感染。

（2）采用特殊培养基并延长培养时间后分离出的大量尿道或阴道的正常菌群，包括棒杆菌属、阴道加德纳菌、流感嗜血杆菌和副流感嗜血杆菌等，也可能与尿道感染相关。

2. 实验记录　实验过程中认真观察并做好各项记录，如实填写《临床标本检验实验记录表》（参见附录相关内容）。

3. 报告内容

（1）菌落计数　报告菌落计数即每毫升尿液中所含有的细菌数（CFU/ml）。如菌落生长过多无法精确计数时，则报告 > 10^5 CFU/ml。

（2）阴性结果　培养 48 小时无菌生长，应报告"培养 48 小时无菌生长"。

（3）阳性结果　有明确临床意义的培养鉴定结果应报告菌落计数、细菌种名及抗菌药物敏感性试验结果。无明确临床意义的培养鉴定结果应报告菌落计数、革兰染色形态特征并注明纯菌或混合菌生长。

【注意事项】

1. 由于细菌在尿中繁殖迅速，故标本采集后应立即检验，否则影响细菌的正确计数。

2. 尿液中细菌计数，是判断尿中细菌是感染还是污染的主要根据之一，但不同种类的细菌生长速度不同、营养要求不同，菌落计数要求有所不同。

3. 报告原则中认为无意义的阳性结果，不应随意丢弃，必要时应根据患者的具体情况或与临床医师联系后，决定是否需要做细菌鉴定和药敏试验。

【思考题】

在尿液标本检验过程中，影响检验结果的主要因素有哪些？

 ## 实验二十八　生殖道标本的常见病原学检验

【实验目的】

1. 掌握　生殖道标本的正确采集和运送方法；生殖道标本中常见细菌的检验技术与方法；生殖道标本中特殊病原菌的检验技术与方法。

2. 了解　生殖道的正常菌群。

【实验仪器和材料】

1. 仪器　生化培养箱、二氧化碳培养箱、显微镜。

2. 标本　临床或模拟生殖道标本。

3. 试剂、材料　血琼脂平板、巧克力琼脂平板、解脲脲原体及人型支原体培养基、氧化酶试剂、$3\% H_2O_2$溶液、革兰染液、生化鉴定用试剂、无菌生理盐水、酒精灯、火柴、接种针、接种环、玻片、镜油等。

【实验步骤】

1. 标本采集　常用的生殖道标本有男性及女性尿道分泌物、女性宫颈分泌物。此外，还有女性阴道分泌物、男性前列腺分泌物、子宫内膜标本、盆腔感染标本等。

2. 标本运送　标本采集后置无菌容器中 2 小时内送检；如疑为淋病奈瑟菌感染患者应立即送检，有条件者床边接种巧克力琼脂平板后送检，并注意保温。

3. 标本检验　生殖道标本的检验程序参见《临床微生物学检验》（第 5 版）相应章节。

（1）直接显微镜检查及染色镜检　①念珠菌涂片：将标本直接涂于清洁玻片上，用无菌生理盐水混匀，加盖玻片，直接镜检或革兰染色镜检，发现大量发亮的芽生孢子及假菌丝，提示念珠菌感染。②淋病奈瑟菌涂片：分泌物涂片革兰染色，油镜观察，若发现在中性粒细胞内外有典型的革兰阴性的肾形双球菌，可报告"查见细胞内（外）革兰阴性双球菌，疑似淋病奈瑟菌"。③杜克嗜血杆菌涂片：找到形态十分细小的革兰阴性杆菌，有时两极浓染，散在或成丛，可报告"查见革兰阴性杆菌，形似杜克嗜血杆菌"。④梅毒螺旋体涂片：下疳渗液暗视野显微镜下发现白色透明发光、纤细并呈旋转、蛇行式和伸缩式运动的密螺旋体，提示为梅毒螺旋体感染。梅毒螺旋体染色须用镀银染色法检查，具体内容参见本书实验十五。

（2）分离培养检查生殖道标本中常见的病原菌见表 28 - 1。

表 28 – 1　生殖道标本的常见病原微生物

细菌	细菌	真菌
梅毒螺旋体苍白亚种	阴道加德纳菌	白念珠菌
沙眼衣原体沙眼生物变种	厌氧菌（克氏动弯杆菌、拟杆菌）	
沙眼衣原体性病淋巴肉芽肿变种	大肠埃希菌	
淋病奈瑟菌	肠球菌属	
杜克嗜血杆菌	无乳链球菌	
解脲脲原体		

①细菌培养：接种血琼脂平板和麦康凯琼脂平板，35℃培养 18～24 小时，观察结果，挑取疑似表 28 – 1 中的病原菌菌落做纯培养（若初次分离菌落单一且生长较多时可直接做鉴定）。已纯化的细菌根据菌落形态、革兰染色、氧化酶试验等初步鉴定结果，再选择相应的生化反应及血清学试验进行鉴定，若选择自动微生物分析系统，按照鉴定仪要求调配菌液浓度，按自动微生物分析仪操作规程操作。②淋病奈瑟菌培养：标本接种于巧克力琼脂平板上，在 5% CO_2 培养箱里 35℃培养 24～48 小时后观察结果。巧克力琼脂平板上生长的细菌根据菌落形态、革兰染色、氧化酶试验、葡萄糖发酵等进行鉴定；也可用自动微生物分析仪专用的鉴定卡或鉴定条进行鉴定。③真菌培养：接种显色培养基，37℃培养 48 小时。

（3）药物敏感性试验　培养阳性标本加做药敏试验，具体内容参见本书相应实验。

【实验结果】

1. 实验记录　实验过程中认真观察并做好各项记录，如实填写"临床标本检验实验记录表"（参见附录相关内容）。

2. 涂片报告

（1）直接显微镜检查　根据细菌数量、分布及上皮细胞数量等报告清洁度；若找到假菌丝和孢子可初步诊断为念珠菌感染。

（2）革兰染色镜检　在白细胞或上皮细胞内见到革兰阴性球菌成对排列，可报告找到革兰阴性双球菌，疑为淋病奈瑟菌；报告有无线索细胞，有无假丝酵母菌、假菌丝及孢子等。

3. 培养报告

（1）阳性结果报告"检有××菌生长"，并报告药物敏感性试验结果。

（2）阴性结果报告"培养无细菌生长""培养无淋病奈瑟菌生长"。

【注意事项】

1. 应在抗菌药物使用前或停药 1 周后采集标本，如不能停用抗菌药物，应于下次抗菌药物使用前采集。

2. 生殖器官是开放性器官，标本采集过程中应严格无菌操作，以防医院内感染。

3. 阴道内有许多正常菌群，采取宫颈标本时应尽可能不触及阴道壁，以减少杂菌污染；如怀疑为细菌性阴道炎，建议加做革兰染色，结合培养结果诊断。

4. 厌氧菌作为正常菌群存在于阴道中，如果没有特殊症状，一般不做常规培养。对疑为厌氧菌感染者，操作更应严格，应在床边采样，直接做厌氧培养。

5. 淋病奈瑟菌抵抗力差，且有自溶性，标本采集后应尽快接种和涂片镜检，最好是床边接种。

【思考题】

1. 哪些生殖道标本适合做厌氧菌培养？

2. 阴道正常菌群有哪些？

3. 何谓阴道的自净作用？

 ## 实验二十九　肠道标本的常见病原学检验

【实验目的】

微课/视频 4

1. 掌握　肠道标本的正确采集和运送方法；肠道标本常见细菌的检验技术；肠道标本细菌学检验程序和方法。

2. 了解　肠道正常菌群的概念。

【实验仪器和材料】

1. 仪器　生化培养箱、显微镜。

2. 标本　临床或模拟粪便标本/肛拭子。

3. 试剂、材料　血琼脂平板、SS 琼脂平板、麦康凯琼脂平板、硫代硫酸盐枸橼酸盐胆盐蔗糖琼脂培养基（TCBS 平板）、克氏双糖铁培养基（KIA）生化反应管、动力 – 吲哚 – 脲酶（MIU）生化反应管，吲哚、甲基红、V – P、枸橼酸盐（IMViC）生化反应管，GN 增菌液、碱性蛋白胨水、亚硒酸盐增菌液、生化反应用试剂，沙门菌、志贺菌诊断血清，革兰染液，O1 及 O139 群霍乱弧菌诊断血清，致病性大肠埃希菌诊断血清，含氯霉素的沙氏葡萄糖琼脂培养基、接种环、载玻片、生理盐水、镜油等。

【实验步骤】

1. 标本采集　在抗生素使用前进行，挑取新鲜黏液、脓血粪便或直肠拭子标本送检，1 小时内送达实验室处理，直肠拭子标本须存于运送培养基中。

2. 标本检验　肠道标本细菌学检验程序参见《临床微生物学检验》（第 5 版）相应章节。

（1）直接显微镜检查　在疑为霍乱弧菌感染、肠结核或伪膜性肠炎及肠道菌群失调时应直接镜检。①疑似霍乱弧菌感染，取患者粪便，做悬滴直接检查动力，如发现运动活泼呈鱼群样穿梭运动，立即做制动试验（O1 多价血清及 O139 血清），如动力（＋）、制动（＋），即马上通知疾病控制中心，隔离并观察患者。②对伪膜性肠炎患者，取粪便涂片，革兰染色镜检，观察有无革兰阳性球菌成堆排列，计算球菌和杆菌之比，并注意有无真菌感染。③怀疑肠结核时，粪便涂片做抗酸染色镜检。

（2）分离培养检查　将标本分区划线接种于 SS 琼脂平板和麦康凯琼脂平板，35℃ 培养 18～24 小时观察菌落特征。挑取不发酵乳糖菌落，接种 KIA 和 IMViC 等生化反应管，35℃ 培养 18～24 小时，观察分析结果做出初步判断。必要时可先进行增菌再行分离培养。①若根据初步生化反应结果疑为沙门菌时，取 KIA 上菌落与沙门菌 A～F 群多价 O 血清做玻片凝集，如发生凝集再与因子血清进行凝集，做出最后鉴定。如多价抗血清不凝集，则尚需做 Vi 血清凝集以判断是否是 Vi 阳性菌，若出现凝集则取 1ml 生理盐水洗下细菌。放 100℃ 水浴 30 分钟后，再与 Vi 和多价血清进行凝集，若与 Vi 血清不凝集而与多价血清凝集，可能属于 C 群或 D 群，再进一步与相应的因子血清凝集即可做出判断。②若根据生化反应结果疑为志贺菌属者，取 KIA 上的细菌与志贺菌 4 种多价血清凝集，如发生凝集，再分别与 4 种志贺菌诊断血清进行凝集，即可做出判断。③疑为其他肠杆菌科细菌，具体内容参见本书实验八。④疑为霍乱弧菌感染，可将标本直接接种 TCBS 琼脂或碱性蛋白胨水中，参见相关章节进行鉴定。⑤疑为真菌感染，可将标本接种在含有氯霉素的沙氏葡萄糖琼脂培养基及血平板上，参见相关章节进行鉴定。粪便标本中常见的病原菌见表 29 – 1。

表 29-1 肠道标本的常见病原微生物

细菌		真菌	病毒
侵袭性为主	毒素为主		
沙门菌属	霍乱弧菌	白念珠菌	轮状病毒
痢疾志贺菌	福氏志贺菌、宋内志贺菌、鲍氏志贺菌	曲霉菌属	星状病毒
小肠结肠炎耶尔森菌	金黄色葡萄球菌		甲型肝炎病毒
大肠埃希菌（EPEC/EIEC）	大肠埃希菌（ETEC/EHEC/EAggEC）		诺如病毒
副溶血弧菌	产气荚膜梭菌		
类志贺邻单胞菌	艰难拟梭菌		
弯曲菌属	肉毒梭菌、嗜水气单胞菌、炭疽芽胞杆菌、蜡样芽胞杆菌、分枝杆菌属		

（3）免疫学检测 诊断肠道病毒感染的重要方法之一，如 ELISA 双抗夹心法检测甲型肝炎病毒血清型、乳胶凝聚试验检测肠道轮状病毒抗原。

（4）核酸检测 可提取粪便标本病毒核酸，进行 RT-PCR 等。

（5）药物敏感性试验 具体内容参见本书第五章抗微生物药物敏感性试验与耐药性检测。

【实验结果】

1. 实验记录 实验过程中认真观察并做好各项记录，如实填写《临床标本检验实验记录表》（参见附录相关内容）。

2. 显微镜检结果报告

（1）显微镜检查发现有重要意义的病原菌可报告为"可见大量 ×× 菌，疑为 ×× 菌"。例如，"可见大量 G⁺ 球菌，疑为金黄色葡萄球菌"；又如"可见大量有卵圆形芽胞的 G⁺ 杆菌，疑为艰难拟梭菌"。

（2）暗视野悬滴法检测动力试验及制动试验阳性则报告为"可见呈穿梭状运动的细菌，疑为弧菌""O1 群霍乱弧菌多价血清抑动试验阳性，疑为 O1 群霍乱弧菌"或"O139 血清制动试验阳性，疑为 O139 群霍乱弧菌"。

（3）显微镜检未见细菌者，报告"涂片革兰染色未找到细菌"。

3. 培养结果报告

（1）阳性结果报告 报告病原体种名（血清型）和标准的抗菌药物敏感性试验结果。

（2）阴性结果报告 常规病原体培养阴性应报告"未检出沙门菌、志贺菌、气单胞菌、邻单胞菌、迟缓爱德华菌（沿海地区应加报弧菌），未检出金黄色葡萄球菌、铜绿假单胞菌及酵母菌过度生长"；特殊病原菌培养阴性时应报告相应的阴性筛选结果，如"弯曲菌培养阴性"。

【注意事项】

1. 为提高阳性检出率，标本最好在用药前、急性期采集；采集后应在 1 小时内送检；直肠拭子必须置于运送培养基中；疑为霍乱患者粪便应置碱性蛋白胨水中；疑有耶尔森菌或弯曲菌等标本应置运送培养基中送检。用于厌氧菌培养的标本应避免接触空气，最好立即培养。若疑为痢疾患者可挑取脓血、黏液部分检验。

2. 肠道内存在大量的正常菌群，一般分离培养可疑致病菌应使用选择性平板。

3. 除怀疑霍乱弧菌、结核分枝杆菌和菌群失调引起的腹泻外，粪便标本一般不做涂片检查。

4. SS 琼脂对气单胞菌、邻单胞菌有抑制作用，初次分离时应接种血琼脂平板和麦康凯琼脂平板。

5. 沙门菌属容易丢失鞭毛抗原，此时要通过诱导使鞭毛恢复，才能鉴定。

6. 药物敏感性试验时，沙门菌和志贺菌常规仅报告氨苄西林、一种喹诺酮类和磺胺类药物的敏感试验结果；艰难拟梭菌引起的腹泻在停用抗菌药物之后，首先口服甲硝唑，甲硝唑无效者口服万古霉素，一般均可收到较好疗效，不需做药敏测试；培养出铜绿假单胞菌、金黄色葡萄球菌或者酵母菌过度生长，不需要做药敏试验。

【思考题】

1. 简述埃希菌属和志贺菌属在 SS 和麦康凯琼脂平板中的菌落形态。

2. 简述对疑为肠道志贺菌感染的患者如何进行相关的细菌学检验。

 ## 实验三十　呼吸道标本的常见病原学检验

【实验目的】

微课/视频 5

1. **掌握**　常见呼吸道标本的采集方法。

2. **掌握**　呼吸道标本常见细菌的检验方法。

3. **熟悉**　呼吸道标本特殊病原菌的检验程序和方法。

【实验仪器和材料】

1. **实验仪器**　显微镜、二氧化碳培养箱等。

2. **标本**　痰液标本、咽拭子、鼻咽拭子。

3. **培养基**　血琼脂平板、巧克力琼脂平板、麦康凯琼脂平板、沙氏琼脂平板、生化反应管等。

4. **试剂**　氧化酶试剂、3% H_2O_2 溶液、革兰染液、抗酸染液、胰酶消化液等。

【实验步骤】

1. **标本采集**　应根据临床表现和感染部位的不同采集标本，应在抗菌药物使用前采集。

（1）**咽拭子采集**　患者先用清水漱口，采样者用压舌板压低舌部，用采集拭子越过舌根到咽后壁及扁桃体隐窝、侧壁等处，反复擦拭 3 ~ 5 次，收集黏膜细胞，取出拭子，避免触及舌头、悬垂体、口腔黏膜和唾液。

（2）**鼻咽拭子采集**　用无菌拭子以垂直于头部冠状面深入鼻腔至鼻咽后壁，停留 10 ~ 15 秒后取出，置转运培养基中立即送检。

（3）**痰液标本采集**　患者自行采样，留痰前用清水漱口，用力咳出深部痰，吐入无菌痰杯内立即送检，采用痰涂片、革兰染色、镜检判断是否为合格标本。对于无法自行采样的，可采取诱导咳痰、气管吸出法、支气管镜标本（支气管毛刷、支气管肺泡灌洗液）。

2. **标本运送**　及时快速运送，拭子标本如未采用运送培养基应在 0.5 小时内送检，对疑有脑膜炎奈瑟菌、嗜血杆菌等苛养菌的鼻咽拭子，最好采用运送拭子采样，且室温保存不超过 24 小时；痰液标本应在 2 小时内送检。

3. **上呼吸道标本的检验**　上呼吸道标本的细菌学检验程序参见《临床微生物学检验》（第 5 版）相应章节。

（1）**标本接收**　肉眼观察标本并记录标本相关性状。

（2）**直接显微镜检查**　①疑似白喉棒杆菌感染检查：将咽拭子标本做 2 张涂片，干燥固定，一张进行阿尔伯特异染颗粒染色，另一张革兰染色。如有革兰阳性棒杆菌，呈 X、V、Y 等形排列。异染颗粒染色菌体呈蓝绿色，异染颗粒蓝黑色，位于菌体一端或两端，即可作出"找到有异染颗粒的革兰阳性杆菌"的初步报告。②涂片革兰染色：见革兰阳性、圆形或卵圆形的孢子、有时可见出芽，可报告"找到酵母样孢子"。

　　（3）分离培养检查　①常规培养需接种血琼脂平板、巧克力琼脂平板、麦康凯琼脂平板，35℃ 5% CO_2 条件孵育 18～24 小时，如发现疑似病原菌（表30-1）菌落，则进行涂片染色观察，选择相应的生化试验及血清学鉴定。如果未生长继续孵育至48小时，观察平板记录并报告。②真菌培养接种显色培养基，35℃培养48小时，记录和报告。③百日咳鲍特菌的培养：将标本直接接种在鲍-金培养基上，置有盖的玻璃缸（缸内加少许水，并在水中加入少许硫酸铜，防止细菌及丝状真菌生长）中，35℃孵育3～5天后，如有细小、隆起、灰白色、水银滴状、不透明、有狭窄溶血环的菌落，应涂片染色观察。如为革兰阴性小杆菌、卵圆形、单个或成双排列，结合菌落特点，可作初步结论。进一步进行血清学凝集、生化反应及荧光抗体染色确认。④白喉棒杆菌培养：将标本接种于吕氏血清斜面，35℃孵育8～12小时后，如有灰白色或淡黄色的菌落或菌苔生长，取菌落进行革兰染色和异染颗粒染色镜检，如为典型革兰阳性棒杆菌，明显的异染颗粒，可初步报告"有异染颗粒的革兰阳性棒杆菌生长"。并进一步转种至亚碲酸钾血琼脂平板划线分离，取纯菌落后进行各项鉴定试验和毒力试验，具体内容参见《临床微生物学检验》（第5版）相应章节，作出最后鉴定报告"有白喉棒杆菌生长"。⑤脑膜炎奈瑟菌培养：将鼻咽拭子接种于无万古霉素的巧克力琼脂平板，35℃ 5%～10% CO_2 环境孵育18～24小时，挑选可疑菌落进行氧化酶试验、生化反应和血清学分型，具体内容参见《临床微生物学检验》（第5版）相应章节。⑥流感嗜血杆菌培养：将标本接种于血琼脂平板和巧克力琼脂平板，并在血琼脂平板中央直线接种金黄色葡萄球菌（或在四角点种），35℃ 5%～10% CO_2 环境孵育24～48小时。如有"卫星"现象、水滴样小菌落，镜检为革兰阴性小杆菌，则根据对 V、X 因子的营养要求等进行鉴定。

表30-1　呼吸道标本中常见的正常菌群及病原菌

类型	革兰阳性细菌及真菌	革兰阴性细菌
正常菌群	草绿色链球菌、微球菌、表皮葡萄球菌、四联球菌、白喉以外的棒杆菌、乳杆菌	除脑膜炎奈瑟菌和淋病奈瑟菌以外的其他奈瑟菌
上呼吸道一般病原菌	化脓性链球菌	
上呼吸道潜在病原菌	肺炎链球菌、金黄色葡萄球菌、厌氧菌、念珠菌、溶血隐秘杆菌、米勒链球菌属、曲霉菌	流感嗜血杆菌、铜绿假单胞菌、肠杆菌目
上呼吸道少见却重要的病原菌	白喉棒杆菌、百日咳鲍特菌、副百日咳鲍特菌	脑膜炎奈瑟菌
下呼吸道一般病原菌	肺炎链球菌	流感嗜血杆菌、卡他莫拉菌
下呼吸道潜在病原菌	大量存在或优势生长的金黄色葡萄球菌、β溶血性链球菌、念珠菌、曲霉菌	大量存在或优势生长的非发酵菌、肠杆菌目细菌、巴斯德菌、嗜血杆菌、脑膜炎奈瑟菌

　　4. 下呼吸道标本的检验　下呼吸道标本的细菌学检验程序参见《临床微生物学检验》（第5版）相应章节。

　　（1）标本接收　肉眼观察标本并记录标本相关性状。肉眼观察下呼吸道标本多为咳出的痰液，选取脓血性的痰液用于细菌学检验。异常恶臭的脓性痰常见于肺脓疡患者，而且可能与厌氧菌有关；痰液中有颗粒状、菌块和干酪样物质可能与放线菌和曲霉菌感染有关。

　　（2）取样本中脓性部分涂片　①确定痰液标本是否为合格标本，适合做细菌培养。②初步判定是否有病原菌存在，涂片干燥固定后，进行革兰染色镜检。如发现比较纯的、形态典型、有特殊结构，可初步确定所属菌属或种的细菌，可直接报告。如查见革兰阳性双球菌、矛头状，有明显荚膜时，可报告"痰液涂片查见革兰阳性双球菌，形似肺炎链球菌"。如果不能直接确定菌属或种的细菌，可报告"痰液涂片查见革兰阳（阴）性球（杆）菌"。

（3）涂片检查抗酸杆菌 对临床怀疑结核分枝杆菌感染或需要排除结核分枝杆菌感染的标本，进行痰涂片检查抗酸杆菌，抗酸染色具体操作步骤见相关章节。①直接涂片：在生物安全柜里，取痰液脓性部分涂片，制成厚涂片，自然干燥后固定，进行姜尼抗酸染色后，用油镜观察。应至少检查 300 个视野或全片。记录发现的红色细菌数量，报告格式见相关章节。②离心集菌涂片：在标本中加入等量 2% NaOH，消化痰液。然后置高压灭菌器 121.3℃ 20 分钟灭菌后，3500r/min 离心 15 分钟，取沉淀涂片，抗酸染色，油镜检查和报告方式同直接涂片。

（4）分离培养 ①结核分枝杆菌：参见本书相应实验。将痰液标本进行前处理后的悬液，用无菌吸管加 2 ~ 3 滴于罗琴培养基或 7H10 液体培养基中，35℃空气环境孵育至 8 周，每周观察一次。如有淡黄色、干燥、表面不平的菌落生长，则进行涂片抗酸染色，如结果为抗酸杆菌阳性，结合菌落形态、生长时间、色泽及鉴定试验，可报告"结核分枝杆菌生长"。8 周后未生长者报告"经 8 周培养无结核分枝杆菌生长"。②嗜肺军团菌培养：取气管分泌物接种于含 L－半胱氨酸的活性炭酵母琼脂培养基（BCYEα）或 Feeley－Garman 琼脂培养基（F－G），35℃ 2.5% ~ 5% CO_2 环境培养，每天用肉眼和显微镜观察，直至第 14 天。如有小的、灰白色菌落生长，在 F－G 琼脂培养基上的菌落，360nm 紫外光下可见黄色荧光。取已生长的菌落做涂片革兰染色，该菌为不易着色的革兰阴性多形性杆菌，可用嗜肺军团菌的直接荧光抗体染色进行鉴定。③诺卡菌培养：在镜下直接见到革兰阳性或多形的丝状分枝形态可以怀疑其存在，具体内容参见本书相应实验。④支原体培养：具体内容参见本书相应实验。

【实验结果】

1. 实验记录 实验过程中认真观察并做好各项记录，如实填写《临床标本检验实验记录表》（参见附录相关内容）。

2. 呼吸道标本报告原则

（1）对任何气管镜标本如支气管吸出液、支气管肺泡灌洗液和支气管刷液，必须在标本接收当日通知病房其革兰染色结果。

（2）可用于细菌培养的合格痰标本为：鳞状上皮细胞＜10 个/低倍视野，白细胞＞25 个/低倍视野，或白细胞与鳞状上皮细胞的数量比值＞2.5，否则为不合格痰标本。记录不合格痰标本，并发出初步报告："要求重送样本"。

（3）对于呼吸道标本，应报告感染病原体及其药敏结果。难以区分感染和定植时，可以报告潜在病原菌及其药敏结果，但需在报告中予以说明。

3. 呼吸道标本应报告的微生物

（1）只要存在就应报告的微生物 ①绝对致病菌；②所有的丝状真菌；③化脓性链球菌；④肺炎链球菌；⑤流感嗜血杆菌。

（2）在呼吸道标本中潜在病原菌 ①除 A 群链球菌外的其他 β 溶血性链球菌；②念珠菌；③需氧革兰阴性杆菌；④副流感嗜血杆菌或其他嗜血杆菌属细菌；⑤巴斯德菌属；⑥铜绿假单胞菌和其他非发酵菌；⑦金黄色葡萄球菌。

4. 呼吸道标本阴性报告 呼吸道正常混合菌群生长，未检出致病菌。

【注意事项】

1. 特别对于下呼吸道标本应记录其是否为：唾液（清亮、起泡沫和水样标本，应拒收）；黏液样（清亮且有黏性）；黏液脓性；化脓性（不透明的黄色或绿色）；带血的。

2. 报告的细菌应根据其在平板上生长菌落占所有菌落的比例来注明在标本中的含量，如"混合菌丛，多量××菌，药敏如下"。未检出致病菌时，应报告"正常菌群"。

3. 不建议用鼻咽拭子标本做常规细菌培养，鼻咽拭子标本主要用于诊断脑膜炎奈瑟菌携带者或百日咳患者。

4. 白喉棒杆菌引起的白喉是法定传染病，越早诊断对治疗越有利，同时对防止扩散有重要作用，因此需迅速而准确的检验。

【思考题】

呼吸道标本中的一般病原菌和潜在病原菌有哪些？

实验三十一　脑脊液标本的常见病原学检验

【实验目的】

掌握　脑脊液标本的细菌学检验程序和方法。脑脊液标本中真菌的检验方法。

微课/视频6

【实验仪器和材料】

1. 实验仪器　显微镜、离心机、二氧化碳培养箱等。

2. 标本　脑脊液标本2ml。

3. 培养基　血琼脂平板、巧克力琼脂平板、麦康凯琼脂平板、沙氏琼脂平板、增菌肉汤等。

4. 试剂　氧化酶试剂、3% H_2O_2溶液、革兰染液、印度墨汁、0.01%甲苯胺蓝染液、无菌生理盐水、生化反应管。

【实验步骤】

1. 标本采集　当怀疑是中枢神经系统感染的患者，在使用抗菌药物前，由临床医生以无菌方法采集脑脊液1～3ml置于无菌管中。

2. 标本运送　脑脊液标本采集后应立即送检，不超过1小时，细菌检测不可冷藏，有条件者应保温运送或床边接种。

3. 标本检验　脑脊液标本的细菌学检验程序参见《临床微生物学检验》（第5版）相应章节。

（1）标本接收　观察并记录脑脊液的性状，如澄清、浑浊、是否有凝块、血性等。

（2）涂片检查　浑浊或脓性脑脊液可直接涂片，无色透明的脑脊液应以3000r/min离心10～15分钟后取沉淀物涂片、革兰染色、镜检，根据染色及形态特征，常可初步提示细菌的种类。对疑为新型隐球菌感染患者的脑脊液，应取离心沉淀物进行墨汁染色后镜检。对疑为结核性脑膜炎患者的脑脊液，应取离心沉淀物进行抗酸染色后镜检。

（3）分离培养检查　①普通细菌培养：浑浊的脑脊液标本直接用接种环挑取两环（10μl/环），清亮的脑脊液标本须经3000r/min离心15分钟后，用接种环挑取两环沉淀物，分别接种35℃预温的血琼脂平板或巧克力琼脂平板，同时将标本接种于增菌肉汤进行增菌，放入35℃ 5% CO_2孵箱培养24～48小时，每日观察生长情况，根据细菌形态、菌落特征及生化试验鉴定；如培养阴性，应将增菌肉汤培养物盲传一次，同上述方法培养，确为阴性者方可报告。②真菌培养：用接种环挑取浑浊标本或经离心的脑脊液沉淀物，接种于2个沙氏琼脂平板，注明编号、温度及日期，分别置于28℃及37℃培养箱培养5天，每日观察培养结果。③厌氧菌培养：建议直接接种小儿厌氧血培养瓶内送检，放置于全自动微生物培养仪培养5天，如有阳性警报随时把瓶取出，接种厌氧血琼脂平板、巧克力琼脂平板，放置厌氧袋内，35℃培养5天，每日观察培养结果。

【实验结果】

1. 实验记录　实验过程中认真观察并做好各项记录，如实填写《临床标本检验实验记录表》（参见附录相关内容）。

2. 直接显微镜检查

（1）如见革兰阴性、凹面相对、成双排列的球菌，大小和着色深浅不一，位于细胞内或细胞外，可报告"查见革兰阴性双球菌，位于细胞内（外），形似脑膜炎奈瑟菌"。

（2）如见革兰阳性、在菌体周围有明显荚膜的矛头状双球菌，可报告"查见革兰阳性双球菌，形似肺炎链球菌"，或用肺炎链球菌诊断血清做荚膜肿胀试验，若阳性，则报告"荚膜肿胀试验检出肺炎链球菌"。

（3）如见革兰阴性、多种形态、大小不一、杆状或丝状的细菌，可报告"查见革兰阴性杆菌，呈多形态性"。

（4）如见小而规则、单独或呈 V 形排列、出现于大量单核细胞之间的革兰阳性杆菌，可报告"查见革兰阳性杆菌，形态细小排列规则"。

（5）其他不易识别的细菌，根据形态、排列及染色性，可报告"查见革兰阳（阴）性球（杆）菌"。

（6）经墨汁染色，在黑色背景中看到菌体周围有一圈类似透明的荚膜，有时可见到出芽的酵母菌，可报告"墨汁染色查见有荚膜细菌，形似新型隐球菌"。

（7）涂片未见病原菌者，报告"涂片革兰染色未查见细菌"或"涂片墨汁染色未查见有荚膜真菌"。

3. 培养阳性结果的报告　凡分离培养出细菌、真菌者，应鉴定到种后，报告"检出××菌"并附药敏试验结果；分离培养出厌氧菌者，应鉴定到种后，报告"检出××菌"。

4. 培养阴性者报告　"培养 3 天无细菌生长""培养 5 天无真菌生长"或"培养 5 天无厌氧菌生长"。

【注意事项】

1. 脑膜炎奈瑟菌能产生自溶酶，离体后迅速自溶；肺炎链球菌及流感嗜血杆菌亦易死亡。因此，脑脊液无论做涂片检验或培养，必须于采集后立即送检或做床边接种，否则影响检出率。

2. 天冷时宜将标本置于 35℃ 的条件下保温送检，不可置冰箱冷藏或低温保存，以免病原菌死亡。

3. 流行性脑脊髓膜炎是法定的乙类传染病，从脑脊液中分离并鉴定出脑膜炎奈瑟菌，应按规定报告当地卫生行政部门。

4. 临床脑脊液培养结果阳性作危急值报告。

5. 部分新型隐球菌特别是小荚膜者易与白细胞和红细胞混淆，此时可用 0.1% 甲苯胺蓝染色法加以区别。新型隐球菌的菌体呈红色圆球状，荚膜不着色，白细胞染成深蓝色，红细胞不着色。

【思考题】

如何对一位疑似化脓性脑膜炎的患者进行脑脊液标本细菌学检验？

实验三十二　脓液、创伤感染分泌物、胸腹腔积液及穿刺液标本的常见病原学检验

【实验目的】

1. 掌握　脓液、创伤感染分泌物、胸腹腔积液及穿刺液标本中常见病原学的检验方法和特殊病原

菌的检验方法。

2. 熟悉 脓液、创伤感染分泌物、胸腹腔积液及穿刺液标本检验结果的报告与解释。

3. 了解 脓液、创伤感染分泌物、胸腹腔积液及穿刺液的采集和运送方法。

【实验仪器和材料】

1. 仪器 生化培养箱、二氧化碳培养箱、显微镜。

2. 菌种 血琼脂平板、麦康凯琼脂平板。

3. 标本 脓液、创伤感染分泌物、胸腔积液、腹腔积液、穿刺液（心包液、关节液、鞘膜液等）。

4. 试剂、材料 氧化酶试剂、3% H_2O_2 溶液、革兰染液、生化鉴定用试剂、无菌生理盐水、玻片、酒精灯、接种针、接种环、镜油及常用生化鉴定管等。

【实验步骤】

1. 标本采集 在使用抗生素前，或抗生素停用 1~2 天后，或下次用药前，或选择血药浓度较低时采样。

（1）脓液、创伤感染分泌物 ①已破溃脓肿和感染创面：首先用无菌生理盐水拭净病灶表面的污染杂菌，以无菌棉拭子采取脓液及病灶深部的分泌物，也可将沾有脓汁的最内层敷料放入无菌容器内送检。②封闭性脓肿：用 2.5%~3.0% 碘伏和 75% 乙醇消毒患部皮肤后，以无菌注射器抽取脓汁及分泌物，注入无菌试管或血培养瓶内送检；也可在切开排脓时，以无菌棉拭采取。疑为厌氧菌感染时，应做床边接种或注入厌氧瓶内（3~10ml）送检。③瘘管：常用无菌棉拭挤压瘘管，取脓汁或组织碎片放入无菌试管中送检，也可将灭菌纱布塞入瘘管内，次日取出送检。

（2）胸腔积液、腹腔积液、穿刺液（包括心包液、关节液及鞘膜液等） 由临床医师以无菌操作抽取。胸腹水抽取 5~10ml，穿刺液等抽取 2~5ml，将抽取的样本注入含有抗凝剂的无菌管或血培养瓶内充分混匀后送检。

2. 标本运送 标本采集后置无菌容器中于 2 小时内送检。

3. 标本检验 脓液、创伤感染分泌物、胸腔积液、腹腔积液及穿刺液标本的检验程序参见《临床微生物学检验》（第 5 版）相应章节。

（1）直接显微镜检查 ①脓液、创伤感染分泌物标本直接涂片，胸腔积液、腹腔积液、穿刺液等标本 3000r/min 离心 15 分钟后，取沉淀物制片。直接显微镜检查进行相应的染色镜检，通常采用革兰染色和抗酸染色。②疑为放线菌、诺卡菌感染标本的涂片检查：用接种环挑取脓汁、分泌物或敷料中含有硫磺颗粒的标本置于洁净的玻片内，覆以盖玻片，轻轻挤压，用低倍镜及高倍镜仔细观察有无菌丝，再进行革兰染色和抗酸染色，观察菌丝形状和染色特性。

（2）常规分离培养 脓液、创伤感染分泌物、胸腔积液、腹腔积液及穿刺液标本中常见的病原菌见表 32-1。具体有以下几种培养方式：①直接培养：取脓液、创伤感染分泌物接种于血琼脂平板上，置 35℃ 培养箱培养 18~24 小时；胸腔积液、腹腔积液、穿刺液等标本 3000r/min 离心 5 分钟，留取沉渣 1ml，混匀后用接种环取沉淀物接种于血琼脂平板上。接种好的平板置普通孵箱，35℃ 培养 18~24 小时，观察平板上有无细菌生长。若有菌落生长，挑取菌落做纯培养（若初次分离菌落单一且生长较多时可直接做鉴定）。已纯化的细菌根据菌落形态、革兰染色及氧化酶试验等初步鉴定，再选择相应的生化反应及血清学试验进行菌种鉴定，若选择自动微生物分析系统，按照鉴定仪要求调配菌液浓度，按自动微生物分析仪操作规程操作。②增菌后培养：在脓液、创伤感染分泌物和离心后的胸腹水、穿刺液标本中加入等量无菌肉汤，混匀置 35℃ 培养 18~24 小时，如次日标本直接培养已有细菌生长，增菌后培养管的标本不必再转种；如直接培养的平板上无细菌生长，将增菌后标本接种血琼脂平板培养。次日，观察增菌后培养平板上有无细菌生长，若有菌落生长，挑取菌落做纯培养（若分离菌落单一且生长较多时可直接做鉴定）。③注入血培养瓶的标本：将血培养瓶放入孵箱或血培养仪培养，若仪器阳性报警或肉眼观察培养瓶中有疑为细菌生长现象，则取培养物接种于血琼脂平板上，划线分离，置35℃培养箱培养18～24小时菌落纯化后进行各项生化鉴定试验和血清学试验。

表32-1 脓液、创伤感染分泌物、胸腹腔积液及穿刺液标本中的常见病原菌

革兰阳性细菌	革兰阴性细菌	真菌
金黄色葡萄球菌	大肠埃希菌	白念珠菌
A 群链球菌	产气肠杆菌	近平滑念珠菌
肺炎链球菌	肺炎克雷伯菌	热带念珠菌
草绿色链球菌	产碱杆菌	都柏林念珠菌
肠球菌属	铜绿假单胞菌	
厌氧链球菌	不动杆菌属	
诺卡菌	嗜血杆菌属	
红斑丹毒丝菌	枸橼酸杆菌属	
结核分枝杆菌		

（3）特殊病原菌培养 ①疑为放线菌、诺卡菌感染标本的培养：标本有典型或可疑的硫磺颗粒，在镜下直接见到革兰阳性或多变的丝状分枝形态，可怀疑放线菌、诺卡菌存在，具体内容参见本书实验十三。②厌氧培养：可采用直接床边接种标本，或采集样本后，将培养物直接注入厌氧增菌培养基中培养，具体内容参见本书实验十四。③分枝杆菌培养：具体内容参见本书实验十三。④真菌培养：接种沙氏葡萄糖琼脂培养基，35℃培养，如未生长，孵育至5天，记录和报告。

（4）药物敏感性试验 培养阳性标本须做药敏试验，具体内容参见本书相应实验。

【实验结果】

1. 实验记录 实验过程中认真观察并做好各项记录，如实填写《临床标本检验实验记录表》（参见附录相关内容）。

2. 直接显微镜检查

（1）根据镜下所见细菌的形态及染色特点，可初步报告"找到革兰×性×菌，形似××菌"；如发现具有芽胞或荚膜的细菌，报告时应注明其大小与位置及疑似××菌，镜检时未发现细菌，可初步报告"直接涂片，未找到细菌"。

（2）对疑有结核分枝杆菌感染的标本，还应做抗酸染色检查，如找到抗酸杆菌，报告"找到抗酸杆菌"。

（3）如有硫磺颗粒，镜检见交织的菌丝，菌丝的末端稍膨大似棒状排列并呈放射状，革兰染色阳性，抗酸染色为阴性，可报告"找到放线菌"；如菌丝末端不膨大成棒状，革兰染色阳性，抗酸染色阳性，可报告"找到诺卡菌"。

3. 培养报告

（1）阳性结果报告 "××菌生长"，并报告药物敏感性试验结果。

（2）阴性结果报告 如观察48小时后，无细菌生长，可报告："培养48小时后，无细菌生长"；置血培养瓶中标本，培养7天仍未发现细菌，报告"培养7天无细菌生长"。

【注意事项】

1. 标本采集应严格无菌操作，避免污染。

2. 应在抗菌药物使用前或停药 1 周后采集标本，如不能停用抗菌药物，应于下次抗菌药物使用前采集。

3. 如果患者局部伤口已用抗菌药物治疗，应彻底清创，并根据需要在培养基内加入相应的拮抗物质（如青霉素酶、对氨基苯甲酸等），以避免出现假阴性结果。

4. 标本采取后应及时检查，如不能立即检验应置冰箱内保存，以防杂菌污染；加入抗凝剂的标本采集后应与抗凝剂充分混匀并及时送检。

5. 需做厌氧培养者应在床边采样，直接做厌氧培养，避免标本与氧气接触，运送过程也应严格保证厌氧环境。

【思考题】

1. 脓肿、创伤等部位被厌氧菌感染的表现有哪些？

2. 如何进行该类感染患者标本的病原学检验？

第七章 验证性、设计性和标准化考核实验

 实验三十三 感染免疫项目性能验证

微课/视频1

一、曲霉半乳甘露聚糖检测（GM 试验，酶联免疫法）

【实验目的】

1. 掌握 曲霉半乳甘露聚糖检测（酶联免疫法）的检测原理。

2. 熟悉 曲霉半乳甘露聚糖检测（酶联免疫法）的操作方法。

【实验原理】

半乳甘露聚糖（galactomannan，GM）是曲霉生长时分泌的一种多糖抗原标记物。在曲霉感染早期，GM 是最早释放的抗原，可以通过酶联免疫法进行检测。将预处理过的待检人样本（血清或肺泡灌洗液）加入预先包被曲霉半乳甘露聚糖抗体的酶标板中，经孵育并洗涤，再加入相应的酶标抗体孵育。如果样本中存在半乳甘露聚糖，则形成特异性抗体 – 半乳甘露聚糖 – 酶标抗体复合物。洗涤后加入底物产生显色反应。使用酶联免疫分析仪在 450nm 波长下（参考波长 620/630nm）测定样本和质控品的吸光度。GM 试验可用于体外定性检测人血清或肺泡灌洗液样本中的曲霉半乳甘露聚糖。

【实验仪器和材料】

1. 仪器 移液器、计时器、金属浴、高速离心机、37℃恒温孵育箱、酶联免疫分析仪。

2. 试剂、材料 离心管及管架、移液器无菌吸头、酶标板架、加样槽、洗液容器、GM 试验检测试剂；具体材料包括：单孔可拆酶标板、封板膜、阴性质控品、cut-off 质控品、阳性质控品、酶标抗体、样本处理液、浓缩洗液、底物溶液、终止液。

【实验步骤】

1. 样本处理 分别将阴性质控品、cut-off 质控品、阳性质控品和待测样本加至离心管中，向各离心管中分别再加入样本处理液。混匀后放入 100℃金属浴中加热 6 分钟。冷却后放入高速离心机内，10000r/min 离心 10 分钟，备用。

2. 加样 将处理过的阴性质控品、cut-off 质控品、阳性质控品及待测样本分别取上清液加入酶标板中。封上封板膜，在 37℃下孵育 60 分钟。

3. 洗涤 揭开封板膜，洗涤 1 次酶标板。

4. 加酶标抗体 向酶标板各孔中分别加入酶标抗体。封上封板膜，在 37℃下孵育 30 分钟。

5. 洗涤 揭开封板膜，洗涤 3 次酶标板。

6. 显色 每孔加入底物溶液。不用封板，在 37℃下避光孵育 20 分钟。

7. 终止 每孔内加入终止液，在 5 分钟内于 450nm 波长处读吸光度值（参考波长 620/630nm）。

【实验结果】

指数（I）是指待测样本光密度值（OD 值）与 cut-off 质控品 OD 值平均值的比值，用于判定待测样本中是否含有半乳甘露聚糖抗原。$I < 0.5$ 表示感染曲霉风险较低；$I \geq 0.5$ 表示感染曲霉风险较高。

具体实验结果的判读标准需参考试剂盒说明书。

【性能验证】

1. 符合率验证临床免疫学定性检验程序 可根据诊断准确度标准是否明确来验证诊断符合率。

（1）诊断符合率 选取阴性样本 20 份（包含至少 10 份其他标志物阳性的样本）、阳性样本 20 份（包含至少 10 份浓度在 cut-off 值和 2～4 倍 cut-off 值之间的弱阳性样本，1 份极高值阳性样本），随机盲号法重新分号，检测样本，将所有检测结果按表 33－1 汇总填表。

表 33－1 诊断符合率验证

候选实验	金标准（诊断准确度标准）		
	疾病	非疾病	
	a（＋，阳性）	b（＋，阳性）	$a+b$
	c（－，阴性）	d（－，阴性）	$c+d$
	n_1	n_2	n

$$诊断灵敏度 = [a/n_1] \times 100\%$$
$$诊断特异性 = [d/n_2] \times 100\%$$
$$诊断符合率 = [(a+d)/n] \times 100\%$$

（2）方法符合率 选取阴性样本 10 份（包含至少 5 份其他标志物阳性的样本）、阳性样本 10 份（包含至少 5 份浓度在 cut-off 值和 2～4 倍 cut-off 值之间的弱阳性样本，1 份极高值阳性），共 20 份样本，随机每 4 份分成一组。采用参比方法和候选方法均每天按照患者样本检测程序进行平行检测一组样本。将所有检测结果按表 33－2 汇总填表，计算符合率。

表 33－2 方法符合率验证

候选方法	参比方法（非诊断准确度标准）		
	疾病	非疾病	
	a（＋，阳性）	b（＋，阳性）	$a+b$
	c（－，阴性）	d（－，阴性）	$c+d$
	n_1	n_2	n

$$阳性符合率 = [a/n_1] \times 100\%$$
$$阴性符合率 = [d/n_2] \times 100\%$$
$$总符合率 = [(a+d)/n] \times 100\%$$
$$阳性似然比 = 阳性符合率/（1 - 阴性符合率）$$
$$阴性似然比 = （1 - 阳性符合率）/阴性符合率$$

2. 精密度验证 选取阴性样本 2 份（至少 1 份其他标志物阳性）样本、阳性样本 3 份（包含至少 1 份浓度在 cut-off 值和 2～4 倍 cut-off 值之间的弱阳性，1 份极高值阳性）样本，共 5 份样本，按照患者样本检测程序进行检测。对样本进行至少 10 次重复测定，计算均值、SD 和 CV。

3. 检出限验证 使用定值标准物质的样本梯度稀释至厂商声明的检出限浓度，在不同批内对该浓度样本进行测定（如测定 5 天，每天测 4 份样本），样本总数不得少于 20 个。稀释液可根据情况选用厂商提供的稀释液或阴性血清，该阴性血清除被验证的目标物必须阴性外，其对应的相关物质（如抗原或抗体）也必须阴性，且试剂说明书上申明的干扰物质必须在允许范围之内。

【注意事项】

1. 试剂、样本保存时应避免污染，以免造成假阳性结果。如样本不能及时检测，需冷藏于 2～8℃，不超过 72 小时。如 72 小时内不能检测样本，需 –20℃ 以下保存，避免反复冻融。

2. 终止液具有腐蚀性，易发生灼伤，在操作时注意防护。

3. 试剂盒组分含有生物源性物质，操作人员都应具备生物安全相关知识，患者样本及所有试验材料使用后按照具有传染性医疗废弃物处理。

【思考题】

1. 常见的 GM 试验的假阳性因素有哪些？

2. 常见的 GM 试验的假阴性因素有哪些？

微课/视频 2

二、真菌（1–3）–β–D 葡聚糖检测（G 试验，显色法）

【实验目的】

1. 掌握　真菌（1–3）–β–D 葡聚糖检测（显色法）的检测原理。

2. 熟悉　真菌（1–3）–β–D 葡聚糖检测（显色法）的操作方法。

【实验原理】

（1–3）–β–D 葡聚糖在各类真菌细胞壁中广泛存在，占细胞壁成分 50% 以上，是真菌细胞壁的重要组分之一。当患者被念珠菌、曲霉、镰刀菌、毛孢子菌、枝顶孢霉、暗色真菌、耶氏肺孢子菌感染时，血液及体液中（1–3）–β–D 葡聚糖含量都可升高，G 试验是泛真菌检测，不能区分感染真菌种类。真菌（1–3）–β–D 葡聚糖能特异性地激活反应主剂中的 G 因子，进而激活凝固酶原，凝固酶水解反应中的显色底物，产生游离的 pNA（对硝基苯胺）从而引起吸光度变化，根据动态测定溶液吸光度变化率对真菌（1–3）–β–D 葡聚糖浓度进行定量检测。

【实验仪器和材料】

1. 仪器　移液器、涡旋振荡仪、计时器、酶联免疫分析仪（具备振荡、温控、动态检测功能）。

2. 试剂、材料　一次性无菌无热原真空采血管、移液器、无热原吸头、无热原离心管及管架、G 试验检测试剂；具体材料包括：反应主剂、处理液、标准品、质控品、标准品及质控品溶解液、主剂复溶液，微孔板。

【实验步骤】

1. 准备商品化的标准品和质控品。

2. 样品处理

（1）向微孔板中依次加入标准品及溶解液。

（2）向微孔板中依次加入质控品及待测血清。

（3）将处理液加入到质控孔和样本孔中。

（4）放入酶联免疫分析仪中，振动混匀 10 秒，并在 37℃ 下孵育 10 分钟。

3. 主剂制备　将主剂复溶液加入主剂中，轻微摇匀。

4. 试验反应　10 分钟后从酶联免疫分析仪中取出微孔板，在每孔中加入配制好的主剂溶液，将微孔板放入酶联免疫分析仪中，37℃ 动态读数 40 分钟。

【实验结果】

血清中（1–3）–β–D 葡聚糖含量在一定浓度，如在 70pg/ml 以下时，无侵袭性真菌感染（隐球菌、毛霉目除外）；如在 70～95pg/ml（包括 70pg/ml 和 95pg/ml）则为观察期，应连续检测；如在 95pg/ml 以上，怀疑为侵袭性真菌感染，建议临床结合症状治疗。具体实验结果的判读标准需参考试剂盒说明书。

【性能验证】

1. 准确度验证 实验室可采用偏倚评估、回收试验、与参考方法比对等方式进行正确度的验证。

（1）偏倚评估 按照如下优先顺序选用具有互换性的标准物质或基质与待测样本相类似的标准物质：①有证标准物质（CRM）；②标准物质（RM）；③正确度控制品；④正确度验证室间质评样本。根据测量区间选用至少 2 个浓度水平的标准物质样本。每个浓度水平的标准物质样本至少每天重复测定 2 次，连续测定 5 天，记录检测结果，计算全部检测结果的均值，并按公式计算偏倚。

偏倚 = 结果均值 − 参考值

（2）回收试验 通过称重法配制标准溶液，在临床基础样本中加入不同体积标准溶液（标准溶液体积应少于总体积的 10%），制备至少 2 个水平的样本（样本终浓度在测量区间内）。每个样本重复测定 3 次或以上，计算均值浓度，按公式计算回收率。

$$R = \frac{C \times (V_0 + V) - C_0 \times V_0}{V \times C_S} \times 100\%$$

式中，R 为回收率；V 为加入标准液体积；V_0 为基础样本的体积；C 为基础样本加入标准液后的测定结果（均值）；C_0 为基础样本的测定结果；C_S 为标准液的浓度。

（3）与参考方法比对 适宜的临床样本，不少于 8 份，被测物浓度在测量区间内均匀分布，并关注医学决定水平。按照制造商说明书或作业指导书规定的方法对实验方法进行校准/校准验证，宜在相同时段内完成对同一样本的两种方法平行检测，每份样本每个检测方法重复检测 3 次，计算每份样本两种方法检测结果的均值，并按照公式计算偏倚。

2. 精密度验证 精密度验证应包括重复性和中间精密度。

（1）重复性验证 使用同一批号的试剂和校准品，如适用，只进行一次校准。对样本进行至少 10 次重复测定，计算均值（x）、标准差（SD）和变异系数（CV）。实验过程中应至少检测一个质控品。当质控结果失控时，不论实验结果是否满意都应弃去不用，重新进行试验以取得全部实验数据。在进行数据分析前，检查数据中的离群值。任何结果与均值的差值（离均差）超过 4SD 时，可认为是离群值。进行重复性评估实验时，若离群值数量 >1，应怀疑是否为方法不稳定或操作者不熟悉所致，解决问题后再进行新的评估实验。

$$SD = \sqrt{\frac{\sum (x - x)^2}{(n - 1)}}$$

$$CV = \frac{SD}{x}$$

（2）同时验证重复性和中间精密度 每天检测 1 个分析批，每批检测 2 个水平的样本，每个样本重复检测 3~5 次，连续检测 5 天。在每一批次测量中，应同时测量质控品。

3. 可报告范围验证 将待测样本进行稀释，产生接近于方法测量区间低限（定量下限）浓度水平的样本，通常为 3~5 个浓度水平，浓度间隔应小于测量区间低限的 20%。对高值待测样本进行稀释，使其接近于线性范围的上 1/3 区域内，并记录稀释倍数。至少选用 3 个高浓度样本。在一次运行中将每个低值样本重复测定 5~10 次，每个高值样本重复测定 3 次。

【注意事项】

1. 所有检测标本均可能含有对人体有害的未知病原体，建议按照二级生物安全实验室管理规定操作。

2. 试剂盒中的成分可能会导致皮肤和眼睛疼痛，也可刺激黏膜和上呼吸道，应避免与皮肤接触，避免吸入和食入。

3. 实验操作应在无菌无热原的环境下，避免微生物病原体污染。

4. 操作过程中请勿触摸橡胶盖内部。

5. 配制后主剂避免剧烈振荡。

【思考题】

1. G 试验可以检测临床常见的哪些真菌？

2. 本试验要求采用一次性无菌无热原真空采血管的主要原因？

实验三十四　微生物实验设计

实验设计的过程本身就是一种探索和发现的过程，它要求学生不仅了解和遵循实验的基本步骤，还要学会分析实验结果、推断实验现象背后的原因，并能够提出改进实验设计的建议。这种综合能力的培养不仅仅局限于理论层面，更重要的是通过实际操作和实验数据的分析，学生能够全面理解科学研究的复杂性和挑战性。微生物实验设计是微生物学研究中的一个重要环节，它涉及微生物的培养、分离、鉴定以及功能分析等多个方面。学生需要掌握微生物实验的基本方法和原则，这不仅有助于他们理解科学实验的基本逻辑和流程，还能够通过实验设计培养他们分析问题的综合能力和实验动手能力。微生物实验需要精心设计，以确保实验的准确性和可靠性。因此，通过实验设计，学生不仅能够获得理论知识的实际应用经验，还能够全面提升其分析问题、解决问题和创新能力，为其未来的学术研究和职业发展奠定坚实的基础。

一、实验设计的目标要明确

需要清晰地定义要研究的问题，如某种微生物的生长条件，其对特定环境的适应性或者其产生的代谢产物的功能等，选择合适的实验方法和手段。

二、需要考虑微生物的特性和培养条件

实验设计需要考虑微生物的特性和培养条件。不同的微生物对营养、温度、湿度和 pH 值等条件有不同的要求。因此，在实验设计中，需要根据所研究的微生物的特性，合理设置培养条件，以确保微生物的正常生长和繁殖。

三、实验的重复性和可比性

实验设计还需要考虑实验的重复性和可比性。为了确保实验结果的可靠性和准确性，需要设计足够的重复实验，并对实验数据进行统计分析。同时，还需要设计对照组实验，以排除其他因素的干扰，从而更准确地评估微生物的特性或功能。

四、实验设计的安全性和环保性

实验设计还需要注重安全性和环保性。微生物实验涉及微生物的培养和操作，因此需要在实验过程中严格遵守安全操作规程，确保实验人员的安全和实验室的卫生。另外，还需要注意实验废弃物的处理，以避免对环境造成污染。

在实验设计的过程中学生需要掌握基本的方法和原则，通过实验设计培养学生分析问题的综合能力和实验动手能力，并提升学生创新思维和实践能力的培养。

实验设计一　验证性实验设计：酸碱度对细菌的影响

【实验目的】

了解　不同酸碱度（pH 3、5、7、9、11）对不同细菌（革兰阳性球菌、革兰阴性杆菌、芽胞菌）的影响。

【实验提示】

1. 比较同一细菌在不同 pH 下的抵抗力。

2. 比较不同细菌在相同 pH 下的抵抗力。

3. 比较用不同 pH 杀灭有芽胞细菌和无芽胞细菌的能力和效果。

【实验仪器和材料】

1. 菌种　表皮葡萄球菌（*Staphylococcus epidermidis*）：代表革兰阳性球菌；大肠埃希菌（*Escherichia coli*）：代表革兰阴性杆菌；枯草芽胞杆菌（*Bacillus subtilis*）：代表革兰阳性有芽胞菌。

2. 培养基　可选用固体、液体、半固体培养基。根据不同菌种选择可行的方法和相应的培养基。

3. 试剂、材料　Britton – Robinson 缓冲溶液［在 100ml 三酸混合液（磷酸、醋酸、硼酸，浓度均为 0.04mol/L）中，加入一定体积的 0.2mol/L NaOH 配制而成，pH 范围为 1.8～11.9］、pH 计、烧杯、搅拌器、容量瓶、天平、移液管、4℃冰箱、定时器、超净工作台、隔水式恒温培养箱。

【注意事项】

1. 在实验设计过程中，应确保设置合理的实验对照，包括阳性对照、阴性对照以及空白对照等，以确保实验结果的准确性和可靠性。

2. 请务必注意严格遵守无菌操作规范。

3. 鉴于菌种、试剂种类繁多，实验条件各异，务必注重细致标记，以确保实验过程的准确无误，避免任何潜在差错的发生。

4. 请务必重视微生物实验安全等方面的问题。

实验设计二　临床检验实验设计：常见临床标本的细菌学检验

【实验目的】

掌握　常见临床细菌标本的检验方法和结果分析。

【临床案例】

患者，女，35 岁，汉族。

主诉：消瘦、乏力、盗汗 5 月余，咳嗽、胸闷 2 月余。

现病史：5 月前出现不明原因的乏力、盗汗，伴有午后低热。近来体重减轻，明显消瘦。近 2 月有咳嗽、咳痰，不同程度的胸闷、气喘现象，痰液偶带血丝。在当地诊所诊断"呼吸道感染"并治疗，因效果不佳而前来就诊。

既往史：无肺炎、结核病史，无手术史，无外伤史，无血制品输注史，无过敏史，预防接种按接种计划完成。

个人史：出生于原籍，无外地久居史，无毒物、放射性接触史，无不良生活史，不吸烟、不喝酒。

家族史：家庭成员健康。无遗传性疾病、无传染病史，无高血压、糖尿病病史。

体格检查：体温 38℃；双侧颈部可触及多个活动、质软淋巴结。右上肺可闻及湿啰音，叩诊浊音，语颤增强，肺泡呼吸音弱。余（－）。

影像学检查：右上肺呈云絮片状，斑片状改变，可见结节状阴影。

实验室检查：①血常规：RBC 3.4×10¹²/L，Hb 102g/L，WBC：7.5×10⁹/L，PLT 200×10⁹/L。②生化检查：Na⁺ 135 mmol/L，K⁺ 3.8mmol/L，Cl⁻ 115mmol/L。③结核菌素皮肤试验：阳性。

【检验实验设计思路】

1. 考虑患者最可能的诊断是什么？

2. 如何收集标本？

3. 如何进行标本的培养？

4. 如何选择相应的检测技术？

5. 如何进行病原菌的药敏试验？

实验设计三 创新性实验的设计：科研实验

科研实验的设计是科学研究的核心环节，它关乎着实验的成败以及研究成果的可靠性。在设计科研实验时，需要综合考虑多个因素，以确保实验的准确性和可重复性。实验设计主要内容包括：课题名称、研究进展和立项依据、研究内容、研究目标、拟解决关键问题、研究方案（技术路线）、实验方法和技术、可行性分析、研究计划与预期研究成果、现有研究条件与研究基础、科研项目组成员及分工、经费预算等。

1. 课题名称 课题名称应是对课题核心内容的精准提炼，既不宜过于宽泛，也不宜过于狭隘。课题命名应力求明确清晰，使之一眼望去便能明确其主旨内容。

2. 立项依据与研究进展阐述 它不仅凸显了项目提出的必要性与紧迫性，还基于扎实的依据和独特的创新视角，为相关领域的发展注入了新的活力。在研究进展方面，已对国内外的研究现状进行了全面的梳理和分析。针对国内的研究动态与水平，重点关注了项目拟研究内容的前沿进展与成果。同时，也对国外的相关研究进行了深入的考察，以便更好地把握国际趋势和发展方向。在此基础上，进一步分析了当前研究中存在的问题与挑战，并提出了针对性的解决方法和思路。这些见解体现了项目研究者的主观能动性和创新精神，有助于推动项目的顺利实施。

3. 研究目标 本研究旨在确立清晰、明确的目标，精确阐述本项目预期达成的成效，深入阐释其蕴含的重要意义及潜在价值。同时，应重点关注本项目拟解决的核心问题，确保研究目标的设定既明确又合理，为项目的顺利实施和成果产出奠定坚实基础。

4. 研究内容 本研究的内容需紧密围绕设定的研究目标展开，以确保二者之间的对应性和一致性。在明确研究目标的基础上，将深入探究为实现这些目标所需涵盖的具体内容，从而确保研究的全面性和针对性。

5. 拟解决关键问题 关键问题作为影响乃至决定项目成败的关键要素，应紧密关联并体现项目的创新之处。通常，应着重阐述在技术层面与方法层面所需克服的重大挑战。

6. 研究方案与技术路线 研究方案作为项目的核心组成部分，承载着项目实施的关键指引作用。为确保方案的科学性与有效性，需紧密围绕既定的研究目标进行深入探讨和反复修改，力求筛选出最佳的研究路径与实施方案。在方案的设计过程中，必须严格遵循重复、对照、随机化等基本原则，以确保研究结果的可靠性与准确性。技术路线图作为研究方案的可视化表达，应精确且简练地展现研究的基本流程与关键环节。在绘制技术路线图时，需使用箭头等符号清晰标注出路线中各个环节的逻辑关系与衔接顺序，以便研究人员能够直观地理解并遵循整个研究过程。

7. 实验方法与技术概述 本部分旨在详细阐述实验实施过程中所采用的关键技术与方法，以及这些方法和技术在推进课题研究过程中的适用性与可靠性。通过对所采用方法和技术进行恰当的分析与论述，确保所选方法和技术能够切实满足课题研究的需要，并为项目的顺利实施提供有力支撑。

8. 关于可行性分析 此部分主要致力于深入剖析项目思路的正确性以及立项依据的合理性，同时对研究方案的可实施性与科学性进行细致评估，并探讨其是否具备实现预期研究目标的能力。在进行可行性分析时，需紧密结合项目自身的独特性质，并充分考量所具备的优势条件以及过往所取得的显著成果，以此为依据，全面阐述具备完成该课题的充分条件与实力。

9. 研究计划与预期成果概述 本研究规划需详细阐明项目完成所需的整体时间框架及分阶段的具体工作进度安排，一般需按年度为单位进行系统性描述。预期研究成果则指项目完成后所能够实现的实质性进展与收获，通常表现为学术论文或专利技术的形式。

10. 现有研究条件与研究基础 本研究已具备相应的实验技术、先进的仪器设备以及适宜的实验场所，这些都为本研究的顺利实施提供了有力保障。此外，基于前期已有的扎实研究基础，以及对于预期研究结果的清晰规划，能够取得显著的研究成果。同时，本研究团队具备较高的学术科研水平，这将为本研究的深入开展提供强有力的支持。

11. 关于项目组成员的构成与分工安排 本项目设立一名组长或负责人，负责统筹协调整个项目的顺利推进；课题组其余成员则根据实际需求、个人的专业水准及特长进行明确的职责划分，各自承担研究内容中相应的研究任务，以确保项目的高效有序进行。

12. 经费预算 本研究所需经费涵盖实验材料费用、加工测试费用、技术协作费用、文献资料费用、差旅费用以及会议费用等各项开支。

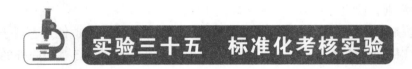

实验三十五 标准化考核实验

一、细菌革兰染色镜检

【实验目的】

掌握 革兰染色技术、细菌涂片的制作。

【实验仪器和材料】

1. 菌种 金黄色葡萄球菌、大肠埃希菌。

2. 试剂、材料 革兰染液、玻片、生理盐水、酒精灯、火柴、接种针、接种环、显微镜等。

【实验评分】

项目	分值	考核内容	评分值	扣分
制片	30	根据实际情况，滴加生理盐水，取用量不宜过多	5	
		接种环烧灼灭菌，观察接种部位是否烧红	5	
		接种环冷却后无菌操作取菌，无菌操作技术是否规范	10	
		涂片过程，菌悬液均匀，菌量适宜	5	
		低温烘干或自然晾干，过外焰3次固定涂片	5	
染色	30	染色顺序正确，初染、媒染、脱色、复染	10	
		染色时间控制得当	10	
		水洗，水流控制得当，染料冲洗干净	5	
		镜检前用吸水纸吸干水分、低温烘干或自然晾干	5	

项目	分值	考核内容	评分值	扣分
显微镜观察	40	使用显微镜由低倍→高倍→油镜顺序，调节适当聚光器和光栅	5	
		染片的清晰度及色差，视野图像清晰，明暗适宜	5	
		涂片的菌量及均一性，视野中菌量合适	5	
		染色结果的正确性，G^+ 和 G^- 染色正确	10	
		正确报告结果，口述染色结果，描述正确	5	
		全部操作完毕用时不超过 18 分钟，是否超时	10	
考核项目得分合计				

二、平板划线及菌落描述

【实验目的】

掌握 细菌的接种方法、无菌操作技术。

【实验仪器和材料】

1. 菌种 金黄色葡萄球菌、大肠埃希菌。

2. 试剂、材料 普通琼脂平板、酒精灯、火柴、接种针、接种环、记号笔等。

【实验评分】

实验	项目	分值	考核内容	评分值	扣分
四区划线	整理器材	5	酒精灯、实验器材摆放正确	5	
	灼烧接种环	5	金属丝灼烧至红透、灼烧金属柄灭菌后接种环不能离开火焰无菌区域	5	
	取菌种	10	接种环冷却，灼烧试管口，试管塞圈在右手小指和小鱼际之间，取菌量适宜，动作连贯熟练	10	
	划线接种	25	所有操作置于火焰无菌区域内	5	
			四区划线操作熟练度（三分区划线也可以）	10	
			四区分布是否合理（1、2区小，3、4区大）（临床分区划线一区有时候会更大，容易分出到病菌，要能划满整个平板）	10	
	标记及整理	10	在培养皿底部标记标本名称或编号、日期等记号	5	
			操作过程中台面整洁有序	5	
	培养及清洁	10	平板底部朝上置于孵箱	5	
			用消毒液清洁整个台面	5	
	操作用时	10	完成全部操作不超过 10 分钟	10	
菌落观察	菌落观察描述	20	各种菌落种类的区分与选择正确、描述全面、完整、正确，用词规范，（大小、形状、颜色、表面、边缘、厚度、透明度、溶血）	①平板 10	
				②平板 10	
	操作用时	5	观察描述完成全部平板用时不超过 10 分钟	5	
考核项目得分合计					

三、氧化酶、触酶、血浆凝固酶

【实验目的】

掌握　细菌生化反应氧化酶、触酶、血浆凝固酶操作方法。

【实验仪器和材料】

1. 菌种　金黄色葡萄球菌、大肠埃希菌。

2. 试剂、材料　生理盐水、氧化酶试剂、3% H_2O_2 溶液、EDTA 抗凝新鲜兔血浆或人血浆、载玻片、酒精灯、火柴、接种针、接种环、记号笔等。

【实验评分】

项目	分值	考核内容	评分值	扣分
触酶试验（玻片法）	30	取玻片并标记，无菌操作用挑取菌落（阳性/阴性对照菌、待检菌）于玻片上，应避免取到血琼脂，取菌量合适，肉眼明显可见	5	
		选择正确的触酶试剂，用吸管滴 1~2 滴试剂于所取菌苔上	5	
		1 分钟内判读阳性/阴性对照菌结果	5	
		阳性/阴性对照菌试验结果正确	5	
		判读待检菌试验结果正确	5	
		将玻片置于消毒液中，实验完毕，实验用品归位用时不超过 5 分钟	5	
氧化酶试验（滤纸法）	30	取白色滤纸条，无菌操作用滤纸条蘸取平板上单个菌落（阳性/阴性对照菌、待检菌），应避免取到血琼脂，取菌量合适，肉眼明显可见	5	
		正确选择氧化酶试剂，用吸管滴 1 滴试剂于滤纸条菌落上	5	
		10 秒内判读阳性/阴性对照试验结果，阳性/阴性对照菌试验结果正确	5	
		判读待检菌试验结果正确	10	
		将滤纸条置于消毒液中，实验完毕，实验用品归位，用时不超过 5 分钟	5	
血浆凝固酶试验（玻片法）	40	挑选准备正确的实验器材	5	
		挑取生长良好的单个菌落，菌悬液均匀浑浊/菌液浓度适宜	5	
		观察有无自凝现象	5	
		待测菌加入血浆适量，10 秒内观察凝集结果	10	
		阴性对照菌、阳性对照菌结果判定正确	5	
		待检菌结果判定准确	5	
		将玻片置于消毒液中，实验完毕，实验用品归位，用时不超过 10 分钟	5	
考核项目得分合计				

附　录

一、常用培养基

1. 氨基酸脱羧酶试验培养基

【成分】蛋白胨 5g　　　　　　　　　　　1.6% 溴甲酚紫乙醇溶液 1ml

　　　　葡萄糖 1g　　　　　　　　　　　酵母浸膏 3g

　　　　蒸馏水 1000ml

【制备方法】

（1）上述成分溶解后，调整 pH 为 6.8，加入指示剂，分为 4 份。

（2）前 3 份按 0.5% 分别加入 L - 赖氨酸、L - 精氨酸和 L - 鸟氨酸（如用 DL - 氨基酸应加入 1%），另 1 份为对照。

（3）加入氨基酸后再调整 pH 至 6.8 分装小试管，每管 0.5 ~ 1.0ml，上面滴加一层液体石蜡，115℃ 灭菌 10 分钟备用。

【用途】鉴定肠杆菌科、弧菌科细菌用。

2. 苯丙氨酸脱氨酶试验培养基

【成分】NaCl 5g　　　　　　　　　　　酵母浸膏 3g

　　　　磷酸二氢钠（无水）1g　　　　　琼脂 2g

　　　　DL - 苯丙氨酸 2g　　　　　　　蒸馏水 1000ml

【制备方法】将上述成分混合，加热溶解。调整 pH 为 7.4 后分装试管，2ml/管。置 115℃ 灭菌 20 分钟后放置斜面备用。

【用途】用于肠杆菌科细菌的鉴定。

3. 拟杆菌胆汁七叶苷（BBE）培养基

【成分】胰蛋白胨大豆琼脂 40g　　　　　氯化血红素溶液（5mg/ml）2ml

　　　　橼酸铁铵 0.5g　　　　　　　　庆大霉素溶液（40mg/ml）2.5ml

　　　　牛胆汁 20g

　　　　七叶苷 1g

　　　　蒸馏水 1000ml

【制备方法】将上述各成分溶解，调整 pH 为 7.0，分装后 121℃ 灭菌 15 分钟，冷至 50℃ 左右倾注无菌平板。

【用途】用于选择培养和快速鉴定脆弱类杆菌。

4. 活性炭酵母浸出液（BCYE）琼脂

【成分】酵母浸膏 10g　　　　　　　　　活性炭 2g

　　　　L - 半胱氨酸 0.4g　　　　　　可溶性焦磷酸铁盐 0.25g

　　　　琼脂 15g　　　　　　　　　　蒸馏水 980ml

　　　　α - 酮戊二酸 1g

【制备方法】将上述除 L - 半胱氨酸及焦磷酸铁盐以外的各成分混合，再加入缓冲剂 N - 2 - 乙酰氨基 - 乙氨基乙醇磺酸（ACES）10g，经 121℃ 灭菌 15 分钟，放水浴中冷却到 50℃ 保温。另外分别配制新鲜 L－半胱氨酸溶液（10ml 蒸馏水中含 0.4g）及焦磷酸铁盐溶液（10ml 中含 0.25g）分别经过 0.22μm 孔径的无菌滤器除菌，再加入上述已灭菌冷却保温的培养基中，加入 1mol/L KOH 4～5ml，调整 pH 至 6.9。冷却后直接倾注无菌平板用于分离培养。还可制成斜面保存菌种。

【用途】 用于军团菌的分离培养。

5. 半胱氨酸葡萄糖血培养基

【成分】 营养琼脂 500ml   葡萄糖 5.0g

         半胱氨酸 0.5g   兔血 25.0ml

【制备方法】 无菌的营养琼脂加热溶解后，加入葡萄糖及半胱氨酸，经流动蒸汽灭菌 20 分钟，冷至凝固前加入兔血，混合后制作斜面或倾注无菌平板。

【用途】 培养孢子丝菌的酵母型。

6. 鲍－金培养基

【成分】 马铃薯（去皮切细）250g   琼脂 50～60g

         NaCl 9g   蛋白胨 2g

         甘油 20ml   蒸馏水 2000ml

         脱纤维羊血（或马血、兔血均可）   青霉素溶液

【制备方法】

（1）将去皮切碎的马铃薯、NaCl 加蒸馏水 500ml 混合，煮沸至马铃薯煮烂为止，补足失去的水分，用双层纱布过滤，即得马铃薯浸出液。

（2）另将琼脂加水 1500ml，加热溶解后，加入马铃薯浸出液、甘油和蛋白胨。溶解后，调整 pH 至 7.0。

（3）分装，每瓶 100ml 或每管 15～20ml，121℃灭菌 20 分钟备用，为基础培养基。

（4）临用时，将上述基础培养基加热融化，冷至 50℃左右，以无菌操作加入无菌脱纤维血液（每 100ml 上述基础培养基加入 25～30ml 血液）和青霉素溶液（每 100ml 上述基础培养基加入 25～30U），摇匀，倾注无菌平板，凝固后，冷藏备用。尽可能在 4 天内用完，一般不应超过 1 周为宜。

【用途】 用于白喉棒杆菌的分离培养。

7. 庖肉培养基

【成分】 牛肉渣 0.5g   牛肉汤 7ml

【制备方法】 取制备牛肉浸液剩下的并经过处理的肉渣装于 15mm×150mm 试管内，每管 0.5g，并加入 pH 7.6 的肉汤培养基 7ml，上盖 3～4mm 厚的融化凡士林。经 121℃灭菌 15 分钟后备用。

【用途】 用于厌氧菌的增菌及菌种保存。

8. 环丝氨酸－甲氧头孢菌素－果糖（CCFA）培养基

【成分】 初胨 40g Na_2HPO_4 5g

         KH_2PO_4 1g   果糖 6g

         琼脂 20g   NaCl 2g

         $MgSO_4$ 0.1g   环丝氨酸、甲氧头孢菌素

         0.1% 中性红乙醇溶液 3ml   蒸馏水 1000ml

【制备方法】 除环丝氨酸和甲氧头孢菌素外，将各种成分加热溶解于蒸馏水中，分装三角烧瓶内，每瓶 100ml，121℃灭菌 15 分钟，冷却至 60℃时分别加环丝氨酸至终浓度 50mg/ml、甲氧头孢菌素至终浓度 160μg/ml，混匀倾注无菌平板。制成的平板置厌氧环境中，1～2 天后使用。

【用途】 用于艰难拟梭菌的选择性培养。

9. 醋酸铅培养基

【成分】2%肉汤琼脂 200ml　　　　　　　　醋酸铅 10g

　　　　硫代硫酸钠 0.05g　　　　　　　　　蒸馏水 100ml

【制备方法】

（1）先将 10g 醋酸铅加入 100ml 蒸馏水中融化，间歇灭菌或低压灭菌后备用（10% 醋酸铅溶液）。

（2）加热溶化 2%肉汤琼脂 200ml，加入硫代硫酸钠 0.05g，混合后高温灭菌。

（3）从灭菌器中取出，待冷却至 45℃ 左右时，无菌操作加入无菌 10% 醋酸铅溶液 1ml，摇匀。

（4）分装小试管，每管约 2ml，直立待冷凝后备用。

【用途】供硫化氢生成试验用。

【注】醋酸铅与硫代硫酸钠不宜久置。

10. DNA 酶琼脂培养基

【成分】DNA 2g　　　　　　　　　　　　　胰酶水解酪蛋白 15g

　　　　大豆胨 5g　　　　　　　　　　　　NaCl 5g

　　　　琼脂 15g　　　　　　　　　　　　　蒸馏水 1000ml

【制备方法】将上述成分溶解、混合，调整 pH 至 7.3，121℃灭菌 15 分钟后，倾注无菌平板，4℃冷藏备用。

【用途】用于细菌产 DNA 酶的测定。

11. 20%胆汁培养基

【成分】牛胆粉（或胆汁 20ml）2.0g　　　　去氧胆酸钠 0.1g

　　　　胆汁管［蛋白胨酵母葡萄糖（PYG）　　对照管（PYG 或硫乙醇酸盐基础液 100ml）

　　　　或乙醇酸盐基础液 100ml］

【制备方法】胆汁管的各成分混合，加热溶解，调整 pH 至 7.5，加装小试管每管 2ml。对照管中培养基也调整 pH 至 7.5，115℃灭菌 15 分钟后备用。

【用途】用于厌氧菌的鉴定。

12. 胆汁葡萄糖肉汤

【成分】猪（或牛）胆汁 500ml　　　　　　营养肉汤 500ml

　　　　葡萄糖 5g

【制备方法】

（1）将葡萄糖溶于营养肉汤内，再分别将葡萄糖肉汤、胆汁 115℃灭菌 15 分钟。

（2）将两液等量混合，分装试管，每管 10ml，无菌试验合格后，贮于 4℃冰箱内备用。

【用途】适于伤寒患者血液增菌培养，每管可接种血液 2.5ml。

13. 胆汁 – 七叶苷培养基

【成分】牛肉膏 3g　　　　　　　　　　　　枸橼酸铁 0.5g

　　　　蛋白胨 5g　　　　　　　　　　　　胆盐 40g

　　　　七叶苷 1g　　　　　　　　　　　　蒸馏水 1000ml

【制备方法】将上述成分溶于蒸馏水中，调整 pH 至 6.6，分装试管，每管 2ml，121℃灭菌 15 分钟，备用。

【用途】用于 D 群链球菌、肠球菌及厌氧菌等细菌的鉴定。

14. Elek 平板

【成分】甲液　胰蛋白胨 4.0g　　　　　　　麦芽糖 0.6g

　　　　　　　纯乳酸 0.14ml　　　　　　　蒸馏水 100ml

乙液　琼脂 3.0g　　　　　　　　　　　　NaCl 1.0g

蒸馏水 100ml

【制备方法】

（1）将甲、乙液各成分分别加入蒸馏水中，加热溶解，用脱脂棉过滤后调整 pH 为 7.8。

（2）将甲、乙液等量混合，分装试管，每管 15ml。

（3）置试管于阿诺灭菌器，100℃ 20~30 分钟间歇灭菌，置 4℃ 备用，使用时将融化后冷却至 55℃ 的 Elek 琼脂按 5：1 的量加入无菌正常兔或牛血清，充分混匀后倾注无菌平皿，凝固后即可使用。

【用途】用于白喉棒杆菌毒素的测定。

15. 伊红美蓝（EMB）琼脂培养基

【成分】蛋白胨 10g　　　　　　　　　　　琼脂 18g

乳糖 10g　　　　　　　　　　　　　伊红 Y 0.4g

美蓝 0.065g　　　　　　　　　　　K_2HPO_4 2g

蒸馏水 1000ml

【制备方法】

（1）将蛋白胨、糖类及盐类溶于水，调整 pH 为 7.4。

（2）加入琼脂、染料后混匀，于 115℃ 灭菌 20 分钟，冷至 50℃ 倾注无菌平皿，凝固后于冰箱中贮存备用。

【用途】用于分离肠道致病菌。

16. 改良弯曲菌培养基（Campy－BAP）

【成分】Ⅰ　蛋白胨 10g　　　　　　　　　胰蛋白胨 10g

琼脂粉 15g　　　　　　　　　　重亚硫酸钠 0.1g

葡萄糖 1g　　　　　　　　　　　NaCl 5g

酵母浸液 2g　　　　　　　　　　蒸馏水 1000ml

　　　　Ⅱ　万古霉素 10mg　　　　　　　多黏菌素 B 2500U

先锋霉素 15mg　　　　　　　　两性霉素 B 2mg

脱纤维羊血 50ml　　　　　　　蒸馏水 1000ml

【制备方法】

（1）将成分Ⅱ中 4 种抗生素加入灭菌蒸馏水 5ml 中，溶解混匀。

（2）将成分Ⅰ加热溶解，调整 pH 至 7.0±0.2，分装烧瓶，每瓶 100ml，121℃ 灭菌 15 分钟，取出后置 55℃ 水浴中备用。

（3）分别取脱纤维羊血 5ml，4 种抗生素混合液 0.5ml 加入上述 100ml 培养基中，摇匀后倾注无菌平板。

【用途】用于弯曲菌的分离培养。

17. 哥伦比亚黏菌素－萘啶酸琼脂平板（CNA）

【成分】Ⅰ　胰酪蛋白胨 12.0g　　　　　　动物组织蛋白消化物 5.0g

酵母提取物 3.0g　　　　　　　牛肉提取物 3.0g

玉米淀粉 1.0g　　　　　　　　氯化钠 5.0g

琼脂 13.5g

　　　　Ⅱ　多黏菌素 B 0.01g　　　　　　萘啶酸 0.01g

无菌脱纤维羊血 50ml　　　　　蒸馏水 1000ml

【制备方法】

（1）将成分Ⅱ中的多黏菌素 B 和萘啶酸加入灭菌蒸馏水 5ml 中，溶解混匀。

（2）将成分 I 加热溶解于 995ml 蒸馏水中，调整 pH 至 7.3±0.2，121℃灭菌 15 分钟。取出后冷至 45～50℃时，添加无菌脱纤维羊血 50ml 及多黏菌素 B 和萘啶酸混合液 5ml，摇匀后倾注无菌平板。

【用途】用于阴道加德纳菌的培养。

18. GN 增菌液

【成分】
胰蛋白胨 20g	甘露醇 2g
葡萄糖 1g	枸橼酸钠 5g
去氧胆酸钠 0.5g	K_2HPO_4 4g
KH_2PO_4 1.5g	蒸馏水 1000ml
NaCl 5g	

【制备方法】按上述成分配好，加热使之溶解，调整 pH 至 7.0，分装。115℃灭菌 15 分钟。

【用途】用于粪便标本中志贺菌属细菌的增菌培养。

19. 嗜血杆菌（HAE）培养基

【成分】
哥伦比亚琼脂 39g	羊血 80ml
NAD（辅酶 I）1.5g	牛血红素 1.5g
万古霉素 0.5g	克林霉素 0.1g

【制备方法】哥伦比亚琼脂配好后 121℃灭菌 20 分钟，取出加入羊血制成巧克力琼脂培养基，冷却至 50～55℃时加入其余成分，混匀后倾注无菌平板。

【用途】嗜血杆菌的分离培养。

20. Hugh – Leifson 培养基（O/F 试验用）

【成分】
蛋白胨 2g	NaCl 5g
磷酸氢二钾 0.3g	琼脂 4g
葡萄糖 10g	0.2%溴麝香草酚蓝溶液 12ml
蒸馏水 1000ml	

【制备方法】将蛋白胨和盐类加水溶解后，调整 pH 至 7.2，加入葡萄糖、琼脂煮沸，融化琼脂。然后加入指示剂，混匀后，分装试管。115℃灭菌 20 分钟。直立凝固备用。

【用途】检测细菌对葡萄糖的发酵类型。

21. 甲苯胺蓝核酸琼脂

【成分】
胰蛋白胨 15g	DNA 2g
植物蛋白胨 5g	NaCl 5g
琼脂 15g	甲苯胺蓝 0.05g
蒸馏水 1000ml	

【制备方法】将上述成分加热溶解，调整 pH 至 7.3，于 121℃灭菌 15 分钟，冷至 50℃时倾注无菌平板。

【用途】用于葡萄球菌耐热 DNA 酶的测定。

22. 菊糖发酵培养基

【成分】
蛋白胨 2.5g	菊糖 5g
蒸馏水 400ml	无菌血清（兔或牛）100ml
1.6%溴甲酚紫乙醇溶液 3ml	

【制备方法】

（1）无菌方法准备好血清。

（2）将血清与蒸馏水按上述比例混合，置于阿诺灭菌器灭菌 15 分钟，冷却。

（3）调整 pH 前加入菊糖、蛋白胨溶解混匀，调整 pH 至 7.4，以滤纸过滤。

（4）加入 1.6% 溴甲酚紫乙醇溶液 3ml。

（5）分装于 13mm×100mm 试管，每管 2ml，阿诺灭菌 1 小时，连续 3 日，做无菌试验合格后置 4℃冰箱保存。

【用途】用于肺炎链球菌与其他链球菌的鉴别。

23. 碱性蛋白胨培养基

【成分】蛋白胨 10g　　　　　　　　　　　　NaCl 10g

蒸馏水 1000ml

【制备方法】将上述成分溶解于蒸馏水内，调整 pH 至 8.4，分装试管，每管 5～7ml，121℃灭菌 15 分钟，备用。

【用途】霍乱弧菌增菌培养。

24. 碱性琼脂培养基

【成分】pH 8.4 牛肉膏汤 100ml　　　　　　琼脂 2g（15g）

【制备方法】将琼脂加于牛肉膏汤中加热融化，调整 pH 至 8.4，煮沸后分装于烧瓶中，121℃灭菌 15 分钟，冷却至 50℃左右倾注无菌平板。

【用途】用于分离霍乱弧菌。

25. 枸橼酸盐培养基

【成分】NaCl 5g　　　　　　　　　　　　　硫酸镁（$MgSO_4 \cdot 7H_2O$）0.2g

K_2HPO_4 1g　　　　　　　　　　　　琼脂 15g

$NH_4H_2PO_4$ 1g　　　　　　　　　　　枸橼酸钠 5g

蒸馏水 1000ml　　　　　　　　　　　0.2% 溴麝香草酚蓝溶液 40ml

【制备方法】

（1）将盐类溶解于水内，调整 pH 至 6.8。

（2）加入琼脂，加热融化后加入指示剂，混合均匀后分装试管，2ml/管，121℃灭菌 15 分钟，放成斜面。

【用途】肠杆菌科、非发酵菌等细菌的鉴定。

26. KCN 培养基

【成分】蛋白胨 10g　　　　　　　　　　　　Na_2HPO_4 5.64g

NaCl 5g　　　　　　　　　　　　　　KH_2PO_4 0.025g

蒸馏水 1000ml

【制备方法】

（1）将上述成分溶解后分成 2 份，均 121℃灭菌 15 分钟，置 4℃冰箱内充分冷却。

（2）将一份按每 100ml 加入 0.5% KCN 溶液 2ml（最终浓度为 1：10000），分装于无菌试管内，每管 4ml。并立即用无菌硅胶塞塞紧，于 4℃冰箱中保存。

（3）另一份不加 KCN，作为对照，按同样方法、同量分装，4℃冰箱保存备用。

【用途】用于肠杆菌科细菌的鉴定。

【注】KCN 为剧毒药，使用时要十分小心，切勿沾染，以免中毒。

27. 克氏双糖铁培养基（KIA）

【成分】蛋白胨 20g　　　　　　　　　　　　酵母膏 3g

葡萄糖 1g　　　　　　　　　　　　　牛肉膏 3g

乳糖 10g	NaCl 5g
枸橼酸铁铵 0.5g	琼脂 12g
蒸馏水 1000ml	硫代硫酸钠 0.5g
酚红 0.025g	

【制备方法】

（1）将除琼脂和酚红以外的各成分溶解于蒸馏水中，调整 pH 至 7.6。

（2）加入琼脂，加热煮沸以融化琼脂，再加入 0.2% 酚红水溶液 12.5ml 摇匀。

（3）分装试管，装量宜多些，以便得到比较高的底层，115℃ 灭菌 20 分钟，放置高层斜面备用。

【用途】用于肠杆菌科细菌的鉴定。

28. 柯索夫（Korthof）培养基

【成分】蛋白胨 0.8g	NaCl 1.4g
1% KCl 溶液 4.0ml	1% CaCl$_2$ 溶液 4.0ml
1% NaHCO$_3$ 溶液 2ml	K$_2$HPO$_4$ 0.18g
灭活兔血清（56℃ 30 分钟）100ml	NaH$_2$PO$_4$ 0.96g
蒸馏水 1000ml	

【制备方法】除灭活兔血清外，将上述其他成分混合置水浴中 100℃ 30 分钟溶解混匀，调整 pH 至 7.2～7.4，121℃ 灭菌 30 分钟，冷却后无菌操作加入灭活兔血清。

【用途】用于钩端螺旋体的培养。

29. 卵黄琼脂培养基

【成分】肉浸液 1000ml	NaCl 5g
50% 葡萄糖水溶液 2ml	蛋白胨 15g
琼脂 25～30g	50% 卵黄盐水悬液 15ml

【制备方法】

（1）将上述成分中除葡萄糖水溶液和卵黄盐水悬液外加入肉浸液中，加热融化，调整 pH 至 7.5，分装每瓶 100ml，121℃ 高压灭菌 15 分钟。

（2）临用时加热融化琼脂，冷至 50℃，每瓶内加入 50% 葡萄糖水溶液 2ml 和 50% 卵黄盐水悬液 15ml，摇匀，倾注无菌平板。

【用途】用于细菌产卵磷脂酶的测定。

30. 罗琴（L–J）培养基

【成分】谷氨酸钠（纯度 95% 以上）7.2g	KH$_2$PO$_4$ 14g
MgSO$_4$·7H$_2$O 24g	枸橼酸镁 0.6g
丙三醇 12ml	马铃薯淀粉 30g
20g/L 孔雀绿水溶液 20ml	新鲜鸡卵液 1000ml
蒸馏水 600ml	

【制备方法】

（1）将盐类成分溶解于蒸馏水后，加马铃薯淀粉，混匀，沸水浴内煮 1 小时成糊状（不时摇动以防凝块）。

（2）冷却至 55℃ 左右，加经消毒纱布过滤的新鲜鸡卵液 1000ml（包括卵白、卵黄并搅拌均匀）。再加无菌的 20g/L 孔雀绿水溶液 20ml，混匀后分装于无菌试管内。每管加培养基 7ml。

（3）试管加塞后置血清凝固器内，90℃ 1.5 小时间歇灭菌 2 次后放置成斜面。斜面高度应占试管的 2/3。

（4）成品须经 35℃ 24 小时，无菌试验合格后，置 4℃冰箱保存备用。

【用途】用于结核分枝杆菌的分离培养。

31. 绿脓菌素测定用培养基

【成分】蛋白胨 20g　　　　　　　　　　MgCl$_2$ 1.4g

　　　　K$_2$SO$_4$ 10g　　　　　　　　　　琼脂 18g

　　　　甘油（AR）10g　　　　　　　　蒸馏水 1000ml

【制备方法】将蛋白胨、MgCl$_2$ 和 K$_4$SO$_4$ 加入蒸馏水中，加温使其溶解。调整 pH 至 7.4，加入琼脂和甘油。加热溶解，分装于试管内，每管 2ml。115℃灭菌 20 分钟。制成斜面备用。

【用途】用于铜绿假单胞菌产色素的测定。

32. 硫酸镁葡萄糖酚红肉汤

【成分】牛肉粉 50g　　　　　　　　　　葡萄糖 80g

　　　　NaCl 50g　　　　　　　　　　　酵母浸膏 30g

　　　　蛋白胨 100g　　　　　　　　　　PABA 0.5g

　　　　肝素 1mg/瓶　　　　　　　　　　MgSO$_4$·7H$_2$O 49.3g

　　　　蒸馏水 1000ml

【制备方法】将上述成分溶解，每瓶分装 50ml 封口，阿诺灭菌器灭菌 2～3 次，无菌试验检验合格后，置室温备用。

【用途】用于血液标本的增菌培养。

33. 吕氏血清斜面

【成分】100g/L 葡萄糖肉汤（灭菌 pH 7.4）1 份　　　　小牛血清（或兔、羊、马血清）3 份

【制备方法】

（1）用无菌方法将上述成分混合于灭菌三角烧瓶。

（2）用无菌分装于 15mm×150mm 灭菌试管，每管 3～5ml。

（3）将试管斜置于血清凝固器内，间歇灭菌 3 天，第一天徐徐加热至 85℃。维持 30 分钟，使血清凝固，置 35℃温箱内过夜。第二天和第三天再用 85～90℃灭菌 30 分钟，取出后置 4℃备用。

【用途】用于白喉棒杆菌的分离培养。

34. 细菌 L 型培养基

【成分】蛋白胨 20g　　　　　　　　　　琼脂 8g

　　　　NaCl 40～50g　　　　　　　　　灭活马血浆 200ml

　　　　牛肉浸液 1000ml

【制备方法】除灭活马血浆外，将上述成分加热溶解于牛肉浸液中，调整 pH 至 7.4～7.6，分装于三角烧瓶中，每瓶 8ml，121℃灭菌 20 分钟，临用时加热融化并冷至 56℃时加入灭活马血浆 20ml（20%），迅速混匀倾注无菌平板。

【用途】用于细菌 L 型的分离培养。

35. 硫乙醇酸钠肉汤

【成分】硫乙醇酸钠 0.1g　　　　　　　0.2% 亚甲蓝水溶液 0.1ml

　　　　琼脂 0.05～0.2g　　　　　　　　肉浸汤 100ml

　　　　葡萄糖 0.5～1g

【制备方法】除亚甲蓝水溶液外其他成分加于肉浸汤中，加热使其溶解，调整 pH 至 8.0，加入亚

甲蓝水溶液，摇匀混合，滤纸过滤后分装试管 10ml/管。115℃灭菌 20 分钟，备用。

【用途】用于厌氧菌的培养。

【注】此培养基厌氧菌及需氧菌均可生长，需氧菌生长在上部，厌氧菌生长在下部（包括专性厌氧菌和兼性厌氧菌）。

36. 麦康凯（MAC）培养基

【成分】蛋白胨 20g　　　　　　　　　　　　乳糖 10g

NaCl 5g　　　　　　　　　　　　　　0.5% 中性红水溶液 5ml

琼脂 15g　　　　　　　　　　　　　　胆盐 5g

蒸馏水 1000ml

【制备方法】

（1）除乳糖、中性红外，其余成分加热溶于水中，加 15% 氢氧化钠 2ml，调整 pH 至 7.2。

（2）加入乳糖及中性红，115℃灭菌 15 分钟，待冷后倾注无菌平板。贮于 4℃冰箱中。

【用途】用于肠道致病菌的分离培养。

37. 毛发穿孔试验液体培养基

【成分】100g/L 酵母浸膏（无菌）1～2 滴　　　　蒸馏水 10ml

【制备方法】将青少年或儿童头发若干剪成 1cm 长，经 115℃灭菌 10 分钟，置于含上述成分的试管中备用。

【用途】用于鉴别红色癣菌与石膏样癣菌，后者可使毛发穿孔。

38. 动力、吲哚、尿素酶（MIU）培养基

【成分】蛋白胨 10g　　　　　　　　　　　　NaCl 7.5g

葡萄糖 1g　　　　　　　　　　　　　KH_2PO_4 2g

0.4% 酚红水溶液 2ml　　　　　　　　琼脂 4g

蒸馏水 1000ml

【制备方法】除指示剂外，将上述成分混于水中，加热溶解，调整 pH 至 7.0，再加入酚红指示剂。115℃灭菌 20 分钟，冷至 50℃左右，以无菌操作加入 20% 尿素溶液 100ml（用 0.22μm 孔径的无菌滤器滤过除菌）。分装于无菌试管中，每管 3ml，凝固后备用。

【用途】用于肠杆菌科细菌的鉴定。

39. 水解酪蛋白（MH）培养基

【成分】牛肉（做肉浸汤用）300g　　　　　　琼脂 17g

蛋白胨 6.0g　　　　　　　　　　　　NaCl 3g

酪蛋白水解物 17.5g　　　　　　　　蒸馏水 1000ml

可溶性淀粉 1.5g

【制备方法】

（1）将牛肉去脂肪、肌腱后绞碎，加蒸馏水 1000ml，混匀。置 4℃冰箱中过夜。

（2）上述成分煮沸 30 分钟，过滤，补足水分至 1000ml，将其他成分加入，调整 pH 至 7.4，121℃灭菌 15 分钟后备用。

【用途】用于药物敏感性试验的琼脂稀释法和扩散法。

40. 明胶培养基

【成分】蛋白胨 5g　　　　　　　　　　　　　牛肉膏 3g

明胶 120g　　　　　　　　　　　　　蒸馏水 1000ml

【制备方法】将各成分加到蒸馏水中浸泡20分钟，随时搅拌加温使之溶解。调整 pH 至7.4，分装于试管内。115℃灭菌20分钟，直立制成高层备用。

【用途】用于细菌产明胶酶的测定。

41. 马尿酸钠培养基

【成分】肉浸汤 100ml　　　　　　　　　　　　　马尿酸钠 1g

【制备方法】将马尿酸钠溶于肉膏汤内，分装试管，并于管壁与液面高度画一条横线，121℃灭菌，20分钟备用。

【用途】用于 B 群链球菌的鉴定。

42. 牛乳培养基

【成分】营养琼脂 100ml　　　　　　　　　　　　乳糖 1g

　　　　1% 中性红水溶液 0.3ml　　　　　　　　脱脂牛乳 2.5ml

【制备方法】将普通营养琼脂加热融化，加入乳糖和中性红指示剂，115℃灭菌20分钟，待冷至55℃时加入无菌脱脂牛乳，倾注无菌平板备用，亦可在灭菌前分装试管，10ml/管，灭菌后制成高层。

【用途】用于检测厌氧菌乳糖发酵和蛋白消化能力。

43. 尿素卵黄双糖琼脂斜面

【成分】营养琼脂（pH 7.8～8.0）100ml　　　　1g/L 酚红溶液 2.5ml

　　　　200g/L 蔗糖溶液（无菌）5ml　　　　　100g/L 葡萄糖溶液（无菌）1ml

　　　　200g/L 尿素溶液（无菌）1ml　　　　　新鲜鸡蛋黄（无菌取出）1个

【制备方法】

（1）取营养琼脂融化后加入酚红，121℃灭菌15分钟，置70℃水浴中备用。

（2）以无菌操作将蔗糖、葡萄糖、尿素等溶液混匀，加入卵黄1个。混匀后加入上述营养琼脂，充分混匀。

（3）无菌分装制成高层斜面，待凝固后作无菌试验，如仍保持原来的鲜明淡红色即置4℃备用。如培养基已变淡黄色，表示有污染，不可使用。

【用途】用于白喉棒杆菌的鉴别培养。

44. 马铃薯葡萄糖琼脂（PDA）培养基

【成分】马铃薯粉 200g　　　　　　　　　　　　葡萄糖 20g

　　　　琼脂 20g　　　　　　　　　　　　　　　蒸馏水 1000ml

【制备方法】取马铃薯粉加水 1000ml，煮30分钟后用纱布过滤，将滤液补足至 1000ml。再加入葡萄糖、琼脂，加热溶解，分装，115℃灭菌20分钟。

【用途】用于分离培养霉菌、观察菌落的色素等，如红色癣菌菌落呈红色、石膏样癣菌菌落呈无色。

45. 对硝基苯甲酸（PNB）培养基

【成分】对硝基苯甲酸 50ml　　　　　　　　　　L‒J 培养基 100ml

　　　　丙二醇 1ml

【制备方法】对硝基苯甲酸用二甲亚砜溶解后加入 L‒J 培养基内，使其最终浓度为 PNB 0.5mg/ml，混匀分装，凝固灭菌。

【用途】用于分枝杆菌的分离培养。

46. 葡萄糖蛋白胨水培养管

【成分】K_2HPO_4 5g　　　　　　　　　　　　　蛋白胨 7g

　　　　葡萄糖 5g　　　　　　　　　　　　　　蒸馏水 1000ml

【制备方法】

（1）上述各成分加热溶解后调整 pH 至 7.0~7.2。

（2）分装试管，每管 2ml，115℃灭菌 15 分钟，备用。

【用途】用于甲基红和 V-P 试验。

47. 亚硒酸盐（SF）增菌液

【成分】蛋白胨 5g　　　　　　　　　　　乳糖 4g

　　　　Na₂HPO₄ 4.5g　　　　　　　　　亚硒酸钠 4g

　　　　NaH₂PO₄ 5.5g　　　　　　　　　蒸馏水 1000ml

【制备方法】

（1）按上述成分配好，加热溶解，调整 pH 至 7.2。

（2）分装试管每管 10ml，115℃灭菌 15 分钟。

【用途】用于粪便标本中沙门菌属的增菌培养。

48. 4 号琼脂平板

【成分】蛋白胨 20g　　　　　　　　　　NaCl 5g

　　　　牛肉膏粉 5g　　　　　　　　　　无水亚硫酸钠 3g

　　　　十二烷基硫酸钠 0.5g　　　　　　猪胆汁粉 5g

　　　　依沙吖啶（利凡诺）0.03g　　　　琼脂 15g

　　　　庆大霉素 500U　　　　　　　　　蒸馏水 1000ml

【制备方法】将上述物质溶于蒸馏水中，煮沸充分溶解，冷至 50℃左右，调整 pH 至 8.5±0.2，按每 100ml 培养基加入 0.05% 亚碲酸钾溶液 2ml，摇匀立即倾注无菌平皿，待凝固后备用。

【用途】用于霍乱弧菌的选择性分离培养。

49. Skirrow 血琼脂培养基

【成分】血琼脂基础 40g　　　　　　　　多黏菌素 B 2500U

　　　　万古霉素 10mg　　　　　　　　　脱纤维马血 50~70ml

　　　　蒸馏水 1000ml　　　　　　　　　甲氧苄啶 5mg

【制备方法】将血琼脂基础溶于蒸馏水中，115℃灭菌 15 分钟，冷至 50℃左右，加入其他各种成分，混匀，倾注无菌平皿，备用。

【用途】用于弯曲菌的分离培养。

50. 山梨醇-麦康凯（SMAC）培养基

【成分】蛋白胨 17g　　　　　　　　　　猪胆盐 5g

　　　　琼脂 15g　　　　　　　　　　　　胨 3g

　　　　NaCl 5g　　　　　　　　　　　　山梨醇 10g

　　　　结晶紫 0.001g　　　　　　　　　蒸馏水 1000ml

　　　　中性红 0.025g

【制备方法】

（1）将上述物质加入蒸馏水中，搅拌加热煮沸至完全溶解，分装三角瓶，121℃高压灭菌 15 分钟。

（2）待基础培养基冷至 50~55℃时，调节 pH 至 7.2±0.2，再按每 200ml 培养基加入 0.05% 无菌亚碲酸钾溶液 1ml，如需增强对杂菌的抑制作用，可添加 0.01mg 头孢克肟至 200ml 培养基中，混匀并倾注灭菌培养皿，凝固后备用。

【用途】用于致病性大肠埃希菌（包括 O157：H7）的分离培养。

【注】O157：H7 在 SMAC 平板上呈淡褐色中心，扁平透明，边缘光滑，菌落直径约 2mm。

51. SS 培养基

【成分】

牛肉膏 5g	琼脂 18g
胨 5g	0.5% 中性红水溶液 4.5ml
胆盐 3.5g	0.1% 煌绿溶液 0.33ml
枸橼酸钠 8.5g	乳糖 10g
硫代硫酸钠 8.5~10g	枸橼酸铁 1g
蒸馏水 1000ml	

【制备方法】

（1）加热溶解琼脂、牛肉膏于蒸馏水中，再用 2~3 层纱布过滤。

（2）除中性红、煌绿溶液外，其余成分加入上述已过滤的琼脂培养基内，摇匀溶解，稍微加热。

（3）调整 pH 为 7.1，加入中性红、煌绿溶液摇匀，再煮沸一次（无须灭菌）。

（4）待冷至 55℃ 左右，倾注无菌平皿，保存 4℃ 冰箱备用。

【用途】用于分离肠道致病菌。

52. 沙氏培养基

【成分】

蛋白胨 10g	葡萄糖 40g
琼脂 20g	蒸馏水 1000ml

【制备方法】将上述各成分加热溶解后，调整 pH 至 5.4~6.0，分装。115℃ 灭菌 20 分钟后，倾注无菌平板或制作斜面。

【用途】用于真菌的分离培养。

53. 苏通（Sauton）培养基

【成分】

天冬酰胺 4.0g	枸橼酸铁铵 0.05g
甘油 60ml	$MgSO_4 \cdot 7H_2O$ 0.5g
枸橼酸 2.0g	K_2HPO_4 0.5g
蒸馏水 1000ml	

【制备方法】将各种成分加热溶解后用氨水调整 pH 至 7.2，过滤后分装于小试管中，每管 3ml，121℃ 灭菌 20 分钟，待冷后作无菌试验。置 4℃ 冰箱保存备用。

【用途】用于分枝杆菌的培养。

54. TCBS 培养基

【成分】

蛋白胨 10g	枸橼酸铁 1g
酵母膏粉 5g	溴麝香草酚蓝 0.04g
琼脂 15g	牛胆盐 8g
硫代硫酸钠 10g	蒸馏水 1000ml
蔗糖 20g	

【制备方法】除溴麝香草酚蓝指示剂及琼脂外，将各种成分加热溶解于水中。调整 pH 至 8.6，然后加入指示剂及琼脂，煮沸使之完全溶解，不需要灭菌，直接倾注无菌平板。

【用途】用于霍乱弧菌的分离培养。

55. 糖发酵培养基（肠杆菌科细菌用）

【成分】蛋白胨水 100ml　　　　　　　　16g/L 溴甲酚紫乙醇溶液 2.5ml

所需的糖、醇、苷类等 1g　　　　　　　蒸馏水 1000ml

【制备方法】

（1）先配制蛋白胨水，调整 pH 至 7.6。

（2）加入相应的糖、醇或苷及指示剂。

（3）分装试管，并放入一个小倒管，再以 115℃ 灭菌 15 分钟备用。

（4）在不同的糖发酵试管上标以不同颜色，或贴标签作为标记。

【用途】用于肠杆菌科细菌鉴定。

56. 糖发酵培养基（真菌用）

【成分】胰蛋白胨 2.0g　　　　　　　　　NaCl 0.5g

蒸馏水 100ml　　　　　　　　　　0.4% 溴麝香草酚蓝 1.2ml

糖（葡萄糖、乳糖、果糖等）2.0g

【制备方法】上述成分溶于蒸馏水，115℃ 灭菌 15 分钟，分装备用。

【用途】用于真菌的糖发酵实验。

57. TM（Thayer – Martin）培养基

【成分】蛋白胨 15g　　　　　　　　　　玉米粉 1g

NaCl 5g　　　　　　　　　　　　 K_2HPO_4 4g

KH_2PO_4 1g　　　　　　　　　　 琼脂 12g

万古霉素 0.3g　　　　　　　　　 多黏菌素 E 0.75g

制霉菌素 125 万 U　　　　　　　 甲氧苄啶 0.5g

维生素 B_{12} 0.01g　　　　　　　　 L – 谷酰胺 10g

P – 氨基苯甲酸 0.012g　　　　　 腺嘌呤 1g

鸟嘌呤 0.03g　　　　　　　　　 二磷酸吡啶核苷酸 0.25g

硫胺素焦磷酸 0.1g　　　　　　　 硝酸铁 0.02g

硫胺素 0.003g　　　　　　　　　 L – 半胱氨酸 25.9g

L – 胱氨酸 1.1g　　　　　　　　 葡萄糖 100g

血红蛋白 20g　　　　　　　　　 蒸馏水 1000ml

【制备方法】

（1）制备双倍浓度的基础培养基　将蛋白胨、玉米粉、K_2HPO_4、KH_2PO_4、NaCl、琼脂等溶于 500ml 蒸馏水中（用 1000ml 烧瓶），充分混匀，边加热边搅动直至煮沸，使充分溶解。经 121℃ 灭菌 15 分钟后冷却至 50℃ 待用。

（2）将 20g 血红蛋白粉放入研钵，加 20～30ml 蒸馏水研成糊状，逐步加入蒸馏水至 500ml，经 121℃ 灭菌 15 分钟后冷却至 50℃ 待用。

（3）VCN 抑菌制备　将上述万古霉素、多黏菌素 E、制霉菌素和甲氧苄啶溶于 10ml 无菌蒸馏水中。配成后应立即用完或贮于 –20℃ 以下于 2 周内用完。

（4）Iso – Vitalex 增菌剂制备　将上述维生素 B_{12}、L – 谷酰胺、P – 氨基苯甲酸、腺嘌呤、鸟嘌呤、二磷酸吡啶核苷酸、硫胺素焦磷酸、硝酸铁、硫胺素、L – 半胱氨酸、L – 胱氨酸和葡萄糖溶于 10ml 无菌蒸馏水中。配成后应立即用完或贮于 –20℃ 以下于 2 周内用完。

（5）以无菌操作将已冷却至 55℃ 左右的基础培养基、血红蛋白液、增菌剂和抑菌剂混合后倒入平皿，4℃ 冰箱保存待用。

【用途】 用于淋病奈瑟菌的分离培养。

58. 糖同化试验培养基

【成分】 $(NH_4)_2SO_4$ 5g　　　　　　　　　　　　KH_2PO_4 1g

　　　　结晶硫酸镁 0.5g 酵母浸液 0.5g　　　　琼脂 20g 蒸馏水 1000ml

【制备方法】 上述成分溶于蒸馏水，高温灭菌，分装备用，将各种碳水化合物制成滤纸片备用。

【用途】 用于真菌的糖同化试验。

59. 四硫磺酸盐（TT）增菌液

【成分】 蛋白胨 5g　　　　　　　　　　　　　　硫代硫酸钠 30g

　　　　胆盐 1g　　　　　　　　　　　　　　　碳酸钙 10g

　　　　蒸馏水 1000ml

【制备方法】 将上述各成分，混合加热溶解，分装试管，10ml/管。115℃灭菌 20 分钟后备用。临用时每管加入碘液 0.2ml，混匀后接种标本。

【用途】 用于沙门菌属细菌的增菌培养。

【注】 碘液配制方法：碘 6g、碘化钾 5g 溶于 20ml 蒸馏水中，储于具有毛玻璃塞的棕色玻璃瓶中，置于暗处保存。

60. 我妻（Wagatsuma）兔血培养基

【成分】 酵母膏粉 3g　　　　　　　　　　　　　蛋白胨 10g

　　　　NaCl 70g　　　　　　　　　　　　　　K_2HPO_4 5g

　　　　甘露醇 10g　　　　　　　　　　　　　　结晶紫 0.001g

　　　　琼脂 15g　　　　　　　　　　　　　　　蒸馏水 1000ml

【制备方法】 将上述成分溶于 950ml 蒸馏水中，加热煮沸至完全溶解，分装三角瓶。加热至 100℃，保持 30 分钟，待冷至 46～50℃。调整 pH 至 8.0±0.2，再与 50ml 预先洗涤的新鲜兔血红细胞（含抗凝剂）混合，倾注无菌平板，备用。

【用途】 用于副溶血弧菌溶血现象的观察。

61. 溴甲酚紫牛乳培养基

【成分】 新鲜脱脂牛奶 100ml　　　　　　　　　16g/L 溴甲酚紫溶液 0.1ml

【制备方法】 将溴甲酚紫指示剂加入牛奶中。混匀后分装试管，每管约 5ml，于表面加已融化的凡士林，厚约 5mm。115℃灭菌 20 分钟，经 37℃ 24～48 小时。无细菌生长即可使用。

【用途】 用于厌氧菌的鉴定。

62. 硝酸盐还原培养基

【成分】 蛋白胨 10g　　　　　　　　　　　　　　酵母浸膏 3g

　　　　硝酸钾 2g　　　　　　　　　　　　　　亚硝酸钠 0.05g

　　　　蒸馏水 1000ml

【制备方法】 将蛋白胨和酵母浸膏加到适量蒸馏水中，加热使之溶解，调整 pH 至 7.2，煮沸过滤后补足液量，加入硝酸钾和亚硝酸钠，溶解混匀，分装到加有小倒管的试管中。115℃灭菌 20 分钟后备用。

【用途】 用于肠杆菌科、非发酵菌等细菌的鉴定。

63. 玉米粉 Tween 80 琼脂

【成分】 玉米粉 40g　　　　　　　　　　　　　琼脂 20g

　　　　蒸馏水 1000ml　　　　　　　　　　　Tween 80 10ml

【制备方法】先将玉米粉混合于水中，然后加热 65℃ 1 小时，过滤。补足原水量。然后再加入琼脂及 Tween 80，灭菌后分装无菌试管或平皿内备用。

【用途】用于观察白假丝酵母菌的厚膜孢子。

64. 亚碲酸钾血琼脂

【成分】pH 7.6 营养琼脂 100ml　　　　　　　　　10g/L 亚碲酸钾水溶液 4.5ml

50g/L 胱氨酸水溶液 2ml　　　　　　　　　脱纤维羊血或兔血 5 ~ 10ml

【制备方法】将 pH 7.6 营养琼脂融化，待冷至 50℃ 左右，加入已灭菌的亚碲酸钾溶液、胱氨酸溶液及脱纤维血液。摇匀后即刻倾注无菌平皿，凝固后置 4℃ 备用。

【用途】用于白喉棒杆菌的分离培养。

65. 乙酰胺培养基

【成分】乙酰胺 10g　　　　　　　　　　　　　　NaCl 5g

K$_2$HPO$_4$ 1.39g　　　　　　　　　　　　　KH$_2$PO$_4$ 0.73g

硫酸镁（MgSO$_4$·H$_2$O）0.5g　　　　　　琼脂 20g

酚红 0.012g（1.2% 溶液 1ml）　　　　　蒸馏水 1000ml

【制备方法】除琼脂、酚红外，将其他成分加到蒸馏水中，加热溶解，调整 pH 至 7.2，加入琼脂、酚红。121℃ 灭菌 20 分钟，倾注无菌平板备用。

【用途】用于非发酵菌特别是铜绿假单胞菌的选择性分离培养。

66. 亚硒酸盐增菌液

【成分】蛋白胨 5g　　　　　　　　　　　　　　乳糖 4g

磷酸氢二钠 4.5g　　　　　　　　　　　　磷酸二氢钠 5.5g

亚硒酸氢钠 4g　　　　　　　　　　　　　蒸馏水 1000ml

【制备方法】先将亚硒酸钠溶于约 200ml 蒸馏水中（不可加热），再将其他各成分混合于 800ml 蒸馏水中，加热溶解。将上述两溶液混合，调整 pH 至 7.1，分装试管，每管 10ml。流通蒸汽 100℃ 灭菌 15 ~ 20 分钟备用。

【用途】用于标本中沙门菌属细菌的增菌培养。

67. 营养琼脂

【成分】蛋白胨 10g　　　　　　　　　　　　　　牛肉膏 3g

NaCl 5g　　　　　　　　　　　　　　　　琼脂 15 ~ 20g

蒸馏水 1000ml

【制备方法】将除琼脂以外的各成分溶解于蒸馏水中，加入 15% NaOH 约 2ml，调整 pH 至 7.2 ~ 7.4，加入琼脂，加热煮沸，使琼脂融化，分装烧瓶，121℃ 灭菌 15 分钟。

【用途】用于一般细菌的分离培养。

68. 中国蓝培养基

【成分】蛋白胨 10g　　　　　　　　　　　　　　乳糖 10g

琼脂 13g　　　　　　　　　　　　　　　　牛肉膏粉 3g

NaCl 5g　　　　　　　　　　　　　　　　中国蓝 0.05g

蒸馏水 1000ml　　　　　　　　　　　　　玫红酸 0.1g

【制备方法】将上述成分加入蒸馏水中，搅拌加热煮沸至完全溶解，分装三角瓶，115℃ 灭菌 20 分钟，待冷至 55℃ 倾注无菌平板，常温保存备用。

【用途】用于肠道致病菌的选择性分离培养（弱选择性）。

69. 重碳酸盐培养基

【成分】 营养琼脂 1000ml   NaHCO$_3$ 7g

【制备方法】 将 NaHCO$_3$ 加入已融化的营养琼脂基础培养基中，校正 pH 至 7.2~7.4，121℃灭菌 15 分钟，待冷后倾注无菌平板。

【用途】 用于炭疽芽胞杆菌的毒力检测。

70. 支原体培养基

【成分】 Ⅰ 牛心消化液 1000ml   蛋白胨 10g

NaCl 5g   琼脂粉 14g

Ⅱ 无菌马血清或小牛血清（不灭活）20ml   25%鲜酵母浸出液 10ml

20%灭菌葡萄糖溶液 5ml   青霉素 G 溶液（20 万 U/ml）0.5ml

1%醋酸铊 2.5ml

【制备方法】 将成分Ⅰ各成分溶解，调整 pH 至 7.8~8.0，分装于烧瓶内，每瓶 70ml。121℃灭菌 15 分钟，冷至 80℃加入成分Ⅱ，混合后倾注无菌平板。

（1）液体培养基 即上述培养基内不加琼脂，加 0.1%酚红水溶液 2ml，对于肺炎支原体，培养基内加入 1%葡萄糖，肺炎支原体可利用葡萄糖产酸，培养基变成黄色；对于解脲脲原体，培养基内加入 1%无菌尿素溶液，解脲脲原体可分解尿素产碱，培养基变成红色；对于人型支原体，培养基内加入 1%无菌精氨酸溶液，人型支原体可分解精氨酸产碱，培养基变成红色。

（2）半固体培养基 成分同固体培养基，琼脂含量为 0.1%。

（3）双相培养基 在链霉素小瓶中，先加入固体培养基 3~5ml，制成斜面，再加入含 1%葡萄糖、0.002%酚红和 0.001%亚甲蓝的无菌液体培养基 3ml。

无菌试验后备用，如有肺炎支原体生长，亚甲蓝被还原，利用葡萄糖产酸，培养基则由紫色变为绿色，进而变为黄色。

【用途】 用于支原体的分离培养。

【注】 醋酸铊是剧毒药品，须特别注意安全操作。

二、常用染液和试剂

1. Albert 染色液

（1）甲液 甲苯胺蓝 0.15g、孔雀绿 0.2g、冰醋酸 1ml、95%乙醇 2ml，加蒸馏水至 100ml，将甲苯胺蓝和孔雀绿放于研钵内。加 95%乙醇研磨使其溶解，然后边研磨边加冰醋酸和水。储存于瓶内，放室温过夜，次日用滤纸过滤后装入棕色瓶中，置阴暗处备用。

（2）乙液 碘液 2.0g、碘化钾 3.0g，加蒸馏水至 300ml，将碘液和碘化钾混合。加入双蒸水少许，充分振摇，待完全溶解后再加双蒸水至 300ml。

【用途】 用于白喉棒杆菌异染颗粒染色。

2. 安氏指示剂 NaOH（1mol/L）16.0ml、酸性品红 0.1g。将酸性品红加入 NaOH 溶液中，无菌水补充体积至 100ml，室温贮存备用。

【用途】 用于白喉棒杆菌糖分解试验，加入培养基中。如分解糖则由粉色变为黄色。

3. 靛基质试剂

（1）Kovac 试剂 对二甲氨基苯甲醛 10g、纯戊醇或异戊醇 150ml、浓盐酸 50ml。先将试剂溶于醇中，缓慢加入盐酸即成。

（2）欧氏（Ehrlich）试剂　对二甲氨基苯甲醛 10g、无水乙醇 95ml、浓盐酸 20ml，配法同（1）。

【用途】用于细菌产吲哚的测定。

4. Fontana 镀银染色液（改良）

（1）固定液　冰醋酸 1ml、甲醛 2ml、蒸馏水 100ml。

（2）媒染液　鞣酸 5ml、苯酚 1ml、蒸馏水 100ml。

（3）硝酸银液　硝酸银 2g、蒸馏水 100ml。

用时待硝酸银溶解后，滴加 10% 氢氧化铵液，产生褐色沉淀，继续滴加至沉淀溶解，微现乳白色为适度。若液体变清，可加少许 10% 硝酸银矫正。

菌液涂片自然干燥后，固定液固定 1~2 分钟。按流水、无水乙醇、流水、蒸馏水顺序冲洗，晾干；媒染液微加温染色 30 秒或将染液置于 80℃ 水浴中，滴于涂片染色 30 秒，冲洗同前，晾干；银染液染色方法同媒染液，流水、蒸馏水冲洗后晾干。中性树胶封片，显微镜下观察。

【用途】用于螺旋体的染色。螺旋体菌体染为棕褐色，背景无色至浅棕色。

5. 姬美尼兹（Gimenez）染液

（1）甲液　混合 10% 碱性品红酒精溶液（10g 碱性品红溶于 100ml 95% 乙醇）100ml、4% 苯酚溶液（10ml 苯酚加入 250ml 蒸馏水）250ml 及 650ml 蒸馏水，临用前置 37℃ 48 小时备用。

（2）乙液　pH 7.45 的 0.1mol/L 磷酸盐缓冲液（0.2mol/L NaH_2PO_4 3.5ml，0.2mol/L Na_2HPO_4 7.5ml 及蒸馏水 19ml 混合）。

染色前将甲液 4ml 与乙液 10ml 混合后立即过滤，此液配好后保留理想效果约 48 小时，如时间太久则出现沉淀，须重新用甲、乙两液配制。

（3）丙液　0.8% 孔雀绿水溶液。

【用途】用于立克次体或军团菌的染色。此两种细菌为红色，背影及其他细菌呈绿色。

6. 革兰染液

【成分】

（1）结晶紫染色液　A 液：结晶紫 20g、95% 乙醇 20ml；B 液：草酸铵 0.8g、蒸馏水 80ml。染色前 24 小时将 A、B 液混合，过滤后装入试剂瓶内备用。

（2）卢戈氏碘液　碘 1g、碘化钾 2g、蒸馏水 300ml。将碘与碘化钾混合并研磨，加入几毫升蒸馏水。使其逐渐溶解，然后研磨。继续加入少量蒸馏水至碘、碘化钾完全溶解，最后补足水量。

（3）95% 乙醇。

（4）沙黄复染液　沙黄 0.25g、95% 乙醇 10ml、蒸馏水 90ml。沙黄 2.5g、95% 乙醇 100ml 为贮存液。取贮存液 10ml，加蒸馏水 90ml 为应用液。

【用途】用于染色镜检鉴别革兰阳性和阴性菌。

7. 黑斯染液（Hiss）

（1）结晶紫染液　取结晶紫饱和乙醇 5ml 与 95ml 蒸馏水混合即成。

（2）200g/L 硫酸铜水溶液。

【用途】用于细菌的荚膜染色。

8. 金胺"O"染液

（1）取金胺"O" 0.1g，使之完全溶解在 95% 乙醇 10ml 中。另取 3ml 苯酚加入 87ml 蒸馏水中。将这两液体混合均匀（不必过滤），装入棕色瓶中。置室温保存。

（2）0.5% 盐酸乙醇。

（3）0.5% 高锰酸钾液。

【用途】 用于抗酸菌的染色，抗酸菌呈亮黄色荧光。

9. 甲基红指示剂　0.1g 甲基红溶于 300ml 95% 乙醇内，再加入蒸馏水 200ml。

【用途】 用于细菌分解葡萄糖产酸能力的测定。

10. 吉姆萨（Giemsa）染液（pH 6.8）

（1）吉姆萨染色液配制　吉姆萨染粉 1g，甘油 31ml，甲醇 45ml。将吉姆萨染粉倾入研钵，加几滴甘油。在研钵内研磨直至无颗粒为止，此时再将全部剩余甘油倒入。放入 60～65℃ 培养箱中保温 2 小时后，加入甲醇搅拌均匀，保存于棕色瓶中备用。

（2）0.067mol/L pH 6.8 磷酸盐缓冲液（贮存液）　$Na_2HPO_4 \cdot 12H_2O$ 11.81g 或 $Na_2HPO_4 \cdot 2H_2O$ 5.92g、KH_2PO_4 4.5g、蒸馏水 1000ml。

（3）1：10 pH 6.8 磷酸缓冲液染液（应用液）。

【用途】 用于标本或组织中细菌的染色。

11. 抗酸染色液

（1）苯酚品红液　称取碱性品红 4g，溶于 95% 乙醇 100ml 中。配成碱性品红乙醇饱和液。取此饱和液 10ml 与 5% 苯酚水溶液 90ml 混匀得到苯酚品红液。

（2）3% 盐酸乙醇　取浓盐酸 3ml、95% 乙醇 97ml 混合即成。

（3）吕氏亚甲蓝　称取亚甲蓝 2g，溶于 95% 乙醇 100ml 中，配成乙醇饱和液。取此饱和液 30ml，再加入蒸馏水 100ml 及 10% KOH 水溶液 0.1ml 即得到吕氏亚甲蓝染液。

【用途】 用于抗酸菌的染色。抗酸菌呈红色，非抗酸菌为蓝色，背景浅蓝色。

12. 亚甲蓝染液

（1）亚甲蓝乙醇饱和液 30ml　将 0.3g 亚甲蓝溶于 95% 乙醇 30ml 中。

（2）氢氧化钾溶液 100ml　将 0.01g 氢氧化钾溶于 100ml 蒸馏水中。

将上述两液混合，摇匀。

【用途】 用于假丝酵母菌的活细胞染色。

13. Neisser（异染颗粒）染色液

（1）亚甲蓝 100mg 溶于无水乙醇 2ml 中，加入 5% 冰醋酸 98ml，充分混合，过滤。

（2）俾斯麦褐 1g 溶于无水乙醇 10ml 后，加水至 100ml，充分混合，过滤。

【用途】 用于异染颗粒染色。如白喉棒杆菌菌体染成淡黄褐色，异染颗粒呈深蓝色。

14. ONPG（邻硝基苯基 -β- D - 半乳糖苷）试剂

（1）缓冲液　6.9g $NaH_2PO_4 \cdot H_2O$ 溶于 45ml 蒸馏水中，用 30% NaOH 调整其 pH 为 7.0，再加水至 50ml。保存于 4℃ 冰箱中备用，如出现结晶可加湿溶解。

（2）0.75mol/L ONPG 溶液　80mg ONPG 溶于 15ml 蒸馏水中，再加入缓冲液 5ml。置 4℃ 冰箱中保存。ONPG 溶液应为无色，如出现黄色，应弃之不用。

【用途】 用于迟缓发酵乳糖菌株的快速鉴定。

15. PYR（吡咯烷酮芳基酰胺酶）试剂　将 1.0g N,N - 二甲基氨基肉桂醛（N,N - dimethylamino - cinnamaldehyde）溶于 50ml 含 25mmol/L TritonX - 10 的 10% HCl 溶液中即可。

【用途】 用于肠球菌和 D 群链球菌的鉴别。

16. 清洗液

（1）弱液　重铬酸钾 63g、浓硫酸 1000ml、蒸馏水 200ml。

（2）次强液　重铬酸钾 120g、浓硫酸 200ml、蒸馏水 1000ml。

（3）强液　重铬酸钾 100g、浓硫酸 100ml、蒸馏水 1000ml。

配制过程中，可使重铬酸钾溶于水中。有时不能完全溶解，可加热或缓慢加入浓硫酸，加时产热助溶。

【注】加酸过急产热量过大，易发生危险。配制容器应用陶瓷或塑料制品，玻璃容器会因骤热而发生破裂。配制成清洁液一般呈棕红色。长时间使用后因有机溶剂和水分增多渐变绿色，表明已失效。应重新配制。旧的清洁液仍有一定腐蚀作用，用后严禁乱倾倒。

【用途】用于实验室玻璃器皿的浸泡和清洗。

17. 乳酸酚棉蓝染色剂　苯酚 20ml、甘油 40ml、乳酸 20ml、蒸馏水 20ml，将这四种成分混合，稍加热溶解。然后加入棉蓝 50mg 混匀，过滤即可。

【用途】用于真菌的活细胞染色。

18. 苏丹黑 B（Sudanblack B）染液　苏丹黑 B 0.5g、70% 乙醇 100ml。取一三角烧杯，装入乙醇，再加入苏丹黑 B。在水浴中边加热边搅拌，直至沸腾达 2～3 分钟，取出待冷却后过滤。溶液保存于小磨砂瓶中。

【用途】用于嗜肺军团菌的脂肪染色，该菌细胞内有脂肪滴，呈蓝黑色或蓝灰色颗粒。

19. $FeCl_3$ 试剂

（1）10% $FeCl_3$ 苯丙氨酸脱氨酶（TDA）试剂：将 10g $FeCl_3$ 溶于 1mol/L 的盐酸 100ml 中制成。

【用途】用于细菌产苯丙氨酸脱氨酶的测定。

（2）10% $FeCl_3$ 马尿酸盐水解试剂：$FeCl_3 \cdot 6H_2O$ 12g、2% HCl 100ml。

【用途】用于测定细菌水解马尿酸盐的能力，以区别无乳链球菌和其他链球菌。

20. 苏木精－伊红染液

（1）Delafield's 苏木精染液配制　苏木精 4g、铵矾（硫酸铝铵）40g、无水乙醇 25ml、蒸馏水 400ml。配制时先把苏木精溶于无水乙醇；铵矾溶于蒸馏水（加热使之完全溶化）。冷却后将两液混合装入瓶中，瓶口包以双层纱布，静置于阳光下或窗前阳光处数天，使苏木精充分氧化，过滤，在滤液中加入甲醇和甘油各 100ml。摇匀再放数日，过滤后备用。

（2）伊红染色液配制　伊红 1g，溶于 99ml 95% 乙醇即成。

（3）其他染色辅助液　90%、80%、70% 乙醇及酸乙醇（在 70% 乙醇中加入几滴浓盐酸即成）。

【用途】用于标本或组织中细菌的染色。

21. 糖发酵缓冲液　硫酸二氢钾 0.01g、硫酸氢二钾 0.04g、氯化钾 0.8g、酚红水溶液 0.2ml。将上述成分加蒸馏水至 100ml，过滤除菌。4℃保存备用。

【用途】在糖发酵培养基维持合适的 pH 值。

22. V－P 试剂

（1）Omeara 法　于 100ml 40% KOH 水溶液中加入 0.3g 肌酸即成。

（2）Barit 法

VPⅠ：5% α－萘酚乙醇（无水）溶液。

VPⅡ：40% KOH 溶液或 40% NaOH 溶液。

【用途】用于细菌 V－P 试验，呈现红色者为阳性反应。

23. 魏曦鞭毛染液　饱和钾明矾液 2ml、苯酚 5ml、200g/L 鞣酸液 2ml 相混合。临用时加碱性品红乙醇饱和液混合后过夜。次日过滤后使用。此染液以 3 日内使用效果最好。

【用途】用于细菌的鞭毛染色，菌体与鞭毛均呈红色。

24. 硝酸盐还原试剂

硝酸盐还原试剂Ⅰ：对氨基苯磺酸 0.8g、5mol/L 醋酸 100ml。

硝酸盐还原试剂Ⅱ：α-萘胺（或二甲基α-萘胺0.6g）0.5g、5mol/L醋酸100ml。

【用途】用于细菌的硝酸盐还原试验，呈现红色者为阳性反应。

25. 芽胞染液

（1）甲液　5%孔雀绿染液。

（2）乙液　0.5%沙黄染液。

【用途】用于芽胞染色。芽胞呈绿色，繁殖体呈红色。

26. 氧化酶试剂　1%盐酸四甲基对苯二胺水溶液或1%盐酸二甲基对苯二胺水溶液。盛于棕色瓶中，置4℃冰箱可保存2周。

【用途】用于细菌产细胞色素氧化酶的测定。

27. 茚三酮试剂　称取3.5g茚三酮，溶于100ml 1：1丙酮和丁醇的混合物液中，摇匀备用。

【用途】用于马尿酸钠水解试验，呈现紫色者为阳性反应。

三、临床标本检验实验记录表

附表1　临床标本检验实验记录表

基本信息	检验者：			联系方法：	
	标本号：		标本类型：	临床诊断：	
实验记录					
实验时间及步骤		实验内容	结果	初步判断	实验材料
月　日	1				
	2				
	3				
月　日	1				
	2				
	3				
月　日	1				
	2				
	3				
月　日	1				
	2				
	3				
实验结果					
检出病原菌为：					
药敏试验结果：					
报告时间：					
其他需要说明的问题：					

　　备注："实验材料"一栏可填写本实验所需培养基、试剂及其他物品名称。

四、临床微生物实验室常用仪器设备

（一）压力蒸汽灭菌器

根据冷空气排放方式的不同，压力蒸汽灭菌器可分为下排气式压力蒸汽灭菌器和预真空压力蒸汽灭菌器两大类。下排气式压力蒸汽灭菌器是利用重力置换的原理，使热蒸汽在灭菌器中从上而下，将冷空气由下排气孔排出。排出的冷空气由饱和蒸汽取代，利用蒸汽释放的潜热使物品达到灭菌。预真空压力蒸汽灭菌器是利用机械抽真空的方法，使灭菌柜室内形成负压，蒸汽得以迅速穿透到物品内部进行灭菌。

压力蒸汽灭菌器可以使用外来的管道蒸汽，也可以使用与压力蒸汽灭菌器配套的电蒸汽锅炉随时生产蒸汽。小型的下排气式压力蒸汽灭菌器多通过加热灭菌锅内的水并使之产生蒸汽达到灭菌目的，多用于实验室常用中小型物品及小量试剂的灭菌。由于外来管道蒸汽的汽源较充足，适用于较大型的压力蒸汽灭菌器，多用于医院、药厂等量多且体积较大的一些物品的灭菌。通常将容积小于 60L 的压力蒸汽灭菌器归为小型压力蒸汽灭菌器，在教学实验室多使用便携式压力蒸汽灭菌器。

压力蒸汽灭菌器使用的注意事项如下。

1. 不能使用任何对此高压蒸汽灭菌器灭菌有破坏性的材料和含碱金属成分的物品。否则，灭菌这些物品将会导致爆炸或腐蚀内胆和内部管道，以及破坏密封圈。

2. 含有盐分的液体漏出或溢出时，应及时擦拭干净，否则会腐蚀容器和管道，特别是盖子的密封圈需彻底清洁，以防密封圈快速老化。为有效防止外来的物质或液体进入排汽孔中，所有灭菌物品均应有严格捆扎或包装。灭菌物品放置时互相之间须留有空隙，有利蒸汽穿透，提高灭菌效果。

3. 除蒸馏水外，不要倒任何液体于容器内。要使用配套的盛放器具，不要使用其他篮筐于灭菌器内。高压锅使用前必须检查水位是否达到设备要求安全水位。

4. 每次使用前均应检查盖子的密封圈有无异物粘连，如有异物要及时清除，否则会导致蒸汽泄漏。

5. 在使用压力蒸汽灭菌器的过程中，如有异常发生（有声音发出、闻到气味、冒烟），请立即切断电源，并联系相关维护人员，绝对不许自行处理或擅自改造灭菌器的结构。

6. 在打开灭菌器的盖子之前，确认压力已归于"0/MPa"以下。灭菌后应待温度稍下降后再行取出灭菌物品，以防止烫伤。

7. 不要在爆炸性气体附近使用该仪器。

（二）超净工作台

超净工作台是一种垂直层流型的局部空气净化设备，具有操作方便舒适、工作效率高、预备时间短等特点。其原理为：室内空气经初效过滤，由小型离心风机压入静压箱，再经空气高效二级过滤。从空气高效过滤器出风面吹出的洁净气流具有一定的、均匀的断面风速，可以排除工作区原来的空气。并去除大于 $0.3\mu m$ 的尘埃、细菌和真菌孢子等，以形成无菌高洁净的工作环境。工作人员在这样的无菌条件下操作，可以有效保持无菌材料在转移接种过程中不受污染。

超净工作台使用的注意事项如下。

1. 使用前先打开紫外灯照射，紫外线照射时间一般为 30 分钟。

2. 使用中，有机玻璃罩受到污染，严禁用酒精棉球擦拭，请用含水棉布擦拭。

3. 要保持超净工作台整洁，不要堆积杂物。

4. 使用完毕，勿忘关闭酒精灯，并做好使用记录。

5. 如遇故障，除记录在册外，还应及时与有关人员联系，尽早排除故障。

6. 为保证超净工作台符合无菌要求，应定期由相关工作人员对工作台内空气进行无菌测试并进行相关机械部件的维护。

（三）生物安全柜

在微生物实验室中进行具有传染性/感染性标本或极易形成气溶胶类标本的处置时，应在生物安全柜内进行。按生物安全防范级别的要求，凡达2~3级生物安全防范要求的试剂配制或样本的操作，均应在Ⅰ级或Ⅱ级生物安全柜内进行。凡达4级生物安全防范要求的，均须在Ⅲ级生物安全柜内进行相应的操作。

生物安全柜使用的注意事项如下。

1. 生物安全柜内为定向气流，人员走动、开窗、关门以及送风系统调整等都可能造成柜内气流受到干扰。因此本设备应置于空气流通性较小的位置，以防安全柜空气屏障的完整性因气流干扰而破坏。

2. 在开始工作以前以及完成工作以后，要清除生物安全柜内表面的污染，并"空载"开机至少5分钟以便生物安全柜完成"净化"的过程。

3. 生物安全柜内所有物品应尽可能地放在工作台后部靠近边缘的位置，前面的进气格栅不能被纸、仪器设备或其他物品阻挡。废弃物盛放容器不应放在安全柜的外面，以免操作过程中双臂频繁进出安全柜。操作人员在移动双臂进出安全柜时，需要小心维持前面开口处气流的完整性。

4. 生物安全柜中不需要紫外灯。如果使用紫外灯，应每周进行灯管的清洁，以除去可能影响其杀菌效果的灰尘和污垢。定期检查紫外线的强度，以确保有足够的照射剂量。

5. 在生物安全柜内应避免使用明火。在对接种针或接种环进行灭菌时，可以使用红外电热灭菌器或微型电炉，而不应使用明火。

6. 一旦在生物安全柜中发生有生物学危害的物品溢出时，应在安全柜处于工作状态下立即进行清理。使用有效的消毒剂，并在处理过程中尽可能减少气溶胶的生成。

7. 生物安全柜在安装或使用一定时间后，应由具有资质的专业人员按照生产商的说明对生物安全柜的运行性能以及完整性进行认证，以检查其是否符合国家及国际的性能标准。

8. 在进行1级和2级生物安全防范要求操作时，可穿着普通试验服。在进行3级和4级生物安全防范要求（防护服型实验室除外）操作时，应使用前面加固处理的反背式试验隔离衣以达到更好的防护效果。

（四）光学显微镜

光学显微镜主要包括普通光学显微镜、偏光显微镜、暗视野显微镜、相差显微镜、微分干涉差显微镜、荧光显微镜和激光共聚焦扫描显微镜等，其中普通光学显微镜最为常用。

光学显微镜在结构上可分为光学系统和机械装置两个部分。光学系统主要包括目镜、物镜、聚光器、光栅及光源等部分，机械装置主要包括镜筒、镜柱、载物台、镜座、粗细调节螺旋等部分。目镜位于显微镜筒的上方，它除了进一步扩大物镜所形成的实像之外，也限制了眼睛所观察的视野。按放大率分，常用目镜有5倍、10倍和15倍三种。常用物镜按放大率分为三类，其中低倍镜（10×）镜头最短；高倍镜（40×）镜头较长；油浸物镜（100×）又称为油镜，镜头最长。此外，在高倍镜和油镜上还常加有一圈不同颜色的线，以示区别。

聚光器位于显微镜台的下方，可汇聚来自光源的光线，将光集中于标本，使标本受到光强适度的均匀照射。聚光器的下端装有孔径光栅（光圈）以控制通过物镜光束的强弱。普通光学显微镜的照明光源位于聚光器的下方，为特制的照度均匀的强光灯泡，并且配有可变电阻，可以改变光线的强度。

光学显微镜的目镜和物镜安装在镜筒的两端，它们的距离是固定的。将标本片放在载物台上，旋转粗调螺旋使载物台接近物镜，标本片进入物镜第一焦平面。目镜内即可见标本片内的组织影像，然后用细调螺旋使目镜内的影像清晰即可进行观察。改换放大倍数时就要调换目镜或物镜。

1. 普通光学显微镜物镜的使用范围

（1）低倍镜多用于观察标本或组织的大体结构和染色结果，分辨率较低。

（2）在微生物学中，高倍镜多用于观察不染色的活体细菌及真菌的运动状况，部分体积较大的真菌亦可用高倍镜观察其细胞形态。

（3）油镜多用于观察染色标本中细菌的染色性质、形态和排列等。

2. 光学显微镜使用的注意事项

（1）持镜时必须是右手握臂、左手托座的姿势，不可单手提取，以免零件脱落或碰撞到其他地方。

（2）轻拿轻放，不可把显微镜放置在实验台的边缘，以免碰翻落地。

（3）保持显微镜的清洁，光学和照明部分只能用擦镜纸擦拭，切忌口吹手抹或用布擦，机械部分用布擦拭。

（4）水滴、乙醇或其他药品切勿接触镜头和镜台，如果沾污应立即擦净。

（5）放置玻片标本时要对准通光孔中央，且不能反放玻片，防止压坏玻片或碰坏物镜。

（6）要养成两眼同时睁开的习惯，以左眼观察视野，右眼用以绘图。

（7）不要随意取下目镜，以防止尘土落入物镜。也不要任意拆卸各种零件，以防损坏。

（8）使用完毕后，必须复原才能放回镜箱内。其步骤是：取下标本片，转动旋转器使镜头离开通光孔，下降镜台，下降集光器，关闭光圈，关闭电源，推片器回位，盖上外罩，放回实验台柜内。

（五）酒精灯

酒精灯是以酒精为燃料的加热工具，其外焰加热温度可达 400～500℃，在微生物操作中适用于接种针、接种环的灭菌。另外，点燃的酒精灯周围的气体会形成自下而上的环流，造成距离灯芯周围直径约 10cm 范围的无菌环境。此范围内适用于细菌的接种、无菌液体的分装等。

酒精灯使用的注意事项如下。

1. 新灯或旧灯壶内酒精少于其容积 1/2 的都应添加酒精，酒精量以不超过灯壶容积的 2/3 为宜（酒精量太少则灯壶中酒精蒸气过多，易引起爆燃；酒精量太多则受热膨胀，易使酒精溢出，发生事故）。

2. 应在距离明火 1m 以外的地方借助小漏斗添加酒精，以免酒精洒出。严禁在酒精灯未熄灭的情况下添加酒精，以免造成事故。

3. 点燃酒精灯用燃着的火柴或火机，不可用燃着的酒精灯对火。否则易将酒精洒出，引起火灾。

4. 带有大量细菌的接种针或接种环若直接在外焰中加热，由于菌体的迅速受热膨胀，会造成微量爆炸，使未完全灭菌的菌体溅出。因此，应先用内焰加热，使菌体内的水分充分蒸发，再移至外焰加热至无菌状态。

5. 加热完毕应及时盖灭酒精灯。盖灯帽时，要斜着盖，绝不允许用嘴吹灭。不用的酒精灯必须将灯帽罩上，以免酒精挥发。

6. 不要碰倒自己或别人的酒精灯，万一洒出的酒精在灯外燃烧，可用湿抹布或砂土扑灭。